CHEMA SÁNCHEZ ALCÓN

MENTES FRONTERIZAS
Filosofando desde la interdependencia

EDITORIAL FUNDAMENTOS
Colección Ciencia

Editorial Fundamentos está orgullosa de contribuir con más del 0,7% de sus ingresos a paliar el desequilibrio frente a los Países en Vías de Desarrollo y a fomentar el respeto a los Derechos Humanos a través de diversas ONG.

Este libro ha sido impreso en papel ecológico, procedente de bosques gestionados de manera sostenible y elaborado sin utilizar gas de cloro (PEFC, ECF).

© Chema Sánchez Alcón, 2024
© De las fotografías, sus respectivos autores
© En la lengua española para todos los países
Editorial Fundamentos
Ríos Rosas, 44A. 28003 Madrid. ☎ 913 199 619
fundamentos@editorialfundamentos.es
www.editorialfundamentos.es

Primera edición, 2024

ISBN: 978-84-245-1438-9
Depósito Legal: M-9 273-2024

Impreso en España. Printed in Spain
Composición: Editorial Fundamentos
Impreso por: Pulmen, S.L.L.

Diseño de cubierta: Paula Serraller

Índice

A Fabián de Ildefonso, Francisco Otero, Rosa Tordera, José Gallent, Simone Daguez, Francisco Domingo, Ramona Llopis, José Pereira, Antonia Chiveli, Andrés Martínez, Vicente Antonio Gracia, Manuel Hernández, Juan Mena, José Payá, Salvador Checa, Antonio Criado y José Cubeller, esos *idiotas* del manicomio de Valencia, olvidados de la Historia, ciudadanos del siglo XIX a los que nadie jamás elogió.

A Javi Royo y a José María Segura, maestros socráticos que pasaron por la escuela de pensamiento libre de Valencia y están ahora, posiblemente, filosofando en alguna otra dimensión del universo que no es la nuestra.

A Juan Carlos Morcillo. La deuda con este psicólogo librepensador se encarna nada más y nada menos que en la co-fundación de una novedosa experiencia humana y pedagógica a la que denominamos escuela de pensamiento libre. Sin su buen hacer, su visión sistémica de la psicología y su conocimiento del mundo de la *discapacidad intelectual* no hubiese sido posible fundar la comunidad cordial de la que hablaremos en la tercera parte de este ensayo.

A la profesora Fátima Álvarez, coordinadora pedagógica de la escuela de pensamiento libre, le agradezco haberme regalado un texto donde cuenta su forma de mirar y entender la discapacidad intelectual. Sin la tarea de esta filósofa práctica, la vivencia de la inclusión real de personas con desventajas cognitivas se hubiese quedado en el vacío de las palabras que no se encarnan en la vida de maestras y maestros socráticos. Ella, además, me animó a mantener la línea de trabajo que defiendo en este ensayo.

A las compañeras y compañeros del claustro de la EPL y su Junta Directiva con quienes he tenido el placer de compartir procesos, vivencias y reflexiones desde la discapacidad: Ana, Teresa, Nathalie, Carmen, Alejandro, Máxim o Mauricio.

A las personas reales con desventajas cognitivas que me han prestado sus palabras en esta obra: José Evaristo, Susana Antequera, Juan Carlos Lago (que en paz descanse), José Vicente Aparisi, María José Baca y Marina López.

Muchos autores muertos pueblan estas páginas y me declaro deudor de sus ideas, pero otras, otros y otres están vivos y quiero nombrar a quienes he tenido el honor de conocer personalmente y se han prestado a intercambiar algunos pareceres, como: Fernando Broncano, Asun Pie, Walter Kohan, Vicent Gozálvez, Javier Gracia, Melania Moscoso, Santiago Martínez-Magdalena, Juan David Gómez, Boaventura de Sousa o, el prologuista de este texto, Robert McRuer. Sus aportaciones atraviesan esta obra y la enriquecen.

A los profesores y profesoras de la Red de Saberes Compartidos que, desde sus departamentos universitarios, están incluyendo otros saberes no académicos en sus discursos y abriendo las posibilidades del Trabajo Social como mecanismo de transformación social.

A los abogados/as y juristas que he conocido por el camino y que son tan necesarios para que las normativas cambien y los derechos se materialicen, como: Carlos Ganzenmüller, Sandra Casas o Pepe de la Oliva.

A las y los sindicalistas que cada día velan para que en los centros de trabajo se cumplan las normas de inclusión laboral de los colectivos en riesgo de exclusión social. Y en concreto, a Intersindical Valenciana que dispone en su organigrama de un área inclusiva.

La mayor satisfacción que un autor puede tener no es ver publicada su obra, ni siquiera que la obra sea leída por muchas o pocas personas, sino saber que esas personas "expropiadas de sus cabezas vivientes" (expresión empleada por Alfred Binet, el psicólogo de la inteligencia), personas *expropiadas* de sus mentes, de sus potencialidades mentales, están aquí, en la corporalidad herida del texto, entretejidas en estos mundos alfabéticos desgobernados, caminando a nuestro lado sin que las veamos...

Ni subnormales, ni idiotas, ni imbéciles, ni especiales, ni enfermos, ni trastornados, ni disminuidos (como les nombraba nuestra Constitución de 1978 hasta la reciente fecha de febrero de 2024), ni minusválidos, ni siquiera discapacitados... ellas, ellos, elles, estas personas, seres libres y pensantes con posibilidades de decidir, son las *cabezas vivientes, las mentes fronterizas* que han hecho posible este ensayo.

En mi espíritu magullado las preguntas se multiplican disparadas como cohetes: ¿qué es la libertad? ¿No encontrar trabas, cero obstáculos? Por encima de todo me preguntaba por el margen de maniobra que le quedaba a un chico con discapacidad neuromotora cerebral que huía ya de un destino trazado de antemano. Sabiduría y libertad van de la mano. ¿Y si el primer paso consistiera en detectar con toda tranquilidad una necrosis en nuestra vida cotidiana para, a partir de ahí, redescubrir una relación más lúcida y alegre con nosotros mismos y con el mundo, y dejar así de ser una marioneta y confiarle al primero que llega el mando a distancia que rige nuestro estado mental? Con nuestros traumas, con nuestras heridas, con nuestras disfunciones internas, con nuestras lagunas y carencias pero también con una multitud de recursos insospechados, se nos invita a estrenar esta libertad. Las pruebas, las frustraciones, las fragilidades no son frenos a nuestro avance, sino que configuran el terreno del que puede brotar una existencia sin psicodramas, sin trabas mentales.

ALEXANDRE JOLLIEN, *Viva la libertad*

Prólogo

Mentes fronterizas de Chema Sánchez Alcón es una obra transformadora que centraliza las experiencias de quienes poseen *desventajas cognitivas*. Las demandas imposibles del sistema, al que he denominado capacidad corporal obligatoria, y que otros han expandido para describir como un sistema de capacidad mental obligatoria implican que muchos cuerpos y mentes existen en una zona liminal. Sánchez Alcón la imagina aquí como un espacio entre el norte cognitivo y el sur cognitivo, con el norte ocupado por aquellos que más se aproximan a las normas dominantes de cognición y que injustamente disfrutan de los beneficios y privilegios que conlleva ocupar esa posición dominante y el sur, un lugar donde no existe la libertad ni la voluntad de la cognición. Al recurrir a las teorías de Gloria Anzaldúa y otros, Sánchez Alcón convierte la experiencia de la cognición en una frontera, en un espacio de regeneración y posibilidad donde las mentes fronterizas pueden reconceptualizarse como mentes familiares. Aunque la difunta feminista chicana Anzaldúa nunca abrazó la palabra discapacidad para su vida, a pesar de haber vivido durante muchos años con diabetes, podría decirse que su trabajo autoriza este pensamiento sobre las fronteras en relación con la mente, porque constantemente nos ofrece formas de pensar que van más allá y critican las normativas.

Es emocionante leer cómo Sánchez Alcón participa de dos de los giros más importantes en el campo vibrante e interdisciplinario de los estudios de personas con diversidad funcional. Este trabajo es parte, en primer lugar, de lo que Merri Lisa Johnson y yo hemos denominado un 'giro loco' en el campo, centrándonos en las discapacidades que no son obvias o únicamente discapacidades físicas. Mad Pride u Orgullo Loco ha existido durante algunas décadas, pero tales discapacidades han sido marginadas o abyectas durante mucho tiempo. Johnson acuñó el término cripistemologías para los conocimientos que surgen de formas de conocimiento con discapacidad, especialmente las formas de conocimiento con discapacidad mental que han sido durante mucho tiempo el foco de su trabajo, no solo tienen valor, sino también la posibilidad de crear mundos nuevos. La creación de mundos *crip* está en la agenda del pensamiento de los estudios de personas con diversidad funcional en todas partes en este momento, y *Mentes fronterizas* participa en ese proyecto de creación de mundos *crip*. Este trabajo es parte, en segundo lugar, de un giro global en los estudios de personas con diversidad funcional, centrándose no solo en Estados Unidos o Reino Unido, sino en otros lugares donde los modos de ser *crip* también están vivos e, incluso, donde activistas y pensadores nos están mostrando que las ideas *crip* se pueden compartir y expandir a través de las fronteras. El enfoque pensamiento libre que imaginan Sánchez Alcón y sus colegas surge del trabajo con esas mentes fronterizas y se puede reproducir en cualquier lugar. Es justo el enfoque que necesitamos en este momento mientras continuamos pensando en las posibilidades de las *cripistemologías* que cruzan fronteras y transforman tanto el trabajo que hacemos como las maneras en que podemos imaginar formas radicalmente nuevas de estar–en–común juntos. La escuela de pensamiento libre, fruto de ese enfoque, nos remite, por ende, a las pedagogías radicales de teóricos como Paulo Friere o Jaques Rancière, espacios donde la división entre alumno y maestro nunca es clara y donde el objetivo no es solamente la transmisión de datos sino la transformación y liberación colectiva. Escribió una vez Anzaldúa:

> Somos los grupos *queer*, la gente que no encaja en ningún lado, ni en el mundo dominante ni completamente dentro de nuestras respectivas culturas. Combinados cubrimos tantas opresiones. Pero la opresión abrumadora es el hecho

colectivo de que no encajamos, y porque no encajamos, somos
una amenaza. (Anzaldúa 2016: 86)

Sánchez Alcón amplía la visión de Anzaldúa en esta obra, ofre-
ciéndonos en el proceso una modalidad *queer* y *crip* de pensamiento
libre que tiene la posibilidad de materializar un mundo más justo
y expansivo.

ROBERT MCRUER
Profesor de la Universidad George Washington
Washington DC

PRELUDIO

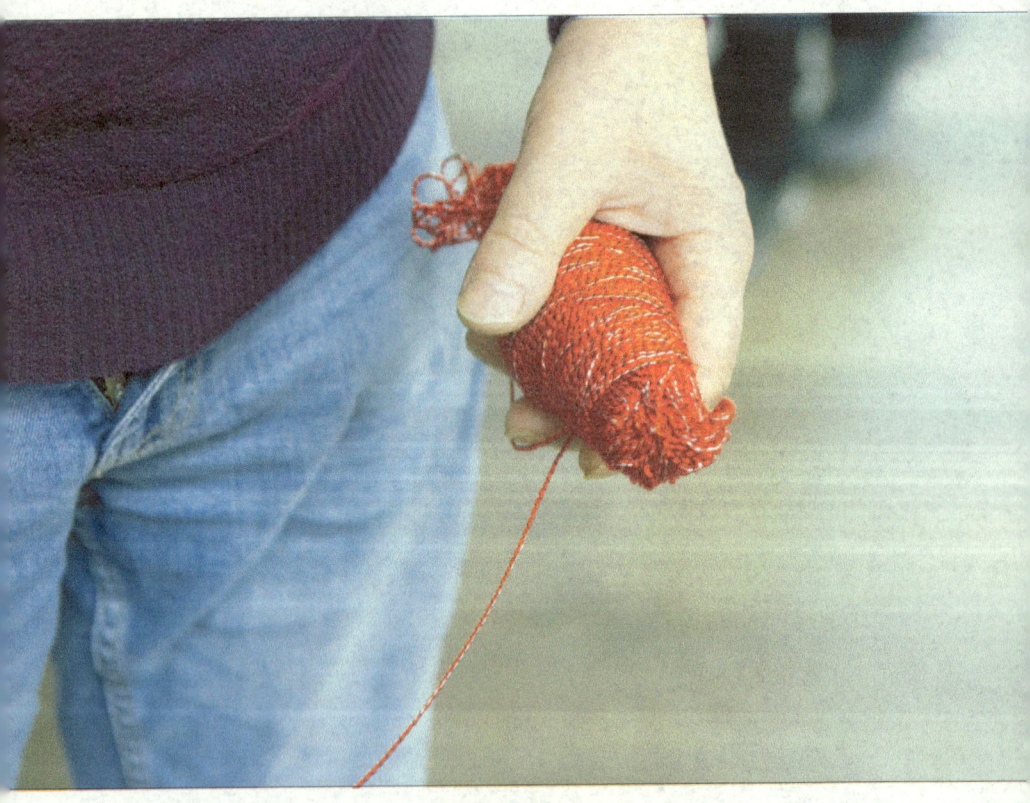

Tirando del hilo... Una de las herramientas con las que se juega
en las sesiones de la Escuela de Pensamiento Libre
(Fotografía de Nathalie Lhuissier)

1

APUNTES PRELIMINARES

1.1. Declaración de interdependencia

> Algún día todes, todas, todos seremos... mentes fronterizas.

Algún día todos los seres humanos, o bien por discapacidad, o bien por vejez, o bien por deterioro cognitivo, o bien por enfermedades perderemos la cabeza y, al final del proceso, la vida misma se batirá en retirada. Cuando llegue ese momento en el cual no seamos ya independientes y nos deslicemos por el peligroso tobogán de la ausencia de voluntad, pasaremos a ser atendidos o bien por familiares, o bien por el estado, o bien por el mercado de los servicios sociales. Esto en el mejor de los casos. En otras épocas tener una discapacidad, ser viejo o estar enfermo era suficiente motivo para ser eliminado de la sociedad. No nos podemos quejar. Hemos progresado y vivimos en el mejor de los mundos posibles. ¿O no? Y, sin embargo, nos quejamos, nos rebelamos, demandamos una insurrección. Toda esta obra es una *Declaración de Interdependencia* desde las fronteras de la cognición humana:

DECLARAMOS que cualquier ser humano, rico o pobre, hombre, mujer o no binario, niño o adulto, enfermo o sano, anhela tener una vida realizada independientemente del nivel de autonomía que posea. Y tener una vida realizada implica no solo ser atendido, sino ser escuchado a pesar de que la voz se haya roto. Solo en los abismos de la ausencia de voluntad estamos del todo en manos de los otros, de los que nos asisten y deben decidir por nosotros. El espacio que existe al *norte cognitivo* de nuestra existencia lo llamaremos independencia o autonomía personal. El espacio que existe al *sur cognitivo* de nuestra existencia será esa dependencia asistencial total en la cual ya no seremos nosotros. Ese espacio, esa amplia línea que divide el norte del sur, es el territorio imaginario donde habitan las mentes fronterizas, ese es el territorio donde nuestras fracturas y desventajas cognitivas no son una maldición, sino una posibilidad de *florecimiento humano*.

DECLARAMOS que la raya que divide ambos espacios es, como en los territorios físicos, una línea fronteriza; es el borde, la raya, el gozne, la línea que divide la *independencia cognitiva* de la *dependencia cognitiva*. Esa raya es la frontera y en ese espacio-límite amplio (no es una simple raya divisoria, sino un entre dos mundos) viviremos algún día, como ahora están viviendo otras mentes, seres humanos que no son autónomos pero que no son del todo dependientes.

DECLARAMOS que no queremos ser tratados como independientes ni como dependientes. Queremos ser tratados como voces interdependientes. Nosotros somos las mentes que viven en las fronteras de la cognición humana, del conocimiento humano. Somos las mentes fronterizas. Precarios cognitivos, *voces rotas* que vuestra sociedad epistocrática ha enviado a la *basura epistémica*. Somos voces injustamente silenciosas y no porque seamos silenciadas sino porque nuestro silencio es el mismo que nos impide seguir siendo productivos, seguir siendo proactivos, seguir siendo comunicativos.

NOS DECLARAMOS habitantes de esa frontera cognitiva que estamos tratando de mostrar y que será el hilo conductor de este ensayo. Este espacio entre dos mundos, el norte cognitivo y el sur cognitivo, no es un lugar cómodo para vivir, está lleno de fracturas, contradicciones, de anhelos y a la vez de rabia, está lleno de dolor y a la vez de esperanza. No queremos aceptar el deterioro y no podemos vivir como antes habíamos vivido. Vivir en los bordes de la línea es habitar un territorio ajeno al lugar donde vivíamos, un lugar al que hemos sido enviados por la biología y por vuestra sociedad del conocimiento. Enajenados mentales, pasajeros entre dos mundos, resulta difícil tomar conciencia del lugar de paso donde podemos vivir durante años. Y, sin embargo, ese lugar de paso es, a su manera, un nuevo hogar que debemos considerar como nuestro hogar, la comunidad de las voces rotas, el hogar de las mentes fronterizas. Aunque la sociedad del conocimiento y las especialidades científicas nos sitúen en compartimentos estancos, la nueva situación humana que ahora estoy analizando no es propia de ningún colectivo concreto, sino que es interseccional, transversal y no binaria. Incluso diré: más que una condición o funcionamiento de una persona es una afectación porque pertenece al reino de lo que nos afecta como seres humanos, es decir, al reino de las conmociones y afectos. ¿Qué nombres, nos preguntaréis, de colectivos sociales o de diagnósticos médicos o psicológicos tienen estas mentes fronterizas para la sociedad del conocimiento?

DECLARAMOS que somos personas con fracturas cognitivas evidentes; esas fracturas nos colocan en una situación de desventaja cognitiva. Esta es nuestra situación, aunque quizá lo entendáis mejor si hablo con la voz conocida de la sociedad del conocimiento:

Nos llamamos Andrés que ha sido diagnosticado como trastorno límite de personalidad o Eva que tiene parálisis cerebral (como si el cerebro pudiera estar paralizado) o Juan Carlos que se encuentra en un estadio intermedio de su enfermedad de Parkinson o Susana que tiene una discapacidad intelectual con una inteligencia límite u Oriol que es una persona mayor en una etapa intermedia de su demencia senil o María José cuyo autismo la sitúa en un espectro lleno de posibilidades o Aparisi y su bipolaridad iluminada o Ximo, carente de diagnóstico, pero que es a su manera un precario cognitivo porque apenas entiende lo que lee y está perdido en el mundo de las nuevas tecnologías.

Quizá el lector mismo pueda poner nombres a las torpezas humanas y a otras imperfecciones cognitivas que poseemos y que desentonan en vuestra sociedad del conocimiento. No es necesario ser parte de un colectivo predeterminado para sentirse habitante de esas fronteras cognitivas.

Todos esos nosotros, nosotras, nosotres que a su vez pertenecen a colectivos, forman parte de ese inmensa raya fronteriza, de ese inmenso entre dos mundos, el norte y el sur cognitivo, esa intersección apenas explorada donde viviremos, gracias a los progresos científicos y farmacológicos, durante unos años. Ni independientes ni dependientes para vuestra sociedad del conocimiento que habéis diseñado (tan deseosa de clasificaciones), seremos inútiles, seremos solo dependientes de los sistemas públicos o privados, seremos una carga que las familias o los servicios sociales deberán sobrellevar, seremos voces rotas, inválidos, monstruos o seres monstruados, seremos un cero a la izquierda, seremos basura epistémica.

Quizá, es posible y los estudios estadísticos tiene una imaginativa labor por delante, quizá más personas de las que creemos vivan así, en ese entre dos mundos, en esa raya, en esa línea, en ese *border-line*, es ese *border-mind*, en ese *border-land* donde nosotros habitamos.

DECLARAMOS que es el momento de hacer un llamamiento a la insurrección de las mentes fronterizas con el objetivo final de desenmascarar esa forma de dominación que nos habéis impuesto como sociedad y a la que denominaremos colonialismo capacitista. Nuestro activismo filosófico irá en esta dirección. No solo elaboraremos una teoría crítica que enmarque estas nuevas realidades apenas analizadas desde este lugar de enunciación, sino que propondremos un plan de florecimiento humano que sepa vivir y trabajar en las fronteras de la cognición humana (el enfoque pensamiento libre) y que nos reconozca como seres humanos autoinsuficientes, interdependientes, como seres híbridos, ornitorrincos perpetuos, mentes fronterizas llenas de posibilidades para seguir generando conocimiento. Y para ello, nosotros, las mentes fronterizas deberemos seguir siendo consideradas como lo que somos, seres libres y pensantes a pesar de que nuestra voz, nuestra palabra y nuestra razón se haya roto.

Más allá de las identidades colectivas y del reconocimiento a las identidades individuales, apostaremos por la creación de comunidades de voces rotas, fraternidades epistémicas donde nuestras voces sean escuchadas, una nueva conciencia de voz rota en la cual lo asistencial devenga en cuidante y donde la comunicación se transfigure en escucha de las palabras que surgen del silencio.

En los límites cognitivos donde habitamos las mentes fronterizas, es necesaria la puesta en marcha de recursos asistenciales pero, como decimos, con la asistencia no es suficiente, con los servicios no es suficiente, con la atención (aunque sea de calidad) no es suficiente: será necesario inventar, construir soluciones imaginativas y transgresoras, propuestas diferentes y nunca antes vistas, colaboraciones entre saberes y disciplinas, para dejar de aplicar los remedios de siempre a las nuevas demandas y realidades que requiere una sociedad cada vez más compleja.

No sabemos, no somos listos, no somos útiles, no somos excelentes, no tenemos talento, no tenemos éxito, no tenemos un trabajo fijo asalariado, no somos expertos en algo, no tenemos destrezas cognitivas básicas y por esto, en vuestra sociedad epistocrática, estamos condenados al fracaso, a la exclusión, al precariado laboral, al olvido y al silencio. Las voces rotas, pues, no somos solo las voces de las personas que habitamos en aquel centro ocupacional para personas con discapacidad intelectual (nombre actual del viejo retraso mental) sino las voces de todas aquellas personas cuyas desventajas cognitivas nos convierten en los perdedores de la sociedad del conocimiento.

En cierta manera, todos, todes, todas en algún momento, seremos así, voces rotas, voces que ya nadie quiere oír ni escuchar. Aparcados en residencias o en centros, o asistidos en nuestros domicilios seguiremos para las teorías éticas y políticas teniendo dignidad humana. No nos exterminarán ni nos dejarán de atender y asistir. Hoy día cuidamos a las personas cuyos deterioros cognitivos son significativos, pero ¿acaso es eso suficiente? Sostendremos en esta obra que no, que no basta con asistirnos, sino que es necesario, en la medida de lo posible y hasta que la voluntad humana desaparezca, escuchar nuestra voz, la voz rota como fuente de conocimiento.

Tú, yo, todes, todas, todos, somos o seremos mentes fronterizas y no solo deseamos calidad de vida sino reconocimiento de que seguimos siendo seres llenos de posibilidades a pesar de nuestras fracturas cognitivas. Si nosotros, en comunidad de voces rotas, descubrimos eso y aprendemos a vivir en las lindes, en los límites, en esa tierra de nadie que ahora es nuestra, habremos descubierto el mayor de los tesoros, el tesoro de la democracia expandida y participativa, de la humanidad plena, florecida y a la vez imperfecta.

Este ensayo, desde su humildad, promete (lo consiga o no es decisión del lector) realizar este viaje a la búsqueda de ese tesoro. Y su destinatario no es otro que tú, ser que te percibes libre, pensante y autónomo. Si conseguimos a lo largo del relato desmontar esta creencia y colocarte en disposición de escuchar las voces rotas de nuestras mentes fronterizas, que no son la tuya, habremos descubierto ese ansiado tesoro que nos disponemos a buscar: el reconocimiento de que todos, todas, todes somos seres fronterizos y que solo desde esta situación de frontera que es la vida y el pensamiento mismo podemos hacernos cargo de que no hay unos ni otros, no hay norte ni sur, sino una *terra incognita* en la que todas, todes, todos habitamos.

1.2. Preparativos de un viaje filosófico: un profesor se cae de una bicicleta

El día en que conocí al monstruo que habitaba en la frontera
Hace más de veinte años, una mañana, yendo de camino al trabajo como profesor de Filosofía en un instituto de Altea, Alicante, subido a mi vieja bicicleta, tuve la suerte de caerme e ir a parar a una acequia llena de barro. Esa caída provocó en mí una breve conmoción y el consiguiente abandono del auxilio de los que por allí pasaban debido a la poca visibilidad de la zona. Tal era el estado calamitoso y embarrado de mi atuendo, allí tirado en la acequia, que debió, con razón o sin ella, asustar a los paseantes, que evitaron meterse en líos echándole una mano al desvalido ciclista. Todos menos uno. Cuando salí del sopor y desperté, allí estaba él, allí estaba el monstruo, mirándome, esbozando una ligera sonrisa.

Aquel tipo era una persona adulta no normativa, con facciones irregulares que denotaban alguna malformación a la que no supe poner nombre y un modo de gesticular poco habitual. Era un ser extraño, inclasificable para mí. A la conmoción sufrida por la caída se unía esta otra: la de no saber qué o quién era aquel ser que me estaba ayudando a levantarme de la acequia, que me estaba acompañando hasta un lugar donde había otros seres como él.

Aquellos seres sin nombre me cuidaron, me atendieron y, sobre todo, me enseñaron, con el paso del tiempo, a aparcar mis prejuicios, a cambiar el punto de vista y a *accionar* en un mundo que desconocía por completo. Aquellos seres sin nombre, ahora, después de los años, sé que viven en el mismo lugar donde yo habito, en las *fronteras cognitivas*. Son parte del equipo de esas *mentes fronterizas* con las cuales nos iremos encontrando en este ensayo porque ellas, ellos, elles, sus palabras y sus textos, también serán parte de nuestro discurso híbrido, no binario.

A partir de entonces ya no quise seguir siendo solo profesor de Filosofía, sino que me atreví a desear ser un... filósofo. Un filósofo activista que ha elaborado una teoría filosófica a la que denominamos 'colonialismo capacitista'. Un filósofo activista que desea que esa teoría no solo sea un análisis del mundo sino una forma de insurrección epistemológica que conlleve un atrevimiento, como aquel *sapere aude* (atrévete a saber) de Inmanuel Kant pero adaptado a nuestra sociedad compleja del siglo XXI, un atrevimiento que afecte de lleno a esas mentes fronterizas, a esas voces rotas que esta sociedad capitalista, colonialista y capacitista ha excluido, ha silenciado de sus espacios públicos comunitarios, un atrevimiento, en fin, que toma partido por las voces perdedoras y fracasadas de la denominada sociedad del conocimiento, las voces que no cuentan, las voces que no son valiosas. Pasaremos, pues, sin solución de continuidad de un marco teórico de carácter analítico (la teoría del colonialismo capacitista) a un enfoque epistemológico práctico, a un plan de florecimiento humano que hemos denominado enfoque pensamiento libre. No basta, pues, con el análisis o el espíritu crítico; es necesario comprometerse con la realidad y, aun a riesgo de equivocarse, tomar parte, dejar de ser imparcial y embarcarse en ese activismo filosófico cuya finalidad es atreverse a transformar el mundo, pero no el mundo universal, la sociedad entera o el planeta, sino los espacios locales y concretos donde accionamos e interactuamos con los otros, con esos otros seres humanos con desventajas, las voces rotas de la sociedad del conocimiento. No basta, pues, con un análisis neutral e independiente de esos otros que no soy yo, porque yo soy ese NOSOTROS necesario para entenderme desde las fronteras cognitivas y desde la imperfección humana.

Este nosotros, al igual que ha pasado en la primera *Declaración de interdependencia*, viajará del norte hacia el sur y, cuando pase por las fronteras, por esa raya, tratará de habitar ese nosotros como gesto simbólico y empático imprescindible para no convertir mis reflexiones teóricas en puro análisis crítico. Y ese nosotros de las voces rotas reales, de las mentes fronterizas reales será con sus testimonios y entrevistas una parte narrativa imprescindible que se colará de lleno entre los análisis teóricos; análisis en los que aportaremos nuevas categorías hermenéuticas para comprendernos desde este atrevido lugar de enunciación.

Esta obra es el relato vivencial e intelectual de ese atrevimiento.

Un grupo de monstruos conversa con el profesor de la bicicleta
Pero sigamos describiendo aquel momento inicial e iniciático junto a aquel ser sin nombre, aquel ser monstruoso y *monstruado*.

Jamás había mantenido una conversación de varios minutos con una persona con... cómo las calificaba por esos años la ciencia psicomédica... *retrasados mentales*... Sí, ese era el nombre... Luego supe que antes de esa denominación había habido otras, como *subnormales* o *idiotas* o *débiles mentales*. Supe que Radu era uno de ellos y que su condición tenía cierta semejanza con otras personas que, debido a sus desventajas cognitivas, tenían, en cierta manera, un estigma epistémico, personas a las que la sociedad calificaba como poseedores de demencias, o de deterioros cognitivos o de parálisis cerebrales o de trastornos mentales o de personalidades límite o de variados espectros... Mentes fronterizas y expropiadas que he ido conociendo a lo largo de estos últimos veinte años de activismo filosófico. Mentes fronterizas a las que denomino las voces rotas de nuestra sociedad capitalista del conocimiento que valora a los otros por lo que tienen y, en este caso, por lo que saben.

Recuerdo con cierta nostalgia mi infancia en un pequeño pueblo de Extremadura. En los años 70, por suerte, muchas personas con desventajas cognitivas (los discapacitados o los mismos viejos con demencias o los enfermos mentales) no fueron nunca institucionalizados. Otros sí, los que poseían una gravedad incuestionable (lo que llamaban los *subnormales profundos*). A la mayoría los atendían en los hospitales y luego de nuevo eran enviados al pueblo. En la comunidad, con todos los defectos, el viejo se sentaba en la puerta y conversaba con los vecinos, el tonto jugaba con el resto de los niños sin que ninguno supiésemos que ese joven tenía algo así como síndrome de Down, el loco deliraba en los portales de la iglesia y las risas de los muchachos lo acompañaban. Una comunidad ideal es, en cierta manera, un pueblo en el cual los recursos y los servicios existen pero a la vez las personas se relacionan y son generadoras de pensamiento, de libertad y de vida evitando cualquier tipo de estigmas.

Descubrir las posibilidades de una comunidad a la medida del ser humano, una comunidad que no excluya de los espacios públicos al otro en tanto discapacitado, deteriorado, enfermo, es decir, roto es el horizonte sobre el que planeará toda nuestra teoría filosófica del colonialismo capacitista.

Esta obra, hija de las reflexiones de un filósofo desde la retaguardia, es un elogio a esa fractura, es un alegato a favor de la imperfección humana y es una defensa de la necesidad de valorar la vulnerabilidad humana en su conjunto colocándola en el centro de la vida. No se trata, en fin, del otro, del ellos, de los excluidos y marginados, sino de mi yo neurotípico y normativo, un yo que algún día, sea por enfermedad, discapacidad o vejez, oxidadas ya todas las conexiones sinápticas que me permitan razonar con fluidez, será parte de esas voces rotas y quiero que, entonces, los otros, los normales, sigan defendiendo mis posibilidades de decidir desde mi desventaja.

Un profesor que desea ser mosca cojonera
La esencia del activismo filosófico la apuntó hace dos mil quinientos años Sócrates apelando a un insecto: el tábano, esa *mosca cojonera* que nos molesta, o mejor nos obliga a molestarnos y a levantarnos de nuestro sitio, de ese cómodo sitial desde el cual resulta fácil pensar apoyando la mano en el mentón, como aquel tipo introvertido, ese pensador de Rodin que parece ejemplificar una forma determinada del filosofar introvertido. Nunca me gustó esa escultura ni el relato de fondo que me transmitía: pensar es una forma de inacción, de reflexión quieta, de individualismo intelectual. La forma en la cual se aplica ese activismo nos la indicó Paulo Freire en pleno siglo XX cuando dijo aquello de que toda acción sin reflexión es pura ceguera y toda reflexión sin la acción es puro vacío, palabras huecas sin relación con lo real. La filosofía pura es un sistema, un método y a la vez una praxis, un accionar en el cual el filósofo, la filósofa, sin renunciar a las herramientas conceptuales,

se embarca en un proyecto vital impuro, incierto, desconocido y sin garantías de éxito que lo atraviesa como ser humano y le provoca no solo una emoción sino una conmoción. Un proyecto cargado de generosidad intelectual, como aquella que tuvo Sócrates cuando se concibió como aprendiz de sabio (filó–sofo) y consideró a cualquier ciudadano como candidato a ese accionar filosófico.

La obra que presento, además, contiene, hija de esa generosidad, una propuesta concreta que, de no existir, debiera ser inventada: la creación de *zonas libres* de destrezas cognitivas obligatorias donde las voces rotas sean maestras y maestros, agentes de conocimiento, de pensamiento y de libertad. Es el momento de las escuelas de pensamiento libre como la que ya existe en Valencia, un invento en permanente construcción que trata de llevar a la praxis cotidiana, con mayor o menor éxito, esas ideas vivas fruto de la reflexión. Un invento que hunde sus raíces en aquellos jardines o estoas griegas, mediterráneas, donde el filosofar era el pan de cada día y donde la palabra viva de las ideas, de las preguntas y de los valores se compartía como se comparte la amistad o la vida.

La conversación filosófica, como matriz de ese activismo, más pronto que tarde, en una sociedad de especialistas y de virtualidades, será rescatada de ese olvido como parte de la dieta mediterránea. No solo de pan vive el ser humano. En un mundo cansado y desconectado a pesar de las infinitas conexiones, las palabras volverán a ser esenciales porque siempre lo fueron pero, en nuestro caso, defendemos una intuición mayor: serán las *palabras rotas* salidas de la voces rotas de los seres excluidos de la sociedad del buen pensar quienes nos enseñen el valor de lo que hemos perdido. Será el momento de descubrir y elogiar e inventar esas comunidades de las voces rotas que son el hilo conductor de esta obra.

He optado por desarrollar la obra teórico-práctica de un modo narrativo musical, dividiendo el ensayo en movimientos musicales donde esas voces puedan cantar y contar sus historias (como yo cuento la mía), ser escuchadas desde su dependencia; he optado por ponerle música a un ensayo teórico lleno de testimonios reales de seres humanos a los que han expropiado su pensamiento y su libertad; he optado por reunir, sin solución de continuidad, las teorías políticas clásicas con las palabras rotas de las personas protagonistas de esta obra. El resultado, pues, es una sinfonía rota con cuatro movimientos del pensar humano: el movimiento inicial es analítico y de diagnóstico; le sigue un movimiento epistemológico donde se propone una alternativa al *status quo;* el tercer movimiento del pensar es fruto de la experiencia real de nuestro activismo filosófico y el último movimiento del pensar dialoga con la historia y con las historias de las voces del pasado que padecieron situaciones ignominiosas. Estos movimientos del pensar a modo de sinfonía rota estarán repletos de *intermezzos,* de intermedios en los cuales conoceremos las peripecias de mentes fronterizas reales con las que hemos dialogado en este ensayo. Sin esos entres, sin esas voces, sin esas vivencias, el ensayo solo sería un texto argumentativo más. No he perdido nunca la referencia de la línea fronteriza y hasta en estos aspectos formales hemos tratado de conseguir el mestizaje necesario, la hibridez que supone argumentar y a la vez narrar.

Me inspiró este proceder el último libro del gran teórico de la ética, Alasdair McIntery, decidido a incluir entre sus argumentaciones, las historias de vida de personas reales que, a su juicio, son ejemplos de la misma teoría que defiende. En esa obra titulada *Ética en los conflictos de la modernidad: sobre el deseo, el razonamiento práctico y la narrativa* (2017), el filósofo escocés defiende una teoría ética de corte aristotélico-tomista donde las virtudes y los deseos racionales sean la base de su argumentación y, a la vez, sin perder el norte de su discurso teórico, le da voz a cinco personas llenas de contradicciones, de dudas, de valentía y de complejidad. Un significativo capítulo de la obra se titula "La teoría, la práctica y los contextos sociales", una buena manera de comprender las teorías como inseparables de la praxis.

Dice el pensador:

> Todas las conclusiones teóricas en política y en ética solo pueden entenderse prestando atención al detalle de los casos particulares que la ejemplifican de un modo significativo, es decir, no valen ejemplos imaginarios, tienen que ser reales. Comprender las conclusiones resulta inseparable de saber cómo se aplican. (McIntery 2017: 408)

Por eso, los individuos con los cuales se entrevista el pensador no son teóricos de la filosofía sino novelistas, políticos o médicos que, en sus respectivas trayectorias vitales, se han topado con las contradicciones, con las virtudes y con las dudas, seres humanos que no han sido siempre coherentes o consecuentes con sus principios universales. En nuestro caso, los protagonistas de las entrevistas serán personas con discapacidad intelectual, afectadas de Parkinson o de autismo que, desde sus miraderos, nos ayudarán a entender sus propias vidas y mundos.

Asimismo, este ensayo desea a la vez dialogar con los pensadores y pensadoras, vivos o muertos, que han hecho de sus reflexiones teóricas una forma de accionar en el mundo real como: Karl Jaspers, Eugenio Trías, Boaventura de Sousa Santos, Fernando Broncano o Miranda Fricker, entre otros. Y en este mismo accionar filosófico, la teoría del colonialismo capacitista, en su dimensión práctica y aplicada, esbozará un plan de florecimiento humano al que hemos denominado enfoque pensamiento libre, un enfoque que no ha surgido de la nada sino de una experiencia real a la que sus creadores hemos denominado escuela de pensamiento libre. El marco analítico, pues, de la teoría del colonialismo capacitista asistirá a su propio desmontaje, a su propia superación en nombre de ese activismo filosófico y epistemológico que florecerá en el enfoque pensamiento libre. La tensión dramática entre el discurso dominante del marco teórico y del enfoque epistemológico práctico convertirá la obra que presentamos en un interesante duelo entre lo que existe y las utopías posibles que desean transformar ese estado de cosas. Quien gane o no la batalla deberá decidirlo el lector que podrá sumarse, sea o no filósofo, al camino de la transformación creadora. La mejor manera de mostrar la hibridez de esta obra es la expresión que Eugenio Trías utilizó para definir sus *singladuras* y sus *sinfonías* en cuanto movimientos del pensar: una "aventura experiencial de repliegues reflexivos" (Trías 1988: 40). También serviría su anverso: una aventura reflexiva con repliegues vivenciales. La reflexión y la acción dándose la mano en ese espacio bisagra, gozne y límite que es la palabra, el argumento y la vida misma carente de palabras y de argumentos. Más que un difícil equilibrio, una tensión dramática entre los conceptos, las categorías filosóficas y las historias de vida de seres humanos fronterizos, voces rotas que, en muchos casos, carecen de abstracción y de la comprensión suficiente para abordar problemas filosóficos que requieren una jerga académica necesaria para poder justificar nuestras intuiciones o tesis. He tratado *ex profeso* de alejarme del modelo academicista de exposición sin que ello sea un abandono del rigor que supone justificar las diferentes intuiciones que salpican el relato y que defienden de una manera inequívoca y comprometida la necesidad de un enfoque filosófico de corte epistemológico que, al lado de los modelos biomédicos, psicológicos y sociales imperantes, pueda ser valorado desde su vertiente transformadora y emancipadora. No solo queremos analizar filosóficamente este campo de las fracturas cognitivas, sino diseñar utopías posibles donde esas situaciones de desventaja se transfiguren en *ventajas epistémicas,* ventajas en las cuales el lugar de enunciación filosófico sería no solo necesario sino imprescindible. Que los conceptos, las ideas y las metáforas filosóficas utilizadas no nos disuadan del atrevimiento de un pensar alternativo sino que, por el contrario, sean un dedo que apunta hacia algún lugar donde la resistencia y el florecimiento humano siguen siendo posibles sin renunciar a esas mismas fracturas.

1.3. Mentes fronterizas que no son valiosas

A lo largo y ancho del ensayo, la nueva categoría mostrada, mentes fronterizas, será analizada desde diferentes miraderos. En estos preliminares de la obra utilizaremos esta perspectiva metafórica y realizaremos una primera definición del concepto. No será la única ni la última pero sí constituirá un punto de arranque crítico para tratar de situarnos sobre el nuevo territorio imaginario que estamos mapeando.

Las mentes fronterizas son las voces rotas que nuestra sociedad del conocimiento avanzada y democrática ha enviado a la basura epistémica. Los siguientes apartados jugarán con ese símil de las voces rotas y determinarán quiénes y por qué los habitantes de las fronteras cognitivas han sido expropiados como generadores de voz, como agentes de conocimiento.

A nivel filosófico, queremos diferenciar entre las mentes fronterizas, que son el resultado de una fractura (llámese discapacidad, deterioro o enfermedad), y los seres fronterizos, cuya ontología nos sitúa en una concepción general de la naturaleza humana bifronte, no ajustada. Como dijimos al inicio, en nuestra *Declaración de interdependencia*, el gran secreto de esta obra desvelado desde el mismo principio es la necesidad de comprendernos desde la fractura misma como algo que nos pasa a todos, a todas, a todes...

1.3.ª Las voces rotas no tienen arreglo

¿Cuál es la diferencia entre un mueble roto y un ser humano roto? Ninguna. Ambos, la mesa a la cual se le ha partido una pata y Eva a la que se le ha fracturado la vida con ese diagnóstico, ambos, para nuestra sociedad colonial capacitista, se igualan en el mismo dictamen: seres inútiles que no son valiosos.

Avancemos el aspecto colonizador: un imperio, el cognitivo, se convierte en el discurso dominante del sistema socioeconómico capitalista. El sujeto cognitivo está entero, sabe y decide con libertad. La suma de todos estos sujetos conforma un imperio donde el poder cognitivo es una forma de colonización epistémica que afecta a todas esas voces rotas que no están enteras, ni saben, ni pueden decidir.

Avancemos el aspecto capacitista: este imperio es el imperio de las capacidades obligatorias para integrarse o ser incluido en la comunidad social y política. Y este imperio llega incluso a ser el discurso dominante de la integración social. Hasta las buenas soluciones son parte del mismo problema colonial capacitista.

No basta, pues, con tener una fractura que genera una desventaja. Hay que arreglarla (curarla) o sublimarla (en forma de diferencia o diversidad). Resulta difícil aceptar la inutilidad de alguien y no tratar de integrarla ni incluirla en un sistema social determinado por unos valores dominantes.

La metáfora de la mesa rota nos llevará lejos en este análisis comparativo con el cual queremos plantear el marco teórico del colonialismo capacitista en estos preliminares del ensayo.

El carpintero nos informa de la situación de la mesa: o bien la arreglamos, o bien la podemos tirar a la basura. Incluso nos podría decir que la mesa ya no tiene arreglo y que es mejor encargar una nueva. Una mesa a la cual le falta una pata y que no se sostiene por sí misma es un enser inútil que no cumple su función final: mantenerse estable y ser un buen mueble en el cual se puedan colocar los platos, los vasos y la comida sin verterse, sin caerse. ¿Quién iba a querer lucir una mesa rota de tres patas?

Dudamos ante el consejo del carpintero y optamos por enviarla a la basura, eso sí, basura de reciclaje. Nadie en su sano juicio optaría por no arreglar la pata y mantener la mesa en la cocina de casa así como está, rota, incapaz de sostenerse firme, porque su firmeza es su valor.

¿Y Eva? ¿Qué pasa con la parálisis de Eva? ¿Y con el deterioro de Juan Carlos? ¿Y con el trastorno de Andrés? ¿Y con la discapacidad de Susana? ¿Y con la demencia de Oriol?

En las tripas de esta obra tendremos tiempo de analizar esa mudez y ese silencio de las mentes fronterizas entendidas como voces rotas tomando como referencia a pensadoras actuales del sur que han reflexionado sobre la relación que existe entre el silencio y la colonización de los sujetos subalternos que no cuentan en los procesos de intervención social. Una de las claves de nuestras reflexiones será este lugar de enunciación que nos obligará a repensar estas cuestiones desde otros puntos de vista poco explorados por los analistas sociales.

Es posible que la avisada lectora o lector haya caído en la cuenta de a qué tipo de enfermedades nos estamos refiriendo. Podríamos hablar de carcinomas o de diabetes o de discapacidades físicas o de problemas cardiovasculares o de las múltiples enfermedades físicas incapacitantes pero no, en este caso, el denominador común de todas estas formas de desgracia suprema es la cognición humana, es decir, su ausencia o su pérdida; lo que hemos denominado su fractura, la rotura de lo que un día fue voz en forma de cuerpos y de mentes normales, que encajaban en el mundo y ahora son carne de asilo, de asistencia compasiva o de buenismo activista. Ya veremos en qué consiste esta última modalidad de ayuda enmascarada en todo tipo de actos donde esas voces rotas son el centro de atención en tanto protagonistas visibles de sus impedimentos. El colonialismo capacitista no deja de ser una forma de caridad postmoderna que suaviza el padecimiento humano en nombre de esa *expropiación* de las habilidades cognitivas que serán puestas en manos de otros, estados, mercados o familias, que tutelarán los nuevos procesos de adquisición de conocimientos y de toma de decisiones. Una expropiación no es más que un robo justificado a cambio de una prestación económica o de una atención paternalista.

En nuestro caso, dentro del marco del capacitismo, hemos preferido, por tanto, elegir el término mentes sin ningún ánimo dualista sino como reivindicación positiva de una serie de desventajas cognitivas cuyo estigma es aún mayor que las desventajas físicas. La discapacidad intelectual, el autismo o cualquiera de las afectaciones de la salud mental son cuestiones menos analizadas en los Estudios de Genero o en los Estudios de Discapacidad. La socióloga catalana, Andrea García-Santesmases, estudiosa de las corporalidades y de la diversidad funcional, ha editado recientemente una obra de gran interés centrada en los cuerpos diversos y en la influencia que el patriarcado, el capitalismo y el capacitismo tienen sobre ellos. Titulada *El cuerpo deseado: La conversación pendiente entre feminismo y anticapacitismo* (2022), en ella defiende la necesidad de desokupar esas corporalidades liminales desde una posición epistemológica democrática radical:

> El cuerpo es un campo de disputa para las personas con diversidad funcional física debido a que tienen que construir su identidad a partir de una corporalidad estigmatizada y estigmatizadora. El género configura los márgenes de esta disputa ya que la masculinidad y la feminidad imponen expectativas, roles y estatus distintos a los sujetos designados como hombres o mujeres, tal y como constata esta investigación. (García-Santesmases 2020: 28)

Es el momento de conocer, pues, a esas mentes fronterizas, a esas voces rotas y sus respectivas peripecias vitales para situarnos en el aquí y en el ahora, es decir, en ese punto concreto donde se encuentran. Porque queremos situarnos en el quicio, en el gozne de sus fracturas y, desde ellas, comenzar a repensarnos de otra manera, sin renunciar a ellas, sin endulzarlas, sin jugar a los infinitos nombres políticamente correctos que las enmascaran, mirando cara a cara al enemigo y enfrentándonos a él, una lucha desigual en la que ya sabemos el resultado: vamos a perder.

1.3.b Millones de voces rotas

Es hora de que nuestras voces rotas canten y cuenten su peripecia vital. Estas narraciones están basadas en historias reales de miles de voces, cuerpos y mentes fronterizas expropiadas que, desde el silencio, esperan que los mecanismos de la justicia social y epistémica les reconozcan como seres valiosos, generadores de conocimiento y, a la vez, poseedores de desventajas e impedimentos.

⇨ Se llama Andrés. Tiene 35 años. Desde la adolescencia viene padeciendo una especie de sufrimiento psíquico al que la sociedad lleva poniendo nombres desde hace siglos. Primero le llamaron pirado, luego ha acabado siendo un trastornado. Su trastorno tiene un nombre rimbombante: Trastorno Límite de Personalidad. Tiene hasta siglas y todo: TLP. Vive tutelado por el estado en un CEEM (Centro Especializado en Enfermedades Mentales). Las siglas no sé si solucionan o agravan sus problemas.

⇨ Eva tiene 43 años. Aquejada desde su nacimiento de una parálisis cerebral que la tiene postrada en una silla de ruedas. ¿Aquejada? ¿Postrada? ¿Parálisis cerebral? Porque ese y no otro es el nombre técnico de su diagnóstico causado por una lesión neurológica de origen desconocido en las áreas motoras de su corteza cerebral. Quizá un virus. Quizá la falta de algunos minerales vitales para el desarrollo. Quizá una herencia envenenada. El caso es que Eva nació así y desde bien pequeñita necesita atenciones continuas para todo: para comer, para hablar. ¿Para pensar también?

⇨ Juan Carlos tiene 65 años. Desde hacía varios años estaba afectado por la enfermedad de Parkinson y su deterioro cognitivo empezaba ya a notarse. Estaba en un estadio intermedio (estadio 2) de su enfermedad. Era profesor de Filosofía y amigo personal. Hace unos meses falleció.

⇨ Carla tiene 23 años. Hace apenas dos años abandonó el colegio de Educación Especial donde ha cursado su escolarización segregada. Ahora acude cada día a un Centro Ocupacional donde, junto a otros compañeros y compañeras, realiza actividades manuales como elaborar agendas con papel reciclado y otras de ocio y tiempo libre. Tiene síndrome de Down.

⇨ Oriol tiene 78 años. Desde hace dos años, debido a un proceso de demencia senil, ha sido internado en una residencia de ancianos de su comunidad. Una residencia de titularidad pública aunque sea una empresa privada la que gestiona la cartera de servicios. La enfermedad de Alzheimer de Oriol no está en su etapa más avanzada (se encuentra en la etapa intermedia) pero sus familiares han considerado que estará mejor atendido por profesionales sociosanitarios y con una serie de recursos básicos que en su propia casa donde existe el peligro de que algún día confunda la leche con la lejía y se envene.

⇨ Susana tiene 43 años. Hasta hace cinco años estaba institucionalizada en un Centro Ocupacional. Después de tomar conciencia de sus posibilidades de desarrollo tomó la decisión de retomar sus estudios y hacer un ciclo formativo de Grado Medio que le permitiese buscar un trabajo ordinario. Cada día, esta mujer luchadora sale a la calle para seguir formándose y espera encontrar ese trabajo ansiado que le permita una menor dependencia. Ella sabe que no podrá ser cien por cien independiente y no le importaría vivir en un piso supervisado junto a personas con desventajas cognitivas como ella y con educadores que no sean *educastradores*, sino personas de apoyo a sus procesos de inclusión social y cognitiva. Tengo la suerte de conocerla y haber seguido todo este proceso de lucha.

⇨ Ximo tiene 40 años. Su diagnóstico: la falta de diagnóstico. De pequeño la gente le decía que le faltaba un hervor y en el colegio siempre le costaba entender las cosas, pero nunca lo diagnosticaron de nada; por tanto, no lo clasificaron. Una suerte quizá, quién sabe. O quizá no porque un buen diagnóstico no es el fin del mundo. Eso sí, lo colocaban siempre en las clases de los torpes y por eso Ximo se consideró siempre eso, un tipo torpón. Claro está, abandonó los estudios y se sumó a ese amplio grupo de los que denominan fracasados escolares. No posee ningún grado de discapacidad ni ninguna prestación social por dependencia pero su situación de precariedad laboral y su falta de reconocimiento social lo coloca en esa raya (también socioeconómica y cultural) donde hemos situado a las mentes fronterizas.

Estas personas reales (junto a otras como Aparisi, Marina o José) son voces que de continuo resuenan en esta obra mestiza. Desde su silencio, no solo hablan de sí mismas, sino que representan a miles de personas que están en las fronteras de la cognición humana, es decir, situaciones en las cuales sus capacidades cognitivas están mermadas debido a enfermedades, deterioros sobrevenidos, discapacidades o desigualdades socioeconómicas. La metáfora viva que emplearemos para denominarlas será la que intitula nuestra obra: mentes fronterizas. Y el concepto con el cual deseamos comprender esas situaciones limitantes lo denominaremos fracturas cognitivas que generan una desventaja cognitiva. Utilizaremos también el nombre metafórico de voces rotas como elemento simbólico necesario para autocomprendernos sin las taxonomías estandarizadas. El marco teórico de cariz filosófico también lo venimos apuntando: el *colonialismo capacitista*.

Así pues, este ensayo no se centra en ninguna de esas situaciones limitantes concretas, sean enfermedades o discapacidades o trastornos, ni tampoco en ningún colectivo social en particular, sino que tratará, partiendo de este hilo conductor conceptual, de repensarnos desde esas fracturas-desventajas y transformarlas en fuente de desarrollo y florecimiento humano, es decir, en *ventajas epistémicas*, en voces que, permaneciendo en su rotura, sean agentes de conocimiento y de valores.

Todas esas mentes, todas esas voces, todas esas personas se encuentran en una misma intersección. Esa intersección es el territorio fronterizo en el cual habitan y que es el eje central de este texto híbrido que no desea centrarse ni en el norte cognitivo ni en el sur cognitivo sino en el entre, en la tierra de nadie que en esta obra mestiza será tematizada. Recorreremos el camino que va desde el sur cognitivo en el que han sido colocadas esas voces por nuestra sociedad capitalista, colonialista y epistocrática hasta la raya epistémica en la cual queremos seguir viviendo pero sin el silencio subalterno que el imperio cognitivo nos ha impuesto. Y reivindicaremos el lugar real donde habitan, ni el norte ni el sur cognitivo, sino esa raya, el límite, el gozne, la bisagra, la frontera, como hogar provisional desde el cual escuchar su discurso.

El elenco de estas voces rotas es el repertorio de esta obra en la que deseamos intervenir como filósofos de retaguardia para realizar una aportación democrática radical en la que el silencio se transforme en conocimiento compartido en una comunidad donde las fracturas no sean arrojadas a la basura ni siquiera sean arregladas o transhumanizadas. Será el momento de desarrollar un enfoque alternativo al que hemos denominado enfoque pensamiento libre.

Una comunidad de mesas rotas solo será posible cuando, en un mismo espacio, las fracturas se comuniquen entre sí, colaboren en apoyo mutuo y se reconozcan como seres desintegrados y desencajados, sin el ideal de la capacidad obligatoria necesario para iniciar procesos de empoderamiento o inclusión social. Cuando las mesas rotas se apropien de lo que es suyo, de su *igualibertad* y de su pensamiento, dejarán de compararse con las mesas normales y se reconocerán desde sus impedimentos y desde sus desventajas. Solo desde ese reconocimiento previo, esas voces podrán convertirse en agentes de conocimiento.

Las desventajas cognitivas reales de Susana, de Juan Carlos o de Carla, en este nuevo espacio que deseamos inventar, estas escuelas de pensamiento libre, sin tratamientos terapéuticos (solamente) ni exclusiones ni inclusiones, serán solo *ventajas epistémicas* cuyo destino final es la transformación social de las normalidades y el reconocimiento de nuestra naturaleza humana fronteriza.

La comunidad de las voces rotas entendida como una comunidad de las ventajas epistémicas es una metáfora viva cuyo horizonte final es la puesta en marcha de escuelas de pensamiento libre, espacios de resistencia epistémica real desde las fronteras, donde personas con y sin fracturas cognitivas, sean maestras socráticas y maestros socráticos que generen conocimiento desde la frontera cognitiva en la cual habitan. Sin renunciar a ese límite. Sin querer superarlo. Viviendo en ese lugar incómodo, ajeno, en esa *terra incognita* llena de contradicciones y a la vez de anhelos. Sin necesidad de mecanismos integradores que les devuelvan al norte de la autonomía y la mejora o al sur de la dependencia y la pura asistencia. Sabiéndose rotas y rotos: patentando las fracturas. Positivándolas en el sentido original latino, de *pósito*. Poner, exponer lo que somos. Sin rechazar los tratamientos o las ayudas sociales o las prestaciones económicas, sin olvidarse de los derechos conseguidos, sin despreciar los avances de la ciencia y de la política, sin dejar de lado los diagnósticos y necesarias terapias, pero sabiendo que todo esto es insuficiente; hasta los mismos derechos son insuficientes porque la felicidad está en otra parte, en otro lugar, en algún espacio medio real medio utópico y que a la vez es de este mundo, de esta ciudad, de este barrio donde habito; ese lugar donde las voces rotas de la gente no sean una carga, un engorro, una desgracia, una fatalidad, un motivo de discriminación o exclusión, sino una posibilidad abierta, una escuela de sabiduría, una verdad compartida, expuesta que, desde la improductividad, torpeza e inutilidad, ilumina el mundo, lo hace mejor, más justo, más democrático, más florecido.

Todas estas intuiciones ahora esbozadas serán parte de un plan de desarrollo y florecimiento humano que, en contextos de fracturas que generan desventajas cognitivas, pretendemos elaborar en esta obra destinada a seres humanos que no encajan y que no desean encajar en las clasificaciones que la sociedad ha preparado para que sepamos en todo momento qué es lo que nos pasa.

A lo largo y ancho de este ensayo, en los apartados que hemos titulado "Intermezzos. Diálogos y testimonios fronterizos", conoceremos en primera persona las historias de vida de algunas de estas voces rotas, las exposiciones y vivencias de estos habitantes de las fronteras cognitivas, narraciones en las cuales rompen su silencio y nos comunican sus pensamientos y emociones.

Necesitaremos también dialogar mucho con pensadoras y pensadores que nos hayan guiado en nuestras intuiciones e indagaciones. Sin ellas y ellos, no sería posible repensarnos desde estas fronteras de la cognición humana. Sin embargo, aun a riesgo de equivocarnos y no acertar en el análisis, hemos optado por realizar una propuesta original y novedosa que va más allá de lo que hay y que reinterpreta las situaciones concretas antes personalizadas de otra manera, bajo otro prisma, desde otro lugar de enunciación. No renunciamos, pues, a nuestros propios errores y asumimos nuestra propia imparcialidad y compromiso. No queremos realizar ningún análisis crítico a la contra (contra los enfoques biomédicos, psicológicos o sociales dominantes) sino a favor de la utopía posible de esa comunidad, ahora inexistente, en la cual las personas con fracturas cognitivas sean filósofos y filósofas, es decir, maestras y maestros de conocimiento que, desde sus impedimentos y desventajas, formen a la ciudadanía en otros valores necesarios para ampliar nuestra noción de democracia florecida que evite expropiaciones de mentes y, por tanto, de vidas humanas.

El ejemplo real de la escuela de pensamiento libre de Valencia en la cual están implicadas algunas de esas voces con discapacidad intelectual, una experiencia pedagógica que hemos promovido junto a profesionales de la psicología y de la filosofía y a maestras y maestros con diversidad funcional intelectual, nos servirá como referencia y telón de fondo de las posibles encarnaciones prácticas de estas ideas. Sin embargo, la utopía posible seguirá estando en el aire y, como diría el poeta, en el viento que, tarde o temprano, inventará nuevas comunidades donde los seres humanos se reúnan no solo para ser curados o mejorar sus estados de salud o para realizar terapias ocupacionales (todas estas cuestiones, por lo demás, necesarias e imprescindibles) sino para, junto a esas labores, reconocerse como agentes de conocimiento ejerciendo un magisterio vivo, filosófico, para que la sociedad normalizada pueda aprehender de una forma directa de esos ricos saberes que habitan en las fronteras de nuestra misma humanidad.

1.3.c Nuestro lugar de enunciación: una acequia con poca agua y mucho barro

Una teoría con mucha filosofía dentro y una praxis con una dosis de utopía incorporada
Tendremos tiempo a lo largo de nuestro ensayo de citar autores y justificar nuestras intuiciones. Como hemos señalado, no podemos

aportar nada en claro sin antes apoyarnos en referencias intelectuales relevantes. Avisamos, empero, de que nuestras conversaciones no solo serán con estas referencias académicas sino con las mismas mentes fronterizas a las que aludimos. Mi propia experiencia educativa y vital es parte del mismo proceso de creación del ensayo y a su vez el límite con el que deberé toparme. No escribo, pues, desde ninguna parte pero tampoco, por ahora, me reconozco entre las voces rotas que he descrito y describiré. Por ahora. No tengo enfermedades que limiten mi cognición, no tengo discapacidades que me incapaciten para mi trabajo como profesor, no he sido diagnosticado con ninguna demencia y tampoco me clasificaron como fracasado escolar. Soy, pues, uno de esos seres neurotípicos, normalizados andantes, que, desde su privilegio social y epistémico, ha querido comprometerse con el movimiento anticapacitista como otras personas se comprometen con el medio ambiente o con el feminismo o con la memoria democrática. Quizá la única exclusión que reconozca como real sea el mismo enfoque con el cual he deseado inmiscuirme en estas cuestiones, es decir, el punto de vista de un filósofo (esa es mi profesión, profesor de Filosofía aunque prefiero autodenominarme como filósofo de retaguardia) que, con las herramientas conceptuales del pensamiento filosófico, ha querido intervenir en cuestiones tradicionalmente situadas en el terreno de la medicina, de la psiquiatría, de la psicología, del derecho o de la sociología. Y a pesar de todo quiero traspasar esa línea y visitar la frontera y meterme en la piel de esos nosotros que algún día seremos todos, todas, todes... No deseo mistificar mi tarea ni ponerme en la piel de otros como si fuese un actor del método Stanislavski, quiero analizarme desde lo que soy, desde mi propia imperfección, torpeza y discapacidad. Quiero hacer una elogio de las teorías filosóficas que analizan la naturaleza humana desde la misma ontología fronteriza que nos permitirá, desde el mismo comienzo de la reflexión, no entender al otro como otro absoluto. Este secreto ya anunciado será una de mis conclusiones finales y, a la vez, uno de mis puntos de partida. Karl Jaspers y Eugenio Trías son los filósofos cuyo acompañamiento ha sido decisivo en esta forma de plantear el ensayo. Solo así, sin necesidad de traducir, podré al menos intuir las dificultades reales y las desventajas a las que están sometidas las personas que han sido expropiadas de sus posibilidades y excluidas del espacio público en tanto generadoras de voz y de palabra. Es posible que este ejercicio no sea más que, como decía Gayatri Spivak, la pose de un teórico con afanes de ventriloquía. Es posible. La honestidad del intento al menos será una forma de estar y pensar en el mundo que me ha tocado vivir y mi colaboración en tanto activista y filósofo. El fracaso del intento está incluido ya en el lote del mismo relato.

Mi humilde aportación personal, y que justifica en cierta manera estas teorías, es haber podido co-fundar (junto al amigo psicólogo Juan Carlos Morcillo y a la amiga filósofa Fátima Álvarez) una institución cordial a la que ya he hecho referencia, la escuela de pensamiento libre de Valencia. Sin esa aventura experiencial de los últimos veinte años de mi vida, sin este proyecto en el cual personas en las fronteras de la cognición humana se convierten en maestras y maestros del conocimiento (agentes epistémicos), sin la escucha real de las *voces subalternas* de seres humanos llenos de posibilidades desde sus desventajas, sin ese contagio emanado de las mismas fracturas, este ensayo no hubiese sido posible.

Mi propia experiencia vital como docente no era suficiente para provocar en mí una conmoción filosófica capaz de desajustar mi propio discurso. Mi propia experiencia como profesor siempre me situó en el campo de las normalidades cognitivas. El alumnado al cual he impartido clase, con muy pocas excepciones, chicas y chicos bachilleres, universitarios o profesionales, no han sido parte de los colectivos minorizados antes referidos.

La aventura experiencial comenzó bien entrado ya en la cuarentena, como ya he contado, el día que me caí de la bicicleta y conocí a Radu, el pequeño ser monstruado, que se comportó conmigo como un ser humano compasivo y atento. Me levantó del barro, me llevó hasta un centro cercano (su centro ocupacional), me presentó a sus amigas y amigos y a sus personas de apoyo y, entre todos, me reanimaron el cuerpo y... el alma. El resto de la mañana, el centro de la vida fue este profesor malherido. Heridas que no eran nada, solo algunas magulladuras y la doble conmoción que supuso el golpe físico y, sobre todo, el encuentro con lo desconocido, con esa *terra incognita* donde vivía un grupo de mentes fronterizas. Esa mañana mantuve con aquellas voces rotas de aquel centro, apartado del pueblo, conversaciones nuevas y germinó en mí un nuevo horizonte, un interés por saber más acerca de sus saberes. A partir de aquel día, ejercí con ellos el voluntariado, les ayudaba en sus tareas ocupacionales y conversaba con personas con las que nunca había hablado porque no estaban habitualmente en las calles, en los bares, en las escuelas o en los espacios públicos. Estaban allí, en sus centros, atendidos, o con sus familias, protegidos del feo mundo que tendía a discriminarlos. Y llegó el día, un día cualquiera donde aquellas conversaciones sin importancia entre nuevos amigos iban a ser consideradas desde un nuevo lugar de enunciación. De la acequia pasé a la teoría sin solución de continuidad. Y esa teoría pasaba por la necesidad de poner en marcha un nuevo discurso del método filosófico, en el cual la filosofía misma se ocupase de cuestiones que tradicionalmente no eran de su incumbencia. Mis conocimientos filosóficos no podían estar solo al servicio de la educación formal y de la formación de jóvenes con espíritu crítico. Esta labor encomiable es necesaria y cientos de educadores y filósofos se comprometen cada día desde los sistemas educativos formales para que los jóvenes no solo aprueben sus exámenes, sino que salgan de la escuela con una formación ética y crítica de calidad. La asignatura de Filosofía, en una sociedad del conocimiento y postindustrial como la nuestra, debería ser uno de los ejes de cualquier buen sistema educativo, pero por desgracia es una disciplina en vías de extinción apenas apoyada por los poderes públicos de cualquiera de las ideologías políticas imperantes. En esos años, mi militancia pedagógica se incardinaba en los movimientos de renovación pedagógica que habían surgido en las décadas de los 70 y 80. En el campo de la filosofía, el que más me atrajo fue el movimiento denominado filosofía para niños y niñas, una metodología pionera en la aplicación de la materia desde la más tierna infancia. Un movimiento encabezado por Matthew Lipman y Anne Scharp y que gozaba de una amplia representación de educadores y filósofos en nuestro país. En el seno de estas comunidades de indagación fui aprendiendo a ser no solo un profesor de filosofía sino un profesor de filosofía innovador a nivel pedagógico. Porque tan importante es el qué como el cómo. Enseñar no solo fue para mí una profesión sino un arte. Pero todas estas entretelas profesionales no me solucionaban el problema: ¿cómo llevar la filosofía desde la academia hasta esos espacios marginales caracterizados por las fracturas cognitivas? Era como el aceite y el agua, el día y la noche. Si lo intelectual era precisamente el hándicap debido a las limitaciones de la inteligencia abstracta, qué puede haber más abstracto que la filosofía.

Estaba atascado y mi buena voluntad no era suficiente. Pasaba muchas horas allí, en el centro ocupacional de Radu, les ayudaba en sus tareas y paseaba con ellos y los acompañaba en sus vidas cotidianas. ¿No era eso suficiente? No. No lo era y mi intuición me llevaba hacia algún otro lugar pero ¿cuál? ¿Por qué insistía en llevar la filosofía a esas vidas, a esas voces? Como dice el aserto latino, *primun vivere deinde filosofare*. Estaba haciendo más de lo esperado, mi labor como voluntario era valorada y las personas de apoyo del centro reconocían mi solidaridad con aquel colectivo desfavorecido y marginado. Sin embargo, yo no quería ejercer como voluntario sino como filósofo y mis conocimientos de la historia de la Filosofía me llevaron a otras épocas. Sin ánimo de compararme con ninguna de aquellas figuras famosas, me acordé de Sócrates y de su manera de entender la filosofía, conversando en el ágora con los paseantes, sin ninguna academia o liceo donde impartir sus clases. Me acordé de los filósofos helenistas, de Epicuro en su Jardín, de Zenón en la Stoa o de Diógenes el Cínico, en el basurero, hablando con los perros y con las estatuas. Demasiado lejanas esas historias que, quién sabe, serán medio legendarias medio reales. Quise acercarme más a mi tiempo y entendí que Marx era filósofo y a la vez se había preocupado por cuestiones económicas y sociales y que, sin sus teorías, la clase obrera hubiese tenido menos herramientas para comprenderse desde otro punto de vista que el de la clase social o el de los afanes por la supervivencia. Marx, sin renunciar a la teoría e independientemente del acuerdo que generen sus soluciones, ideó un sistema sociopolítico cuyos límites iban más allá de la filosofía académica. Conceptos como alienación o conciencia de clase o superestructura no son solo ideas abstractas sino que, en manos de los activistas sociales y políticos, son herramientas de transformación social. Algo similar ocurría en otros casos. Y no eran pocos. La idea de apoyo mutuo procedía de la filosofía anarquista de Kropotkin; la diferencia entre sexo y género (clave en el

movimiento feminista actual) la había analizado la filósofa Simone
de Beauvoir; la teoría *queer* del momento presente no sería posible
sin las ideas de la filósofa Judith Butler; o la misma democracia
moderna entendida como una forma de contrato social basado en
la voluntad general no hubiera sido posible sin los pensamientos de
Jean-Jacques Rousseau.

La filosofía, por tanto, no era solo una disciplina metafísica en-
capsulada en esa imagen icónica de la escultura *El Pensador*, de Rodin, ensimismado en su interioridad, sino que era una forma de praxis política y social en la cual la sociedad, sin renunciar a las ideas,
podía ser transformada en una sociedad más libre y más justa. La
necesidad, pues, de aplicar mis conocimientos filosóficos y pedagógicos al nuevo campo de las discapacidades cognitivas (en esos
años, a principios del 2000, se denominaban retrasos mentales) que
estaba conociendo de primera mano no era una opción: era mi obligación como profesor comprometido con la transformación social
y no como mero funcionario del estado que con sus sentencias en
forma de notas académicas aprueba o suspende, condena o ensalza,
aúpa o pisotea. El poco o mucho poder que un educador tiene sigue
siendo, en parte, ese mecanismo coercitivo en el cual se convierte
el sistema de notas escolares. Al final del camino, a pesar de todas
mis buenas intenciones para que los alumnos fueran más críticos,
más creativos y con más valores, estaba allí el acta, el sumario con
la sentencia final, con el veredicto: aprobado, suspendido. La brutal
competencia capitalista colocaba al alumnado en la tesitura de ne-
cesitar cada vez notas más altas (ya no estamos conformes con el
10 que desde hace unos años hemos elevado al 14 en la Selectividad)
y no le bastaban un 7, ni un 8, ni siquiera un 9 o un 10; solo el 11,
el 12 o el 13 podrían ayudarles a conseguir una nota de corte suficiente para lograr sus estudios universitarios. Aquella ansiedad por
la nota acabó con parte de mis mejores intenciones profesionales
y el mercadeo académico se instaló entre el profesorado como un
mal imposible de extirpar. En aquel otro mundo, alejado de la educación formal, los sujetos no tenían estas preocupaciones porque
estaban fuera del sistema porque habían sido expulsados debido
precisamente a sus limitaciones en la inteligencia abstracta. Eran
carne de fracaso escolar o de abandono temprano. No iniciarían su

lucha por la supervivencia social y el éxito profesional como hacían aquellos jóvenes imberbes a los cuales daba clase. Ni falta que les hacía. Pero ellos no eran mis alumnos y yo tampoco podía estar a su lado como si fuese un profesor. Pero, ¿por qué ellos no podían ser mis maestros y yo el alumno?

Las intuiciones iban perfilándose cuando apareció en mi biblioteca uno de esos filósofos raros que comencé a leer con fruición; me refiero al existencialista alemán del siglo XX Karl Jaspers. En concreto, su libro *La filosofía. Desde el punto de vista de la existencia* (1932). Sin su primer y extraordinario capítulo, quizá hubiese seguido siendo un buen voluntario de aquel centro ocupacional, pero nunca hubiese considerado las posibilidades que la filosofía puede aportar en el campo de las personas sometidas a un tipo de exclusión que denominaré expropiación cognitiva.

¿Qué decía aquel capítulo que me ayudó a comprender la necesidad de otro lugar de enunciación que tuviese en cuenta aquellas voces rotas con las cuales quería compartir mis ideas como filósofo activista?

¿Qué clase de teoría aplicada necesitaba para poder comprender e intervenir en el mundo real donde esas mismas voces me estaban interpelando? ¿Una teoría crítica, una teoría moral y política, una teoría metafísica, una teoría sociológica, una teoría...?

Un segundo filósofo almacenado en mi biblioteca vino a completar esas primeras anotaciones que hice de Jaspers. Sin este pensador, me hubiese sentido huérfano y esa conciencia de estar perdido hubiese desembocado en un silencio de la teoría o en puro activismo sin repliegue reflexivo. Ese filósofo no es otro que Eugenio Trías y su aventura filosófica del *sujeto fronterizo*. Estos dos maestros me abrieron las puertas de una posibilidad que, a día de hoy, sigo explorando con la misma conciencia inicial con la cual inicié el camino, la conciencia de estar perdido en esta *terra incognita* donde el cerco del logos se topa con el cerco del *pathos*, un quicio, un gozne, una frontera donde la vida sigue siendo posible.

1.4. La filosofía fronteriza o la conciencia de estar perdido

1.4.a Situaciones-límite

Karls Jaspers, filósofo y médico psiquiatra, sitúa el origen del filosofar en una tercera dimensión apenas explorada: la conciencia de estar perdido. Junto a los dos orígenes tradicionales del filosofar, el asombro y la duda, resalta ese tercer motivo que, si lo pensamos bien, es más propio de nuestro mundo moderno que los dos anteriores, anclados en una visión más intelectualista de los saberes. Dice el filósofo: "El origen del filosofar reside en la admiración, en la duda y en la conciencia de estar perdido" (Jaspers 1993: 20).

Si Aristóteles en el mundo clásico nos recordó que la curiosidad, el asombro o la admiración son el punto de partida de la verdadera sabiduría, Descartes, en la edad moderna, sentó las bases de la duda metódica como forma de llegar al conocimiento. La Ilustración misma y la filosofía actual de carácter más académico siguen pivotando sobre estos ejes. ¿Cómo introducir esa dimensión vivencial en la filosofía moderna según Jaspers? A través de lo que él denomina situaciones-límite que nos provocan una conmoción. La potencia de esta emoción filosófica, el hecho de conmocionarnos, no es fruto de una reflexión serena y equilibrada de tipo metafísico, sino del reconocimiento de una realidad: somos seres que "vivimos en situaciones de las que no podemos salir y que no podemos alterar" (Jaspers 1993: 17). Esas situaciones existenciales a las que somos arrojados nos devuelven una conciencia donde lo importante no son la claridad y la distinción metodológica sino nuestro sabernos débiles e impotentes. Jaspers cita precisamente al estoico Epicteto para certificar estas emociones primeras. Dice Epicteto: "El origen del filosofar es percatarse de la propia debilidad e impotencia" (*ibid.* 16).

El texto habla de percatarse, el filósofo nos habla de una conciencia perdida. No nos declaramos débiles, impotentes o perdidos, sino que las situaciones, las circunstancias de la vida nos provocan esos estados que, para algunas corrientes psicológicas, podrían ser calificados como negativos. En cambio, Jaspers, buen conocedor de las mentes psiquiatrizadas de su tiempo y de sus situaciones-límite, traspasa ese mismo estado de cosas al ser humano como tal y no solo al enfermo mental. La muerte, la culpa o la desconfianza ante la realidad son algunas de esas situaciones-límite que el filósofo-médico ha estudiado muy bien en personas con trastornos mentales. De ahí que Jaspers sostenga que existe un "filosofar original en los enfermos mentales" (*ibid.* 10), al igual que existe un filosofar original en los niños.

Esta dualidad de lo que nos conmociona y de las situaciones-límite aplicada tanto a los colectivos minorizados como a los seres humanos en general es lo que nos interesa de este filósofo y lo que nos sirve para transponerlo al campo de las personas con desventajas cognitivas que acababa de conocer aquellos días de voluntario en Altea.

Aquellos seres humanos que habían sido carne de fracaso escolar, apartados en aquel centro donde eran cuidados y atendidos con cariño, no solo debían ser objeto de mi solidaridad sino sujetos pensantes que habían pasado por situaciones-límite que en algún espacio de reflexión debían ser narradas y tematizadas sin que ello supusiese ningún ejercicio de terapia. No se trataba de curar o reparar las fracturas sino de hacerse cargo de ellas y, en ese ejercicio, provocar en las personas normativas como yo una conmoción que iba más allá de darse un golpe en la cabeza. El verdadero golpe era otro: la aceptación del magisterio de estas mentes y, entre todos, entre todas, entre todes, aceptar nuestras conciencias perdidas y aprender a dudar, a admirarnos y a reconocer de nuevo el mundo.

1.4.b Seres fronterizos

¿Se puede, pues, elaborar una experiencia intelectual y filosófica desde los límites mismos? ¿Una filosofía desde el sujeto-límite? Eugenio Trías, filósofo español a caballo entre el siglo XX y el XXI responde afirmativamente a esta cuestión y le pone un nombre a ese límite: frontera. Dice el pensador catalán: "Límite es un concepto heurístico que, de hecho, debe pensarse en todo rigor como *línea* y como *gozne*" (Trías 1988: 10).

El nuevo sujeto que surge de este límite se configura desde esa situación de frontera, desde ese mismo gozne. A diferencia del sujeto metafísico clásico, el sujeto, el ser fronterizo que todos llevamos dentro, está sometido a un doble cerco: el cerco de lo que aparece, de lo real, de lo racional, de lo que nos es dado y el cerco de lo que está más allá, de lo noúmeno, de lo que carece de razón o de palabra.

La emoción resultante es el vértigo que nos produce estar en el mundo y mirar al abismo del sinmundo. Si para Jaspers la emoción que nos abría hacia el reconocimiento de las situaciones-límite era la conmoción, para Trías el vértigo es la emoción filosófica que nos coloca en la situación de frontera.

Bien es cierto que el filósofo, en esta geografía ontológica que redefine al sujeto moderno, no está pensando, como Jaspers, en las experiencias de sujetos con trastornos mentales o, en nuestro caso, con fracturas cognitivas, pero la filosofía de los límites del pensador catalán incluye en su teoría esta posibilidad que el autor no explicita y nosotros sí: el sujeto fronterizo despliega todos sus rizomas en la experiencia-límite de aquellas mentes fronterizas que son los verdaderos habitantes de esa frontera.

Nuestra pregunta, llevando a nuestro terreno las luminosas ideas de Trías, es su misma pregunta; en su caso, referida al sujeto fronterizo como nueva categoría filosófica universal, en nuestro caso, a las *mentes fronterizas* como nueva categoría filosófica regional. Reflexiona el autor:

El sujeto del método se halla encaramado en ese límite y frontera. Merodea por la zona fronteriza y se pregunta sobre si es posible acoger, dar forma, figura y configuración a esa peculiar aparición del límite o de la frontera, y a esa experiencia que efectúa con la frontera *en tanto frontera*. ¿Hay una específica forma de acogida característica de esa *situación de frontera*? (Trías 1988: 41)

Desde nuestro lugar de enunciación, la pregunta, radical donde las haya, nos remite de lleno a lo que el autor denomina la aventura experiencial y el repliegue reflexivo. Ambas denominaciones son ejes narrativos de nuestro propio ensayo híbrido donde no podemos pensar sin haber antes pasado por la experiencia del silencio y de la palabra del otro; y a la vez no podemos tener experiencias valiosas sin que la reflexión o los conceptos (en latín, *concapio*) no sean una forma de acogida, de hospitalidad, de don.

La belleza, la bondad o la verdad, en este sentido, no se sitúan en una *terra* trascendente o trascendental (en el sentido kantiano) sino en los repliegues, en las fracturas donde ese ser, esa mente habita. "Lo bello es ese gozne, ese límite" (*ibid*. 43), nos recuerda Trías.

Cuán difícil es reconocer esta situación sin esperar una mejora, sin entrenar una habilidad, sin proponer la conquista de nuevas capacidades. Situadas allí en el nuevo círculo de diálogo en aquel centro apartado de aquel pequeño pueblo de Alicante, cuando el profesor les pidió que se identificaran con algunos de los objetos que les rodeaban, aquellas mentes fronterizas demostraron a través del razonamiento analógico cómo reclamaban un reconocimiento de sus propios pensamientos, emociones o valores. Aquellas mentes, cansadas de realizar actividades manuales, reclamaban, sin saberlo, a gritos, tener la palabra. El silencio en el que se encontraban nada tenía que ver con las charlas amigables de sobremesa o con sus risas o con sus juegos sino con la imposibilidad de que fuesen reconocidas como seres pensantes y libres sin renunciar a su situación de frontera. Y fue de nuevo Radu quien, en una de aquellas sesiones filosóficas, me hizo otro de sus regalos, uno de los regalos más bellos que jamás me han hecho:

–Mi mente– dijo –no es como ese jarrón que acabo de pintar.

–¿Por qué? –le pregunté.

–Porque yo no quiero que me llenen la cabeza.

–¿De qué te llenan la cabeza?

–De lo que ellos quieren que haga y yo no quiero hacer –me respondió.

La aventura experiencial estaba comenzando. El repliegue reflexivo era aquella conexión del propio pensamiento de una mente fronteriza con las teorías del mismísimo Sócrates que comparó la mente con un leño que se enciende y no con una jarra que se llena. Radu era un Sócrates redivivo y ambos se encontraron en ese límite. El uno llegó a ser un gran filósofo, el otro era un ser humano en el cual el filosofar tenía cabida y ese filosofar desde las fracturas iba a ser una posibilidad de florecimiento humano única en el mundo de las desventajas cognitivas.

Aquel regalo que Radu me entregó, un jarrón, fue, a partir de ese momento, símbolo del nuevo enfoque pensamiento libre que, años después, construimos en comunidad de diálogo un grupo de filósofos, psicólogos y las personas mismas con desventajas a las cuales pasamos a denominar (en honor a Radu), como maestros socráticos.

Durante años, en la soledad de mi voluntariado, me dediqué a impartir talleres de Filosofía en los Centros Ocupacionales de la provincia de Alicante. Iba acompañado siempre de un jarrón que solíamos romper entre todas, entre todos, entre todes al finalizar las sesiones de diálogo filosófico. Esta conmoción de la ruptura de una idea de sujeto entero, completo, racional, en algunos casos, asustaba a los profesionales y a los gerentes de aquellos centros y no volvían a llamarme para realizar más actividades, pero otros profesionales comprometidos valoraron aquellas propuestas. Solo años después, como contaré más adelante en el movimiento del pensar experiencial, el psicólogo Juan Carlos Morcillo, responsable de Plena Inclusión–Comunidad Valenciana (en esa época denominada FEAPS), la más importante federación en defensa de los derechos de las personas con discapacidad intelectual, y yo coincidimos en una conferencia masiva donde este profesional excepcional reunió a más de doscientos *retrasados mentales* a los cuales les arrojó como ponente a un filósofo que llevaba en la mano... un jarrón. Ambos habíamos seguido procesos paralelos de deconstrucción y de crítica que comenzamos a intercambiar por esas fechas y que acabarían en la fundación compartida de esta institución cordial a la que vengo denominando como escuela de pensamiento libre.

La cuestión, retomando las ideas de Trías, se me planteaba a partir de esta pregunta: ¿las experiencias no articuladas, lógicas o no racionales de estas mentes fronterizas deben ser parte de esto que venimos denominando filosofar? Porque el pensar filosófico está dotado de una cierta exigencia argumentativa, crítica, creativa, no basta con hablar con los jarrones o los objetos de la vida cotidiana, no basta con contar mis vivencias o con tomar la palabra, esté entera o rota. Filosofar es algo más. Es aquí donde el doble cerco de Trías se nos muestra como apertura e inclusión. Es aquí donde lo cortés no quita lo valiente. Es aquí donde el sistema, el método y la praxis filosófica se dan la mano sin exclusiones. En el cerco de lo racional y de lo real, el filosofar como ejercicio de crítica transformadora es, sin duda, una meta irrenunciable para el filósofo ilustrado: las buenas razones son siempre un horizonte pedagógico que es necesario conquistar. Al igual que los buenos diagnósticos, los buenos tratamientos o los buenos trabajos de investigación. Sin embargo, entre el cerco de las buenas razones y el cerco del silencio al que están sometidas las mentes fronterizas existe la posibilidad de filosofar desde ese gozne, desde ese entre, desde esa frontera, desde esa experiencia donde las conmociones y el vértigo son parte del filosofar mismo, donde pensamos con los cuerpos y con los mismos objetos que nos rodean y a eso, sin miedo, sin complejos de inferioridad intelectuales, podemos denominarlo como experiencia filosófica. Dice Trías: "En esta experiencia del vértigo y la suspensión, del asombro y la interrogación, hace el sujeto del método, el FRONTERIZO, la experiencia del límite en cuanto límite" (*ibid.* 53).

Y añade el profesor de Filosofía de la Universidad de Valencia Gracia Calandín, incidiendo en la importancia de ese territorio del "entre" en lo que respecta al mundo de las personas más vulnerables y a la relación dialéctica entre dependencia e independencia:

Con todo y para no inducir a la confusión, negar la independencia no implica afirmar la dependencia. Ambas, cada una en un extremo, conducirían a una negación de la persona. La primera como in-dependencia y la segunda como no-independencia (dependencia). Sin embargo, del reconocimiento constitutivo de la vulnerabilidad de las personas no se ha de extraer que estas estén abocadas a fomentar actitudes dependientes, heterónomas y, por tanto, negadoras del propio ejercicio de la libertad. Más bien, en el *término medio entre* ambos extremos (dependencia e independencia) se halla la interdependencia que constituye y expresa la actitud afirmativa de las personas. Porque reconocer la vulnerabilidad de las personas lleva a reconocer que las personas están conformadas más por un entre (inter) que por una negación (in). La interdependencia no se gesta anulando a los individuos sino entretejiéndolos y reconociendo sus características diferenciales y particulares en conexión con los otros. (Gracia Calandín 2022: 7)

En definitiva, es desde esta experiencia del límite en la que estaríamos en condiciones de poder fundar una nueva lógica del límite donde el logos no sea pura lógica, sino que tenga una naturaleza irremediablemente trágica, naturaleza que "enuncie, de una forma epistémica, un pensar-decir que tiene su fundamento y su abismo en el límite o gozne del cual brota y del cual se expansiona" (Gracia Calandín 2022: 76).

Una expansión a la que nosotros hemos denominado como florecimiento de una humanidad expandida que abra los brazos del pensar, del ser y de la libertad a esas mentes fronterizas sumidas en un silencio epistémico injusto e innecesario.

Trías, sabedor de las aporías a las cuales está sometido este ser fronterizo, en el resto de esta obra que nos ilumina, *La aventura filosófica*, se dedica a tratar de mostrar que la ética, la libertad o la moralidad tienen también cabida en medio de esta situación de frontera. Dice el pensador: "El fronterizo es un sujeto libre para determinarse" (Trías 1988: 77).

El imperativo categórico kantiano y el imperativo pindárico (aprende a ser el que eres, sostenía el poeta griego Píndaro) se dan la mano en esa dialéctica donde el doble cerco sigue siendo una clave hermenéutica.

Tiempo tendremos a lo largo de la obra para desarrollar estas intuiciones. Por ahora, dejamos aparcadas nuestras referencias teóricas y, tras un intermezzo poético, nos dispondremos a componer esta sinfonía rota de las mentes fronterizas donde aunemos esos dos planos axiales que nos ha entregado el pensador Eugenio Trías: la aventura experiencial y el repliegue teórico.

PRIMER MOVIMIENTO DEL
PENSAR ANALÍTICO:

EL TERRITORIO DEL
COLONIALISMO
CAPACITISTA

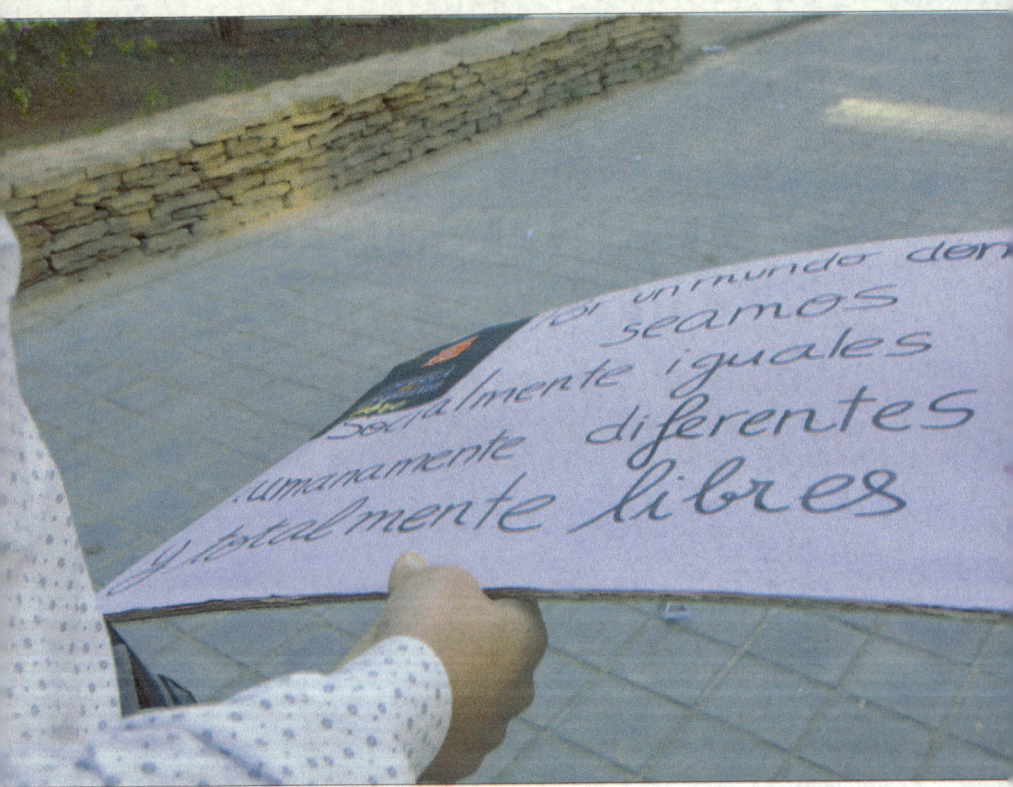

Alumna de la Escuela de Pensamiento Libre
con una pancarta llena de significado
(Fotografía de Nathalie Lhuissier)

2

UN DIAGNÓSTICO FILOSÓFICO EN LAS FRONTERAS DE LA COGNICIÓN HUMANA: LOS TRES TENTÁCULOS DEL MONSTRUO

El primer movimiento de nuestro pensar teórico-práctico será plantear una primera intuición (una intuición es una tesis líquida) que podría formularse así: el colonialismo capacitista es una forma de *expropiación epistémica* ejercida por el *poder epistocrático,* el *imperio de lo cognitivo* y la *obligación de ser capaces.* Este tipo de colonialismo capacitista considera a las mentes fronterizas como seres subalternos, mantiene en silencio sus voces y evita plantearse la posibilidad de que haya florecimiento mental en las fronteras de la cognición humana. El resultado final es esa expropiación epistémica donde los otros son excluidos de las formas de producir y distribuir conocimiento a pesar de que sean reconocidos como seres humanos dignos y como seres humanos con necesidades de integración social.

Dicho de otro modo:

⇨ Oriol, de 74 años, tiene un recurso residencial magnífico y no se queja de su calidad de asistencia pero Oriol ni pincha ni corta en las decisiones de la comunidad en la cual vive durante 24 horas. Oriol, una mente fronteriza, padece una expropiacion epistémica de sus posibilidades de florecimiento humano. No basta con atender a Oriol si no se dan las condiciones de posibilidad de esa *agencia epistémica.*

⇨ Carla, de 25 años, tiene unos recursos educativos magníficos en su centro de educación especial. Sus educadores la quieren y ella va mejorando pero Carla ni pincha ni corta en este sistema porque a ella no le importan tanto las mejoras individuales como las posibilidades de estar con otros en centros no segregados, en lugares donde la acepten como es y valoren su voz desde su propia vulnerabilidad e imperfección. No basta con que Carla esté a gusto y su calidad de vida sea aceptable sino que Carla debe poseer *agencia epistémica*. Caso de que no sea así, Carla, una mente fronteriza, estaría padeciendo una forma de expropiación epistémica y, por tanto, una forma de injusticia.

⇨ Ximo, 40 años, no es mayor, ni tiene una discapacidad pero la torpeza cognitiva de este hombre y su inteligencia límite le impiden comprender las facturas de la luz o las cuentas bancarias o las explicaciones de sus jefes que lo tratan como a una persona de segunda clase. Es un *pobre hombre* que no participa ni en las actividades culturales ni en otro tipo de actos donde se requiera un mínimo de comprensión. Trabaja vigilando un garaje de coches y dedica las horas muertas a ver la tele o a dibujar. Y Ximo no dibuja mal pero siente vergüenza al enseñar esos dibujos de los que se ríen sus propios jefes llamándolo el artista. Ximo, una mente fronteriza, no es sometido a acoso laboral pero su invisibilidad es una forma de expropiación epistémica dado que lo que hace no tiene valor por ser quien es y como es.

Oriol, Ximo y Carla, y otros setenta veces siete como ellos, padecen este tipo de expropiación epistémica a la cual he denominado colonialismo cognitivo.

Justificamos esta primera intuición de la siguiente manera: en nuestras sociedades capitalistas y democráticas, el conocimiento se ha convertido en una herramienta suprema de dominación cuyas víctimas colaterales, entre otras, son las mentes fronterizas de personas cuyas desventajas cognitivas las excluyen en tanto *agentes de conocimiento*, aunque sean reconocidas como objetos de dignidad o incluso de derechos. Seres humanos a los que hemos denominado voces rotas que, paradójicamente, podrían tener derechos e incluso estar integrados en la sociedad y no tener voz ni ser reconocidos como seres pensantes, libres y con posibilidades de decidir. Seres silenciosos sin que hayan sido silenciados. Serán, por tanto, habitantes de un norte cognitivo que supuestamente los integra, incluye y otorga derechos o de un sur cognitivo que los deporta a las regiones del puro asistencialismo que anula su voluntad y sus decisiones en nombre de su bienestar y de su seguridad.

El norte cognitivo, por tanto, apunta a una sociedad capitalista, colonialista y capacitista que, con unas reglas sociales determinadas que trataremos de desenmascarar, ha condenado al otro a vivir en ese sur cognitivo, otra metáfora más para explicar los mecanismos de expropiación que deseamos analizar en este primer movimiento de la obra. La paradoja de esta situación liminal es de sumo interés: las personas con fracturas cognitivas pueden vivir en el norte cognitivo pero son tratadas como habitantes del sur cognitivo. Como ocurre con las personas migrantes: viven en el norte, adquieren incluso derechos de ciudadanía y siguen siendo tratadas como seres subalternos, extranjeros, extraños.

Desharemos esta aparente paradoja cuando mostremos la importancia de reconocernos como voces fronterizas, habitantes de la raya que divide el mundo entre unos y otros, híbridos ornitorrincos más que seres monstruosos. La decisión no está tomada. El colonialismo capacitista nos deporta al sur cognitivo de la dependencia plena. No podemos aceptar esa expropiación humana y resignarnos pero tampoco tenemos fuerzas para luchar. Necesitamos cómplices. Queremos seguir pensando desde el sur y a la vez desde el norte. Por eso, no basta con reconocernos como mentes fronterizas. Necesitamos tener conciencia de frontera, de *border-mind*. No queremos mejorar nuestras habilidades cognitivas. No queremos hacer juegos de memoria o crucigramas para mantenernos mentalmente en forma. Queremos ser parte de las decisiones mientras nuestra humanidad no haya perdido la voluntad y nos acabéis de mandar definitivamente al sur.

En este primer movimiento del pensar mostraremos, pues, en qué consiste el colonialismo capacitista a través de los tres tentáculos que lo conforman: el poder epistocrático, el imperio de lo cognitivo y la obligación de ser capaces. Una vez que esos tentáculos han ahogado la posibilidad de que las mentes fronterizas existan, expondremos algunas consecuencias inevitables de ese colonialismo capacitista: será el momento de hablar del silencio de las voces rotas y de cómo ese colonialismo nos considera *sujetos subalternos*.

He aquí, pues, el punto pesimista de partida. No hay medias tintas: el colonialismo capacitista está ganando todas las batallas. En este primer movimiento del pensar reconocemos nuestra derrota. Solo partiendo de esa misma derrota podremos luchar contra esta forma de dominación sin que nos aseguremos la victoria. Pero no dejaremos de intentarlo. Como Héctor hizo con Aquiles. Sabiendo que iba a perder se enfrentó al verdadero monstruo y fue derrotado pero su derrota ha sido más luminosa que muchas victorias. Nuestra obra posiblemente sea hija de estas decepciones. Críticos como seremos con el discurso del "tú sí que puedes, tú eres capaz" de origen capacitista, no nos abandonaremos al desaliento de la derrota pero sabemos qué tipo de poderes están ejerciendo el dominio y cuán difícil es mantener ese atrevimiento, ese activismo filosófico.

He aquí el mapa para orientarnos en este primer movimiento del pensar:

⇨ En primer lugar, nos preguntaremos en qué consiste el poder epistocrático en tanto discurso dominante de nuestra sociedad del conocimiento. Dialogaré para ello con el pensador Daniel Innerarity que me ayudará a enmarcar de una manera general este diagnóstico.

⇨ En segundo lugar, desarrollaremos esa forma de dominación denominada el imperio de lo cognitivo a través del diálogo con Boaventura de Sousa Santos y su teoría de las epistemologías del sur. Sus reflexiones me han servido para llevar sus análisis decoloniales en el campo de las personas migrantes o de los saberes del sur al campo de las fracturas cognitivas a las que estoy calificando como sur cognitivo. Este pensador me ayudará a colocar una de mis piezas analíticas en el puzle, la pieza del colonialismo. Toda pieza en un puzle necesita de otras para ser comprendida y el colonialismo a secas no es suficiente para realizar nuestra crítica. Necesitaremos otras voces.

⇨ En tercer lugar, analizaremos la obligación de ser capaces a través del diálogo con Robert McRuer quien nos entregará sus ideas para perfilar este nuevo diagnóstico. El pensador americano realiza en sus obras un análisis peculiar del capacitismo que, unido al colonialismo, comprondrán esas dos primeras piezas de nuestra aportación filosófica. La perspectiva colonialista unida al capacitismo conformarán un lugar de enunciación al que hemos denominado colonialismo capacitista.

⇨ En cuarto lugar, para finalizar, una de esas filósofas del sur, Gayatri Spivak, nos ayudará a entender el silencio de las voces rotas y me entregará un nuevo marco de comprensión: la subalternidad silenciosa. No basta con calificar al otro como enfermo, discapacitado, marginado o monstruo. Es necesario comprenderlo como subalterno con respecto a la voz dominante.

2.1. Primer tentáculo: El poder epistocrático como una forma de expropiación de nuestra voz. *¿Quién manda en el norte cognitivo?*

Comenzaremos a perfilar nuestra crítica del colonialismo capacitista identificando ese marco de opresión sutil y apenas visible, un marco de dominación y de poder que, siguiendo al filósofo Innerarity, denominaremos poder epistocrático. Veamos de qué se trata.

Daniel Innerarity, catedrático de Filosofía Política en la Universidad del País Vasco, tiene la virtud intelectual de pensar el momento presente sin perder la profundidad y rigor que le otorgan su conocimiento de las tradiciones morales y políticas. Sus análisis de la sociedad actual no son solo una queja o una crítica a lo que existe, sino que incluyen teorías necesarias para una nueva comprensión de las democracias actuales. Como dice el pensador: "no hay nada más práctico que una buena teoría" (Innerarity 2020: 12). En *Una teoría de la democracia compleja* (2020), nos propone una nueva forma de entender lo social donde la primacía de la complejidad está por encima de las categorías mecanicistas con las cuales hasta ahora hemos analizado la realidad social: fuerzas, estrategias, causas y efectos, dinamismos lineales y predecibles, *checks and balances...* Frente a estas nociones sugiere una nueva vida de la democracia donde nos fijemos más en la biología que en la física. Las democracias no son un constructo de ingeniería social sino una forma compleja de vida donde los cambios y los desequilibrios forman parte del sistema. La vida no siempre se deja atrapar por los modelos.

¿Cómo afecta este planteamiento a una sociedad moderna del conocimiento que se ha dado como sistema político un sistema democrático representativo?

La respuesta no puede ser lineal y conlleva una aceptación de las tensiones y de las líneas de fuga de nuestra sociedad y de nuestro sistema político. Una de ellas, la que a nosotros nos interesa resaltar, coincide con uno de los conceptos que utiliza el pensador: epistocracia. Dice Innerarity: "Hay propuestas epistocráticas más o menos radicales que defienden que la democracia debería realizarse con menos participación" (2020: 35).

Cuando, en el año 2018, la Ley Orgánica 2/2018 de 5 de diciembre concedió el derecho al sufragio activo a las personas con discapacidad intelectual (a aquellos *retrasados mentales* dignos de atención pero no de derechos), muchas voces normativas y elitistas, argumentaron que aquello era excesivo para el sistema y el inicio de su degradación. Si un bobo (o como decía nuestra Constitución de 1978 hasta la reciente fecha de febrero de 2024, un disminuido) podía votar, sin saber apenas leer o razonar, el sistema político deliberativo, basado en las buenas razones y en la representación política, estaba en riesgo. No era de recibo, en nombre de la participación, abrir la mano para que todo pudiera valer.

La tesis oculta de la polémica era la consideración de que para guardar la esencia y la fuerza de la democracia había que hacer todo lo contrario: ponerla en manos de los aristoi, de los mejores, de los que más saben, de los expertos; en definitiva, de unas élites políticas y económicas que, desde un nuevo despotismo ilustrado, encaminaran al pueblo hacia el puerto más seguro.

En cierta manera, denunciamos, la sociedad del conocimiento ya ha optado por este camino. Sí, con una mano le ha dado nuevos derechos a colectivos vulnerables pero se ha cuidado mucho de que sus voces sean escuchadas y colocadas en el espacio público generador de conocimiento y actividades.

¿Quién debe, por ejemplo, tomar las decisiones en una residencia de personas mayores con afectaciones diversas tanto cognitivas como físicas? ¿Las familias, los políticos, los gestores económicos o los usuarios? ¿Qué más le da a nuestro amigo Oriol, de 78 años, en proceso de demencia, que cada cuatro años pueda votar si en su día a día, una vez institucionalizado, jamás puede decidir sobre nada en nombre de que el estado o el mercado de la gestión residencial va a cuidarlo y a atenderlo como se merece?

Sin embargo, Oriol, no es necesario para deducir esto ser un sociólogo de primer orden, sigue siendo un ser humano con dignidad, con algunos derechos pero sin voz, pero quizá Oriol no desea ser solo un usuario de servicios y de recursos y quiera, aunque su lenguaje se vaya poco a poco rompiendo, seguir siendo un agente que genere conocimiento. No basta con que el sistema le ofrezca buenos servicios y ocupe todo su tiempo en actividades predeterminadas y prefijadas por especialistas y expertos en la materia. Es necesario, también en su caso, ejercer una epistemología democrática radical que incluya sus fracturas cognitivas y sus desventajas en la toma de decisiones para que Oriol pueda, no solo elegir entre dos menús o dos actividades de tiempo libre, sino ser él mismo consultado y que sus deseos de vida realizada, a pesar de su dependencia, contando con ella, no sean un hándicap, una desventaja pura. Como sostendremos en este mismo capítulo, estas materias no son una superestructura o un lujo a adquirir una vez que se define la distribución de los recursos de una manera equitativa (en el mejor de los casos), sino que deben formar parte de las políticas públicas a través del diseño de las leyes, de las carteras de servicios privadas, de los reglamentos internos o de las instrucciones cotidianas allí donde existen personas con desventajas cognitivas.

Nuestra segunda intuición, en este marco analítico que nos hemos dado, podría formularse con este diagnóstico: la actual sociedad del conocimiento, en su fase postindustrial, sobre el pilar formal de una democracia representativa, en lo que respecta a la consideración de las personas con fracturas cognitivas que generan una desventaja, ha optado por una vía de poder epistocrático, una forma de colonialismo capacitista que convierte a la voz rota en voz subalterna debido a su falta de capacidad.

El poder del *demos*, como dice Innerarity, debe ser rescatado y la actual crisis de la democracia debe optar por una vía participativa y deliberativa en la cual ampliemos esa idea de pueblo o esa relación contractual que nos dimos al inventar el sistema. Como las soluciones filosóficas mágicas no existen, el mismo pensador señala, por otro lado, los excesos de una democracia plebiscitaria, o de clic donde la única solución sería la democracia directa del consumidor compulsivo, que decide guiado por sus propios deseos interesados. En su propio discurso, el autor opta por la defensa del mismo sistema representativo de raíz individualista y social liberal pero a la vez abre su discurso a las nuevas "formas organizadas de inteligencia colectiva" (2020: 71), y las posibilidades de trabajar con los aprendizajes colectivos en los cuales el factor de la ignorancia, es decir, el no-saber, juega un papel fundamental. A lo largo de este ensayo, en nuestro trabajo con las posibilidades agenciales de las voces rotas, a las cuales hemos denominado con el apelativo mentes fronterizas, descubriremos que existen interesantes experiencias y experimentos sociales validados por la comunidad científica en los que la torpeza juega un papel preponderante para la toma de decisiones de una comunidad. Innerarity, en una de las reflexiones más lúcidas de su obra *Una teoría de la democracia compleja*, afirma:

> Tan decisivo como la generación de conocimiento es haber comprendido la función que en una sociedad del conocimiento desempeña la ignorancia, por qué esta es importante para la adquisición y reproducción del conocimiento, para la emergencia y el cambio de las instituciones. (2020: 71)

Matizamos para evitar dualismos sesgados: el conocimiento de los expertos y la ignorancia de los poseedores de desventajas cognitivas no son dos formas contrapuestas de saber sino el mismo saber en un marco social y político más amplio. Si el ámbito es técnico o profesional, nadie duda del valor de la excelencia, el talento y la inteligencia individual o colectiva pero en esta obra no estamos criticando los valores de la perfectibilidad humana sino colocándolos en la justa medida de su condición. Tan importante es que el puente no se caiga y que lo realicen ingenieros inteligentes y expertos para obtener un producto de primer nivel como su función social y política, por lo que debe ser también construido por una ciudadanía crítica, concienciada con la importancia de los espacios públicos y capaz de decidir sobre lo que les afecta. Sea un puente, una universidad o un centro social, el nuevo marco de análisis debiera ser la centralidad de la vida y no la hegemonía de la razón. Continúa Innerarity:

> El orden emergente de la vida no se explica como producto ni de la libre voluntad de sujetos autónomos (las células de los sujetos autónomos no piensan autónomamente ni tienen la posibilidad de comportarse de un modo independiente) ni de algo linealmente determinado por estructuras, leyes mecánicas o un poder soberano. (2020: 103)

En el mismo diagnóstico está ya el germen del tratamiento y de las nuevas intervenciones sociales. El paso de la acción política clásica donde los actores plantean estrategias y miden sus fuerzas a una nueva "ecología política" (2020: 103) en la cual pasemos de los mecanismos de control al cultivo de los cuidados.

La comunidad de las voces rotas en forma de fraternidades epistémicas será una propuesta de epistemología política que desarrollaremos en el segundo movimiento del pensar teórico-práctico y cuyo horizonte cuidadoso será el florecimiento humano de las mentes fronterizas que han decidido luchar, aunque pierdan, contra este imperio de lo cognitivo y de la capacidad obligatoria que estamos analizando y denunciando.

2.2. Segundo tentáculo: El imperio de lo cognitivo como causa de exclusión. *¿Quién decide en el norte cognitivo?*

Este poder epistocrático antes referido no puede ser solo analizado desde una perspectiva política tradicional. Necesitamos una epistemología política nueva y radical que no se conforme con analizar críticamente, sino que nos proponga a la vez una nueva comprensión de lo real. Las categorías clásicas de análisis están para ser respetadas pero no para ser reverenciadas. Al igual que, como veremos más tarde cuando analicemos la teoría de la justicia, no nos bastará con apelar a la teoría de la justicia distributiva moderna para analizar las desigualdades epistémicas, en este momento del pensar consideramos que no es suficiente con los marcos analíticos actuales procedentes de la biomedicina, del derecho, de la psicología o de la sociología para analizar la cuestión de la existencia de mentes fronterizas y su papel en la actual sociedad del conocimiento. Por ejemplo, el actual modelo social y de derechos, un paradigma sociológico imprescindible para entender los diferentes tipos de discapacidad, nos plantea que la discapacidad es una construcción social y una forma de opresión social y que el fin último de las personas es la consecución de sus derechos y su autonomía personal. Sin este modelo de éxito hermenéutico, muchas personas con *discapacidades* seguirían siendo objeto de compasión y de tratamientos médicos. Con este modelo de análisis, la sociedad ha avanzado en derechos, en recursos y servicios sociales. Nuestra duda radical, sin invalidar este modelo social que consideramos la mejor aportación del movimiento de derechos civiles, es la siguiente: ¿podría una persona con algún tipo de desventaja cognitiva, podrían Andrés, Eva, Carla o Ximo, sujetos de derechos y recursos y servicios, estar integrados y atendidos en sus respectivas sociedades y a la vez, paradójicamente, no ser reconocidos como voces libres, pensantes y agentes de conocimiento? ¿Podrían Oriol, Susana o Juan Carlos elegir entre diferentes opciones, sean menús, actividades de tiempo libre o tipos de estudios, y a la vez no ser reconocidos como seres iguales y libres, es decir, vivir como seres imposibilitados para decidir?

Oriol tiene 78 años y le he hecho esa misma pregunta. Oriol, tú estás en una residencia y estás bien atendido, es una buena residencia, cómoda, tienes todos los servicios y recursos, de fisioterapia, de actividades, de visitas, etc. No te quejas porque los servicios públicos y privados han cumplido con su función de atender tus necesidades y velar por tu seguridad. Sin embargo, tú, Oriol, me has dicho en alguna ocasión que quieres algo más y que en la cartera de servicios parece que eso no está incluido. ¿Qué más quieres Oriol si lo tienes todo? ¿De qué te quejas si otras personas mayores como tú, en otros países, malviven y la miseria y hasta el maltrato son el pan de cada día? ¿Acaso no eres un privilegiado?

Y Oriol me abre los ojos:

Yo quiero lo que tú quieres, Chema, seguir decidiendo lo que quieres hacer con tu tiempo. Y quiero también seguir siendo útil a una sociedad que me lo da todo pero que no se preocupa por mi libertad. Todas las horas de mis largos y aburridos días están predeterminadas por horarios y por recursos que se centran en mi persona. No me quejo de la atención, ni de los trabajadores, ni siquiera de los gerentes, me quejo del sistema que me ha encerrado en un espacio donde, por muy bello que sea el encierro, es eso, un espacio segregado, un espacio concentracionario, un asilo con un bello nombre en la puerta: Residencia del Sol Poniente. Vaya, ¿así que el sol poniente? Querían arreglarlo y no sé si lo han jodido más. Yo sé que no puedo valerme por mí mismo y no puedo vivir solo porque podría hacer daño a alguien o quemar la finca o darle molestias a mis hijos, pero yo, debido a estos nuevos fármacos de última generación, sigo estando disponible para poder tomar mis pequeñas decisiones, incluso para seguir enseñando a quien lo necesite mis valiosos conocimientos de ebanistería. Durante muchos años fui un maestro ebanista y pasaron por mis manos cientos de aprendices pero desde que estoy en este centro hago lo que me dicen, obedezco, cumplo las normas, me callo.

Me callo. Ese silencio de alguien que no ha sido silenciado por un mecanismo coercitivo necesita y requiere una analítica diferente a la tradición del modelo social y de derechos. No basta con que Oriol tenga el derecho a votar en unas elecciones o a elegir dos menús en su residencia pública de gestión privada o a tener buenos recursos materiales y humanos que lo atiendan. Oriol quiere que el sistema social le resuelva no solo sus necesidades (necesidades que, en general, siempre deciden otros) sino que valore sus potencialidades y posibilidades.

Una de las recientes críticas más extraordinarias que he leído sobre la vejez ha sido emitida por uno de los investigadores más irreverentes de nuestro panorama universitario, el profesor de Antropología de la Universidad Pública de Navarra Martínez-Magdalena. En uno de sus artículos recientes postpandemia COVID-19, sostiene la tesis de que los dispositivos biomédicos de la vejez asistida han sido la causa de la despersonalización del viejo, que pasa de ser una persona a un geronte rodeado de mecanismos que lo atienden una vez que ha perdido su mente y sus capacidades, una vez que ha dejado de ser productivo. Dice el autor:

> El Geronte viene determinado, esto es, producido como sujeto-objeto de intervención, por las disciplinas científicas y sociotécnicas que lo producen, creando su nicho de existencia asistido (...). Las críticas a esto son varias:
> a) La pretensión errónea de conjeturar esta viabilidad como únicamente capacitista (cuyo horizonte mejor y más largo es la productividad laboral, históricamente masculinizada). Se encierra aquí la idea de la viabilidad productivista como sanidad y normalidad. b) La reducción a una vejez óptima, sana y normal, como jubilación exitosa y su inevitable decadencia e impedimento del logro en una decrepitud enferma; sin posibilidad de habitar en la enfermedad, la discapacidad o la decrepitud demenciada. O, al contrario, la asimilación de la vejez a la enfermedad e incapacidad irremediables. (Martínez-Magdalena 2021: 19-20)

La visión heterodoxa y radical de este antropólogo navarro que mezcla en sus textos la reflexión crítica y la narración literaria de más alta calidad me ha sido muy útil para encontrar, en mi propio estilo narrativo, esa necesidad de fusionar el texto argumentativo con el texto poético o con la propia visión subjetiva de los temas a tratar descreyendo, en cierta manera, de los tratados académicos al uso, donde la supuesta objetividad es desencarnada en la forma de escritura dominante.

Oriol, en definitiva, desea que el sistema le dé la posibilidad de tener una voz propia y que ese proceso de expropiación epistémica con el que percibe su estancia en el centro se reconvierta y transfigure en un proceso de apropiación de su voz, de la voz que siempre tuvo, de lo que siempre fue, de sus deseos de vida realizada.

¿Quién es el responsable de esta *injusticia epistémica* (esta será la denominación, siguiendo a la pensadora Miranda Fricker, con la cual analizaremos en el siguiente movimiento del pensar este fenómeno propio de las sociedades avanzadas del conocimiento)?

El responsable no es nadie y a la vez somos todos. El constructo que ha originado esta situación tiene un nombre: el *imperio de lo cognitivo*. Y, por tanto, solo desde un lugar de enunciación colonial podemos abordarlo. Un lugar de enunciación colonial peculiar y diferenciado de lo que se viene denominando como colonialismo.

2.2.a Otra forma de colonialismo

El colonialismo es la gran metáfora que nos habla de la negación del otro. Y el colonialismo epistémico, lo llamaremos así, es la gran metáfora de la negación de la *posibilidad agencial* del otro porque no-sabe. En este sentido, el discapacitado intelectual o el demente o el trastornado es ese otro no solo que no sabe, sino que es incapaz de decidir acerca de nada debido a su desventaja cognitiva. A los saberes decoloniales del indígena o del campesino del sur se unen los saberes decoloniales de los migrantes, los refugiados u otras culturas que conviven con las nuestras. He aquí el colonialismo clásico.

Es el momento de introducir en nuestro diálogo al pensador de las epistemologías del sur para que sus categorías luminosas nos orienten en este diagnóstico filosófico atrevido que estamos realizando. Boaventura de Sousa Santos es un pensador portugués cuya obra se ha centrado en la crítica al capitalismo, al patriarcado y al colonialismo desde la teoría denominada epistemologías del sur. El pensador va más allá y sugiere que el colonialismo no es solo una época o un modelo de relacionarse las metrópolis con las colonias, sino que el colonialismo mismo consiste en una *incapacidad*:

El colonialismo consiste en la ignorancia de la reciprocidad y en la incapacidad de concebir al otro sino como objeto. La solidaridad es el conocimiento obtenido en el proceso, siempre inacabado, de volvernos más capaces de reciprocidad a través de la construcción y del reconocimiento de la intersubjetividad. El énfasis en la solidaridad convierte la comunidad en el campo privilegiado del conocimiento emancipador. (De Sousa Santos 2019: 90)

Acerquémonos a este pensador de las *emergencias* actuales y sigamos las huellas de sus intuiciones seminales. La solidaridad, nos dice, debe ser entendida como sorge, como preocupación o cuidado que nos coloca en el centro de todo lo que acontece y nos hace responsables del otro (*ibid*. 126). Para ello, hay que des-pensar lo ya pensado de otra manera porque "des-pensar es una tarea epistemológicamente compleja que implica una deconstrucción total mas no nihilista, una reconstrucción continua, aunque no arbitraria" (*ibid*. 213). De Sousa sostiene que las 'neocomunidades' del nuevo paradigma emergente de la actual 'transición paradigmática' (entre viejos y nuevos paradigmas) no se basan en el "reconocimiento de la diferencia, ni en el reconocimiento de la igualdad sino de ambas" (*ibid*. 18). Tampoco se basará en las identidades-fortalezas o en la emancipación que acaba siendo regulación de privilegios. El paradigma de la modernidad emancipadora ha acabado con el "colapso del contrato social" y la "proliferación del fascismo social en que tal colapso se está traduciendo" (*ibid*. 19).

El autor piensa que "la reducción de la emancipación moderna a la racionalidad cognitiva" (*ibid*. 61) está en la base del "pensamiento abismal" entendido como "un conocimiento comprehensivo e íntimo que no nos separe; mejor, que nos una a lo que estudiamos" (*ibid*. 94). ¿Qué es, pues, en este sentido, esa nueva manera de entender lo colonial? Dice De Sousa:

Lo colonial es aquí una metáfora para aquellos que perciben que sus experiencias vitales están al otro lado de la línea. (*ibid*. 39)

¿De qué línea estamos hablando? El neocolonialismo no se da solamente en la relación metrópoli–colonia, sino que, en los mismos espacios ciudadanos, se produce la línea divisoria entre lo mismo y lo otro (el migrante, el refugiado o el precariado). Dice De Sousa que el "pensamiento occidental moderno es un pensamiento abismal" (*ibid*. 29).

En un sistema de distinciones visibles e invisibles. Las invisibles son el fundamento de las visibles y son establecidas a través de líneas radicales que dividen la realidad social en dos universos, el universo "de este lado de la línea" y el universo

del "otro lado de la línea". La división es tal que "el otro lado
de la línea" desaparece como realidad, se convierte en no
existente y de hecho es producido como no existente. No existente significa no existir en ninguna forma relevante o existente de ser. Lo que es producido como no existente es radicalmente excluido porque se encuentra más allá del universo de
lo que la concepción aceptada de inclusión considera es su
otro. Fundamentalmente, lo que caracteriza al pensamiento
abismal es pues la imposibilidad de la co-presencia de los dos
lados de la línea. Este lado de la línea prevalece en la medida
en que angosta el campo de la realidad relevante. Más allá de
esto, solo está la no existencia, la invisibilidad, la ausencia no
dialéctica. (*ibid.* 29)

De Sousa defiende que el neocolonialismo se da en el mismo
campo metropolitano de juego. Los de este lado de la línea siguen
consiguiendo derechos y los que están más allá son puros espectros, inexistentes seres que habitan a nuestro lado. Este pensamiento abismal es hijo de la racionalidad moderna que ha otorgado
al logos un papel crucial en la determinación de lo que es o no es
relevante en el campo de lo social. Una de las rebeliones intelectuales contra este sujeto metafísico fue el sujeto histórico que, bajo el
paraguas de la revolución, luchó contra un sujeto burgués, occidental, racional, libre y liberal. La promesa de la emancipación a través
de la lucha de clases y de la conciencia de clase fue un principio de
esperanza en el que muchos pensadores del sur se apoyaron para
luchar contra el colonialismo clásico pero en este tipo de colonialismo ni siquiera era suficiente con aplicar las categorías marxistas a
los nuevos discursos emancipadores. Se necesitaban otros lugares
de enunciación.

Esas categorías surgieron de los mismos pensadores de la colonialidad; así es como surge la idea de exclusión entendida como
subordinación. El subalterno excluido no es el proletario explotado
de Marx. La explotación y la exclusión son dos categorías propias de
la opresión pero no son útiles para explicar los mismos fenómenos.

El sociólogo Gómez Quintero, junto a otros autores, utiliza el
término colonialidad para referirse a esa relación de dominación

que se establece entre los territorios colonizados y la supuesta civilización en el marco no solo de la conquista de América sino en las relaciones que se crean entre los pueblos. En nuestro caso, hemos utilizado el término colonialismo pero aceptamos esta nueva expresión que, he aquí nuestra propuesta en cierto modo transgresora e innovadora, aplicamos a las relaciones de saber y de conocimiento entre ciudadanos que poseen más o menos desventajas cognitivas. El autor define de esta manera colonialidad:

> Concebimos la colonialidad como un sistema ideológico que, apoyándose en algunas ciencias sociales como la historia, la antropología y la sociología, justificó la lógica de la dominación de unos pueblos sobre otros. Dominación que, en la mayoría de los casos, también se validó con la ayuda de razonamientos filosóficos y preceptos morales que exponían argumentos altruistas, caritativos o benéficos para ayudar al otro, primitivo o atrasado, a superar los distintos estados de inferioridad en los que se encontraba respecto a la "Civilización". (Gómez Quintero 2010: 3)

En un ejercicio de crítica a esas relaciones de dominación que se establecen entre los poderes y los saberes, Gómez Quintero viene impulsando desde hace más de diez años, junto a un grupo de profesoras y profesores universitarios, una experiencia única e interdisciplinar que denominan la Red de Saberes Compartidos; un foro de reflexión-acción que trata de, partiendo de estos debates decoloniales, ampliar el foco para intervenir en campos en teoría ajenos a lo colonial y que siguen manteniendo esas relaciones de dominación como los saberes de las personas migrantes, las relaciones alimentarias, el acceso a la vivienda o lo que denominan "jóvenes en la frontera" (Gómez Quintero 2016), una expresión muy utilizada en nuestro propio trabajo y que compartimos en nuestros respectivos análisis. Profesoras como Paula Durán, María Eugenia Piola, Claudia Magaña, Eveline Chagas, Violeta Quiroga, Araceli Muñoz y profesores como el citado Gómez Quintero, Martínez-Magdalena, Gennaro Avalone o Johannes Maerk vienen tratando desde hace años de que estas posiciones decoloniales afecten también a la disciplina del trabajo social (Gómez Quintero 2016) para conseguir formar y transformar a futuras generaciones de jóvenes profesionales que, tarde o temprano, en sus puestos de trabajo deberán enfrentarse a seres humanos inferiorizados que necesitan ser comprendidos desde nuevas posiciones epistémicas no subalternas.

Es lo que este grupo de profesoras comprometidas ha denominado en sus trabajos de campo como la "construcción del vínculo en la práctica profesional" (Gómez Quintero 2016: 6) entre profesional/ usuario que es un paso más allá de la predicada neutralidad y objetividad en las intervenciones sociales. Y, sobre todo, a mi juicio, la gran reivindicación de esta red es lo que en algunos de sus escritos colaborativos denominan la auto-representación del sujeto subalterno entendiendo este concepto como la "necesaria escucha de las personas que sufren la violencia, el reconocimiento de la significación teórica-política que las entidades construyen en su praxis y el ejercicio de nuevas formas de ciudadanía" (Gómez Quintero 2016: 19).

Nuestra humilde aportación a esta red de saberes trata de incluir en esta nueva visión el capacitismo (de las mentes fronterizas) como una forma sutil de colonialidad o colonialismo.

2.2.b Una nueva categoría comprensiva: la exclusión epistémica

La exclusión tradicional del siglo XIX convertía al otro en subhumano. Bastaba decir, desde instancias cognoscitivas, que el indio no era humano o no tenía alma para justificar determinadas acciones. El otro no es humano era la fórmula elegida. Hoy esta fórmula sería demasiado políticamente incorrecta. Nadie declara al inmigrante ilegal como no-humano. Es mejor utilizar una exclusión abismal: dado que está al otro lado de la línea, su opinión no cuenta, su presencia no cuenta, su vida no cuenta. Podemos crear espacios occidentales donde estén sin estar como Guantánamo o Lesbos o los CETI (Centros de Estancia Temporal de Inmigrantes) de nuestras ciudades. Estos no-ciudadanos son similares a aquellos "salvajes coloniales" (De Sousa Santos 2019: 45).

¿Ocurre lo mismo con el *colonialismo cognitivo*? En los estudios decoloniales, ningún teórico (que sepamos), analiza las desventajas cognitivas con el mismo sentido que la "subalternidad del campesino del sur". El colonialismo clásico plantea que el saber del indígena o campesino del sur no tiene la suficiente entidad epistemológica para generar conocimiento y para poder transformar la sociedad. Es un saber no emancipador, primitivo o supersticioso. Es un saber que debe ser superado. El colonialismo que defiende De Sousa admite que el sur no es solo un elemento geográfico y que las relaciones coloniales no se dan solo entre la metrópoli y los pueblos colonizados, sino que el colonialismo se da en las relaciones cercanas, en la propia casa, en el propio barrio, en la propia ciudad y estas relaciones consisten en colocar a unos y a otros a un lado y al otro de la raya, elaborando así una cartografía abismal en el mismo espacio cotidiano de relaciones. A esta cartografía donde el saber y no solo la exclusión social se produce De Sousa lo denomina cartografía epistemológica. El autor solicita al futuro pensamiento posabismal que reconozca que la "exclusión social en su sentido más amplio adopta diferentes formas según esta es determinada por una línea abismal o no abismal" (*ibid*. 48). El resultado de este pensamiento posabismal será una ecología de saberes (*ibid*. 49). El pensamiento abismal contraponía el saber y la ignorancia. El ignorante debe superar su estado de no-saber y atreverse a saber para conseguir la mayoría de edad. En la ecología de saberes la ignorancia no es ignorante. Dice De Sousa:

> En la ecología de saberes, los conocimientos interactúan, se entrecruzan y, por tanto, también lo hacen las ignorancias. (*ibid*. 52)

Ese cruce, esa bisagra, ese gozne, esa frontera será la zona gris que nos interese analizar y que le resulta al pensamiento tan difícil de tematizar porque, como decía Trías, el pensar suele acaecer en el primer cerco del aparecer y el silencio lo enviamos al segundo cerco de lo emocional puro. Permanecer en la lógica del límite y en el límite del logos es una tarea filosófica previa para poder luego elaborar mecanismos nuevos de comprensión de lo real.

La ignorancia es solo una condición descalificadora de lo que no es verdadero conocimiento. El pensamiento abismal no reclama su acabamiento, sino que es por naturaleza inacabado, no necesita llegar a la mayoría de edad del pensar crítico, autónomo, independiente, el pensar por uno mismo. Piensa por ti mismo dice la divisa ilustrada. Atrévete a pensar por ti mismo. El pensamiento posabismal goza de un "profundo sentido de incompletud" (*ibid.* 47). En palabras del autor:

> La tensión entre regularización y emancipación fue traducida epistemológicamente en la dualidad entre dos formas de conocimiento, ambas ancladas en los fundamentos del paradigma de la modernidad: el conocimiento-emancipación y el conocimiento-regulación. El conocimiento-emancipación implica una trayectoria entre un estado de ignorancia, al que denomino *colonialismo* y un estado de conocimiento al que denomino *solidaridad*. El conocimiento-regulación implica una trayectoria entre un estado de ignorancia, al que llamo caos y un estado de conocimiento al que denomino orden. (Trías 1988: 260)

Denominamos a esta tensión como un proceso de "canibalización de la emancipación por la regulación social" (*ibid.* 261). Un proceso que desemboca en un *epistemicidio*. Dice el autor:

> La destrucción del conocimiento (epistemicidio) no es un artefacto epistemológico sin consecuencias, sino que implica la destrucción de prácticas sociales y la descalificación de agentes sociales. (Trías 1988: 276)

Una vez presentadas estas premisas teóricas, nos preguntamos: ¿Es legítimo utilizar un concepto propio de las teorías decoloniales en el terreno de las mentes fronterizas poseedoras de fracturas cognitivas que desarrollan una desventaja? ¿Podríamos considerar a Oriol, a Juan Carlos, a Susana o a Carla como seres colonizados por el *imperio de lo cognitivo*, es decir, como seres *expropiados epistémicamente*? Nuestra respuesta es que sí, y, a la vez, siguiendo la idea de *ecología de saberes*, nuestra respuesta no es excluyente, como suelen ser las respuestas de los saberes especializados. Con nuestra crítica del *colonialismo capacitista* (en el siguiente capítulo, al considerar el capacitismo completaremos la otra pieza que nos falta) no estamos apuntando a los modelos médicos, psicológicos o sociales como los enemigos. Más bien al contrario, estamos tratando de defender un diálogo entre puntos de vista que se necesitan como complemento. El enemigo hay que identificarlo en ese poder epistocrático antes señalado. Concebimos un mundo futuro en colaboración de saberes, colaboración entre disciplinas en apariencia alejadas entre sí, colaboración entre neurólogos, psicólogos, médicos pero también, por qué no, filósofos.

¿Cuál es esa línea en forma de muro excluyente (y no de bisagra fronteriza) que separa el norte del sur cognitivo? Ese límite, baste un ejemplo referente al mundo de la discapacidad, es el que la sociedad epistocrática colocó como barrera infranqueable, ese límite es la inteligencia-límite, el *border-line*. La psicometría moderna ha medido incluso esa línea y le ha puesto un nombre acompañado con dos dígitos: un siete y un cero que conforman un número, el 70, a partir del cual se puede vivir en el norte y debajo del cual eres arrojado al limbo de los carentes de raciocinio y autogobierno. Eres, por tanto, un ser dependiente del norte cognitivo que dictará sentencia: no te aniquilaremos porque la dignidad humana nos lo impide pero te condenamos a la muerte civil y a una vida expropiada. Cualquier discapacidad, deterioro, enfermedad o trastorno que recorte la inteligencia normal y la confine al limbo de ese límite es, en toda regla, una condena a la muerte civil, social y epistémica de ese sujeto. Para nuestro enfoque, al que luego denominaremos enfoque pensamiento libre, el reconocimiento psicométrico de ese borde supone el reconocimiento de una desventaja cognitiva evidente pero, a la vez, de una posibilidad abierta de agencia epistémica en los límites mismos, en esa frontera que no es muro sino bisagra. El ser mente fronteriza se tornará en un plan de resistencia y a la vez de florecimiento humano en esa *terra incognita* donde están los otros pero también estoy yo como ser fronterizo.

2.2.c Los sueños musculares de los habitantes del sur cognitivo
Retomemos la analogía con las metodologías del sur. Recordemos que los Estudios Decoloniales (o Poscoloniales) surgen, desde el punto de vista teórico, cuando algunos intelectuales del sur toman la palabra y se distancian de las élites intelectuales burguesas del

norte que habían protagonizado la independencia de los países colonizados. Las metrópolis concedieron la independencia política a
los países previamente conquistados y crearon unas élites políticas,
económicas y culturales con las cuales mantuvieron relaciones de
poder para asegurarse de que la conquista seguiría presente por
otros medios más sutiles, menos invasivos o agresivos, pero igualmente violentos. El pueblo, las masas ignorantes, apenas fueron
consultadas en esos procesos de silenciamiento de las voces críticas. Como dice Frantz Fanon (uno de los primeros estudiosos decoloniales) en su clásico libro *Los condenados de la tierra*, las masas,
los sujetos colonizados, lejos de ser críticos con la situación, pasaron a tener sueños musculares:

> Sueño que salto, que nado, que corro, que brinco. Durante
> la colonización, el colonizado no deja de liberarse entre las
> nueve de la noche y las seis de la mañana (...) El colonizado
> siempre sueña con instalarse en el lugar de colono. No con
> convertirse en colono, sino con sustituir al colono. (Fanon
> 1999: 41)

El primer gesto de la condición subalterna silenciosa es siempre la servidumbre voluntaria. Muchos dictadores africanos son
padrecitos protectores de la patria, negros surgidos del pueblo y
amigos de esas élites occidentales. El colono entendió bien que la
mejor forma de colonizar no es siempre la agresión explícita. El
colonizado es, por naturaleza, un ser obediente. Las autoridades
lo protegen y a la vez lo oprimen. En el fondo, en sus sueños, ellos
se saben oprimidos pero solo lo pueden expresar a través de esos
sueños musculares.
   La independencia de los discursos del *colonialismo capacitista*
esconde siempre la trampa de la independencia vigilada que te ofrecen otros para mantener nuevas formas sutiles de servidumbre voluntaria. El discurso positivo del tú puedes o tú tienes derechos o tú
eres libre esconde en muchas ocasiones la misma estructura epistémica de dominación que se establece entre el colono-colonizado,
dominador-dominado: os ayudaremos, os daremos los recursos que
no tenéis, os entregaremos la ayuda humanitaria que necesitéis,

os entregaremos la educación que vuestras tradiciones tribales y mágicas no pueden tener, os entregaremos los mecanismos de racionalidad suficientes para construir vuestro futuro, para mejorar vuestra inteligencia-límite. Es una cuestión de justicia distributiva. Si no tenéis recursos, no os preocupéis. Detectaremos vuestras necesidades y os dotaremos de recursos. Una dialéctica perversa (necesidades-recursos) que, sin previa crítica, puede convertirse en otro mecanismo colonial, en este caso, poscolonial. La misión histórica después de la independencia es una nueva sumisión, más sutil sí, pero sumisión en nombre de la presunta emancipación. Como señala Fanon:

> Después de la independencia, el partido se sumerge en un letargo espectacular. Ya no se moviliza a los militantes sino para las manifestaciones llamadas populares, las conferencias internacionales, las fiestas de la independencia. Ahora han cumplido su misión histórica, que era llevar a la burguesía al poder, son invitados con firmeza a retirarse para que la burguesía pueda cumplir tranquilamente su propia misión. (1999: 134)

¿Se puede ser subalterno y a la vez estar integrado en la sociedad distribuidora de recursos y derechos? ¿Se puede ser independiente de la metrópoli y a la vez seguir colonizado? ¿Se puede vivir al norte de la línea y a la vez estar colonizado? ¿Podríamos utilizar esta categoría de Fanon, el letargo, como marco explicativo de lo que ocurre con las mentes fronterizas? ¿Esa misma sociedad colonial capacitista puede promover ese letargo? Manifestaciones, programas de televisión y películas que visibilizan la discapacidad, el Día del Parkinson, del Autismo, o colocan a un viejo feliz en su nuevo hogar residencial, el Sol Poniente, eventos donde se visibilizan identidades, manifiestos en los cuales se reivindican sus derechos, trabajos especiales de raíz caritativa, recursos para ayudar a colectivos inferiorizados podrían ser pura teatralidad que, en el fondo, esconde una realidad aletargada y, como dirá Spivak: silenciosa. Esta filósofa india actualiza el discurso de Fanon de los años 60 y defiende una tesis valiente: el sujeto subalterno habita en un mundo silencioso porque sus posibilidades han sido silenciadas.

Silenciar un sujeto subalterno no es lo mismo que quitarle la palabra. Alguien puede hablar y decir lo que el colonizador cognitivo desea que diga. Dar la palabra es dejar la posibilidad de elegir decidir entre el silencio en el que habito y lo que de verdad yo quiero decir. Dar la palabra es, antes que nada, reconocerte como ser pensante desde tu limitación, desde la vulnerabilidad, desde tu impedimento, desde tu intersección creativa. Si sé que puedes hablar, debo escuchar lo que tienes que decir sin esa falsa libertad del que debe decir unas palabras. La colonización capacitista comienza cuando el otro me pide permiso para hablar y cuando me pide perdón por sus errores. Los errores cognitivos puntúan bajo en inteligencia abstracta y denotan carencias académicas o problemas adaptativos. Es el silencio del colonizado, el miedo al error, el letargo vergonzoso del que no sabe y pide siempre permiso. Todos ellos son *mecanismos de colonialidad* que transforman a una persona con limitaciones, en un ser subalterno, condición subalterna que es resultado de una opresión-exclusión epistémica a la que calificaremos como expropiación epistémica.

Insistimos: no establecemos una relación de causalidad directa entre el saber y el poder que genera, sino que advertimos de que esa posibilidad de anulación epistémica del otro está siempre flotando en el ambiente social, familiar, político o asociativo. No defendemos las posiciones postmodernas puras que consideran al saber (la dimensión cognitiva necesaria) como un ejercicio de violencia estructural que debe ser debilitada para que otros discursos adquieran validez. Defendemos, al contrario, una posición fuerte donde la teoría o la ciencia sigue siendo imprescindible pero sin convertirla en la solución final de todos los conflictos. En definitiva, queremos que Andrés siga tomando la medicación pero a la vez le pedimos al psiquiatra que gire la pantalla del ordenador y adecúe esa medicación a las posibilidades de agencia epistémica de Andrés, y que el especialista dialogue con un ser humano florecido y no con un paciente. Caso de no ser así, estaríamos reproduciendo lo que venimos denominando colonialismo capacitista y las especialidades clínicas seguirán siendo la fuerza que adquiere el imperio cognitivo, una fuerza altamente performativa que permea identidades y origina *expropiaciones epistémicas*.

La esperanza teórica que genera un enfoque decolonial aplicado al mundo de las fracturas cognitivas es crear mecanismos de lucha contra esas situaciones expropiadoras de posibilidades en las que se encuentran las voces subalternas en contexto de desventaja cognitiva. Los resistentes son aquellos individuos que desean inventarse otras denominaciones que no son útiles para la ciencia cognitiva o para la ciencia médica, pero que son importantes para las *interafecciones* humanas y simbólicas. El enfoque filosófico que nosotros defendemos ha creado una serie de postidentidades o identidades narrativas nacidas en contextos concretos, locales, siendo esas expresiones *decrecidas cognitivamente* y a la vez con un alto *valor epistémico*. Una de esas denominaciones será maestros y maestras socráticas, una reinterpretación epistémica de la discapacidad o del deterioro cognitivo desde la visión epistémica que ha generado una fraternidad epistémica, una escuela y un proyecto educativo, libre de colonización capacitista.

Las herramientas de análisis hermenéutico de resistencia que nos proporcionan los Estudios Decoloniales, en este sentido, son altamente valiosas para reinterpretarnos desde esa resistencia fuerte que no relativiza otros saberes, sino que los ecologiza; es decir, los suma a un espacio comunal donde los avances de la medicina, los tratamientos psicológicos o la asistencia social no sean discursos únicos, descontextualizados, sino una constelación de compromisos que tengan como horizonte político la justicia epistémica. Horizontes no solo distributivos o identitarios sino biopolíticos donde las democracias no excluyentes sean una realidad social sustantiva y donde el silencio de las voces subalternas no sea una opción. Necesitamos, empero, partir de ese letargo, de esa indefensión aprendida, de ese silencio para poder crear las condiciones de posibilidad de las nuevas palabras vivas, las nuevas metáforas aún sin explorar.

2.3. Tercer tentáculo: El capacitismo y el discurso de las capacidades obligatorias. *¿Quién vale o no vale en el norte cognitivo?*

"Distintos pero capaces" reza el lema de una famosa campaña a favor de la diversidad funcional. "Tú también eres capaz. Si quieres, puedes" reza la de otra asociación. Y así podríamos recopilar un sinfín de expresiones similares donde la capacidad es la norma de referencia.

El término capacidad, en castellano (y en las lenguas latinas en general), es sinónimo de destreza, de habilidad, de competencia, de aptitud, de suficiencia. La *capacitas* es la aptitud de la persona capaz de hacer algo. En el mundo anglosajón, este término equivale a *capacity* que viene a significar lo mismo. Sin embargo, en la lengua inglesa existe otro término similar, *capability* que también indica aptitud pero que deja un resquicio abierto para ser interpretado como posibilidad de decidir. Este último sentido, de carácter más ético y filosófico, es el que utilizaremos nosotros siguiendo el enfoque de capacidades (*capabilities approach*).

Dicho enfoque, que encabezan la filósofa Martha Nussbaum y el economista Amartya Sen, utiliza este término de una manera significativa que se relaciona con los valores éticos de la libertad y la igualdad unidos en una categoría ampliamente utilizada en esta obra a la que denominaremos *igualibertad*. Este será el mismo sentido que nosotros le daremos a la categoría 'capacidad' y, dada la confusión al ser utilizada, haremos lo que suelen hacer algunos ensayistas en lengua castellana, dejar el término en inglés, *capability*. Por tanto, nuestra crítica irá destinada a la categoría *capacitas* y defenderá como una seña de identidad de nuestro discurso la categoría *capability*. Una persona con desventajas cognitivas posee *capabilities* (posibilidades de decidir en *igualibertad*) aunque no posea todas las *capacities*, la *capacitas*, la capacidad. Más adelante, desarrollaremos este tema en profundidad porque será una de las claves para entender nuestro enfoque filosófico al que hemos denominado enfoque pensamiento libre. Es mucho más rico en este caso el matiz que aporta el inglés que la expresión latina y castellana al ser traducida.

Las dos campañas anteriores utilizan el término en el sentido latino, no en el sentido inglés y pecan del mismo error en el cual, entiendo, no les hubiera gustado caer: la exaltación de la capacidad obligatoria como enfoque normalizador y rehabilitador de las personas con fracturas cognitivas que generan una desventaja cognitiva, lo que hemos denominado metafóricamente como voces rotas y epistémicamente, mentes fronterizas.

El espíritu de las campañas es este: tú eres diferente pero no por ello eres incapaz o dependiente. Tú también, con los debidos apoyos, podrás ser autónomo e independiente. Con capacidades diferenciadas. El fin último está trazado. El valor supremo ha sido definido: la independencia. El *ser roto*, en sí mismo, no vale nada si no es arreglado. Admitir la no-capacidad es una vergüenza y un fracaso. ¿No es esto, aunque no lo queramos y no sean esas las intenciones de quien diseñó las campañas, una forma sutil de capacitismo?

En este capítulo defenderemos que la capacidad de alguien, entendida como la destreza o habilidad obligatoria para hacer algo (para trabajar, para estudiar, para razonar o para tener emociones equilibradas) es una forma más de colonialismo capacitista porque pone el foco en la integración social como objetivo primero y no en la escucha real de la voz de las personas desde su propia vulnerabilidad, interdependencia y desvalimiento. Vales o no vales si estás integrado, vales o no vales si tienes un trabajo, vales o no vales si destacas en el deporte adaptado, vales o no vales si te superas, vales o no vales si mejoras tus destrezas.

Las campañas antes referidas son solo el mal menor de una sociedad que ha decidido capacitar o incapacitar a las personas en función de sus habilidades o de su conducta adaptativa.

Pero, ¿qué se suele entender por capacitismo (*ableism*)? María Toboso y Miguel Ángel Vázquez lo definen de la siguiente manera:

El capacitismo se refiere a una actitud o discurso que devalúa la discapacidad, frente a la valoración positiva de una idea de integridad corporal, que es equiparada a una supuesta condición esencial de normalidad humana, a partir de la cual considera como marginadas a las personas con discapacidad. (Toboso y Vázquez 2021: 1)

Y siguen señalando que, a pesar de la omnipresencia de este tipo de discriminación, es un rasgo muy poco visible y apenas señalado en los discursos críticos. Todos hemos oído hablar de formas de sexismo, racismo, especismo, gordofobia, xenofobia, lgtbifobia o incluso edadismo pero el capacitismo parece como si no perteneciese al reino de las discriminaciones.

Además, defendemos que no solo hablamos de una forma de discriminar sino que, en el caso concreto de las personas con fracturas cognitivas, se trata de expropiar las posibilidades de un ser humano debido a esa desventaja. Pongamos un ejemplo: Luis va en silla de ruedas y es discriminado cuando en un establecimiento no existe un modo accesible de entrar. He aquí una forma de capacitismo. La capacidad (*capacitas*) de Luis no es la misma que la del resto. Por suerte, en este terreno cada vez avanzamos más deprisa y, siguiendo el modelo social y de derechos, sabemos que es la sociedad quien debe adaptarse a Luis y no viceversa. En cambio, Eva, nuestra joven con parálisis cerebral, no necesita una rampa. Ella quiere poder acceder al conocimiento en su colegio a través de un sistema aumentativo y alternativo que necesita para poder comprender un texto o mantener una conversación. Además Eva, debido a su nivel de apoyos, posiblemente sea más dependiente que otras personas y siga necesitando sentirse valiosa en una sociedad que la aprecie y la reconozca desde la propia desventaja. Eva quizá no llegue nunca a trabajar. O sí. Eva quizá no sea una persona productiva en su sociedad o que pueda terminar unos estudios estandarizados. Pero Eva es tan valiosa como cualquier otra persona que haya conseguido superarse y desarrollar sus habilidades comunicativas. De hecho, como me dice una de sus educadoras concienciadas con esta manera de ver las cosas, Eva, a veces, como una forma de rebeldía, no quiere comunicarse y no quiere participar en los programas de integración de su centro porque la obligan, porque le dicen lo bueno que es todo eso para su mejoría, para que vaya avanzando en sus destrezas y para que acabe comunicándose e integrándose más. Eva se rebota, se enfada, se sume en su silencio, se encoleriza con razón y decide no participar en ese programa de lectoescritura tan interesante. Y cuando se queda a solas con su educadora, esa educadora joven, casi de su misma edad, que no la obliga, que no la fuerza, que solo la escucha y la acompaña en su silencio, entonces, solo entonces, Eva se acerca a la pizarra digital y dicta, con dificultad, las palabras que antes no quería escribir, las frases que antes le habían obligado a repetir. Eva ahora demuestra sus *capabilities* en contra de sus *capacities*.

Por tanto, sostenemos, que en el reino de las fracturas cognitivas, el capacitismo toma la forma de expropiación epistémica, una forma de exclusión o *forclusión* o expulsión del foro de la *igualibertad* en función de la desventaja cognitiva de una persona. La desventaja cognitiva deviene en desventaja epistémica. Solo una solución donde la desventaja real se transforme en ventaja epistémica servirá para poder combatir en el cerco del colonialismo capacitista.

En esa búsqueda de perfilar una definición, Toboso y Vázquez aportan un matiz clave que nos parece decisivo:

> El conjunto de capacidades normativas deseables, socialmente valoradas y privilegiadas, ajenas a cualquier tipo de contextualidad, favorecidas por el capacitismo, no deja espacio para la valoración de otras posibilidades. (Toboso y Vázquez 2021: 2)

La discapacidad, por tanto, entendida como ausencia de *capacitas*, es decir, de habilidades y de destrezas, en este caso, cognitivas, no debiera ser un problema, sino una posibilidad de encontrar maneras de acceder a las personas y de escuchar sus voces reales sin renunciar a esa misma dis-capacidad, deterioro, enfermedad o trastorno. Es este también el sentido de la definición aportada por Campbell (2008) cuando expresa que el capacitismo es una creencia que considera la discapacidad misma como algo negativo que debe ser rehabilitado, curado o integrado.

A nuestro juicio, empero, el mejor análisis del capacitismo en la actualidad lo realiza el pensador americano Robert McRuer, profesor de la Universidad George Washington. Su tesis versa sobre la relación que existe entre las disciplinas de la normalidad y la discapacidad tanto en el terreno de la orientación sexual como en el terreno de la capacidad corporal. Señala el autor que al igual que existe una heterosexualidad obligatoria que excluye a otras orientaciones sexuales, existe una "capacidad corporal obligatoria que funciona escondiendo, bajo la apariencia de elección, un sistema donde no hay elección" (2021: 26).

Si sustituimos elección por decisión estaremos abundando de nuevo en el diagnóstico filosófico que venimos realizando: la raya que trazó el sistema colonial capacitista ha colocado a Carla en el sur cognitivo. Nos lo corroboran tanto la vida de Carla como su educadora, esa profesional un poco alternativa que se niega a implementar el programa de habilidades sociales centradas en la persona con Down:

–Carla –me dice–, es atendida, bien atendida, tiene múltiples actividades en su centro y de hecho realiza elecciones (puede elegir entre ir al cine o a la piscina, por ejemplo) pero Carla, debido a su nivel de apoyos generalizado, no tiene voz propia y nadie le ha consultado nunca para diseñar el plan de ocio y tiempo libre de su centro de referencia. Y Carla, estoy segura –me asevera–, tiene posibilidades de decidir si la comunidad le muestra esas condiciones de posibilidad, pero si no lo hace será siempre eso, una persona atendida con dignidad y apoyada para la mejora de sus habilidades sociales comunicativas.

El sistema no le permite ejercer esa *capability*, no por maldad ni siquiera por discriminación, sino por inconsciencia. Y añade la educadora:

–Ah, por cierto, tiene derecho a votar y a ser parte de un jurado, el papel es muy sufrido.

McRuer, pues, desde una visión no dominante de la discapacidad, desde los postulados de la *teoría queer* a la que él denomina como "teoría *crip*", acepta que la discapacidad, es decir, la falta de habilidades y destrezas, es inherente a la persona y no es solo una construcción social tal y como predica el modelo social dominante. Dice el autor:

Todas las personas tenemos virtualmente una discapacidad, tanto en el sentido de que las normas de la capacidad corporal obligatoria son intrínsecamente imposibles de encarnar por completo como en el sentido de que el estatus de capacidad corporal es siempre temporal, ya que la discapacidad es la única categoría de identidad que todas las personas van a encarnar si viven lo suficiente. (McRuer 2021: 53)

Si añadimos al término corporal el término cognitivo estaremos completando el panorama de esto que venimos denominando mentes fronterizas con fracturas cognitivas que generan una desventaja. En muchos casos, los Estudios de Discapacidad centran sus análisis en la discapacidad física que a su vez se torna en modelo dominante del análisis; no debemos olvidar que, aunque en el terreno sociológico el colectivo de personas con discapacidad englobe a diferentes tipos (orgánica, física, sensorial, intelectual), nuestro planteamiento en este ensayo no se centra en el campo sociológico ni en los problemas o derechos del colectivo en cuanto colectivo, sino que apela a otras categorías analíticas para enfocarse en la realidad menos visible de las personas con desventajas cognitivas, pertenezcan o no a un determinado colectivo social. Nuestra obra no se centra en el campo de los derechos civiles sino en el campo de las *capabilities* humanas. Nuestro ensayo no se centra propiamente en los derechos humanos sino en las voces humanas rotas y en la injusticia epistémica que genera no escucharlas. Sin los derechos civiles, la sociedad sería más injusta socialmente; sin la escucha real de las voces rotas de las personas, esa misma sociedad sería también más injusta. Dos tipos de injusticia, dos caras de la misma moneda. No se puede hablar de lo uno sin hablar de lo otro.

En el terreno de las corporalidades obligatorias, el gran gesto fue protagonizado por la activista Audre Lorde y su ejército de mujeres con un solo pecho. Las cicatrices deben ser visibilizadas. La necesidad de las mujeres, después de pasar una operación, de reconstruir su pecho es una forma de opresión y normalización injustificable. Al mostrar la activista su pecho desnudo, activó políticamente un desacuerdo: mi cuerpo discapacitado también es valioso. La teoría tullida de McRuer certifica este gesto dándole carta de naturaleza: ¿por qué debo dejar de considerarme una tullida, una impedida? ¿Por qué no mostrar mi fractura?

¿Cuál debería ser el gesto de una persona con una desventaja cognitiva para que su impedimento y su desventaja se tornase un grito de guerra contra el colonialismo capacitista?

No es tan sencillo en este terreno. Las activistas tullidas físicamente siguen teniendo habilidades cognitivas para rebelarse y exigir su *igualibertad*, para poder seguir decidiendo. Las personas con desventajas cognitivas tienen una dificultad añadida y a veces insalvable: su vulnerabilidad es mayor y la inseguridad de sus actos les provoca una indefensión aprendida que supone, *de facto*, ponerse en manos de los otros para ser cuidados. Estos cuidados, entendidos como asistencialismo, han sustituido a los mecanismos *cuidantes* y de apoyo mutuo que defenderemos como posibilidad real en nuestro movimiento del pensar experiencial.

Al final, el imperio de lo cognitivo se impone y, con él, el imperio del silencio. ¿Cómo intervenir de una manera *cuidante* en ese silencio ontológico de las voces rotas?

Las soluciones que aporta el análisis del capacitismo por parte de los primeros autores mencionados, Toboso, Vázquez y otros, provienen del campo de la denominada diversidad funcional y del enfoque conocido como modelo de diversidad. Dialogaremos con este interesante modelo aunque nuestra apuesta y solución se aleja de sus postulados, ya que la idea de diversidad evita enfrentarse con la discapacidad o con el deterioro. Dice McRuer:

> Rechazo materializar a las personas con discapacidad como personas muy especiales o con capacidades diferentes (…) Esta materialización tan condescendiente expresa una frustración no ante el sistema de capacidad corporal obligatoria que el liberalismo no discapacitado ayudó a construir sino ante las propias personas con discapacidad, como podría sugerir la supuestamente bienintencionada queja: simplemente no sé cuál es el término correcto actualmente. (2021: 68)

La activista Cheryl Marie Wade, artista multidisciplinar con discapacidad, reivindica en el vídeo performativo y experimental, *Disability Culture Rap* esa nueva visión *crip* no capacitista. Dice una de sus letras:

> No soy una persona con una capacidad diferente,
> Soy Eva, soy Kali,

Soy la Montaña que Nunca se Mueve,
Soy la Coja,
Soy la Tullida,
Soy la Mujer Loca. (Wade 2000)

El modelo de diversidad está a medio camino entre la teoría *crip* y el modelo social. Todos estos modelos han surgido en el campo de las discapacidades. Es hora de colocar esos mismos modelos en diálogo con otros posibles enfoques multidisciplinares e interseccionales que afecten no solo a las personas con discapacidad sino a otras personas que no son parte de ese colectivo. Es hora de que los colectivos afectados vean viable la posibilidad de crear interrelaciones en las cuales esa relación misma sea tan determinante como las demandas propias. Para construir este nuevo enfoque al que hemos denominado enfoque pensamiento libre debemos seguir partiendo de una realidad poco analizada en el campo de lo cognitivo: el silencio de las voces rotas, el silencio al que están abocadas las mentes fronterizas.

2.4. Una consecuencia inevitable del colonialismo capacitista: el silencio de las voces rotas. *¿Quién habla y quién calla en el imperio de lo cognitivo?*

Si he segado las sombras en silencio
me queda la palabra.

BLAS DE OTERO

No nos queda más remedio que partir, aunque parezca paradójico, del silencio, el silencio de los vencidos, el silencio que no es el paso previo a la palabra sino la situación a la cual son arrojadas, más allá de la línea divisoria entre el norte y el sur cognitivo, muchas voces subalternas. Nos servirán de guía en nuestro análisis las reflexiones de la filósofa Gayatri Spivak y su obra de referencia, *Can the subaltern speak?* (1988; *¿Puede hablar el subalterno?*).

La filósofa pertenece a una tradición crítica que se inicia en la India; en concreto, en el Grupo de Estudios Subalternos que, siguiendo la tradición de la historiografía inglesa (marxistas británicos como Hobsbawm) o benjaminiana de los estudios sobre los vencidos, realiza una nueva interpretación de la historia en la cual los oprimidos, los vencidos, no pueden tomar la palabra porque son voces silenciosas. El empoderamiento no se otorga con una varita mágica que los intelectuales fabrican y aplican a los sujetos oprimidos.

Spivak se plantea esta pregunta en apariencia sencilla pero en el fondo radical después de leer a Foucault y a Deleuze diciendo alegremente que el oprimido, el loco, el trabajador deben TOMAR LA PALABRA. La filosofía liberadora de los intelectuales de vanguardia suponía que el oprimido podía tomar la palabra pero ¿y si no puede? La pregunta pasa a ser más radical: ¿y si el oprimido no puede hablar? La posibilidad de hablar NO hay que darla por sentado.

Deleuze, en su euforia ácrata, considera que la "representación ha muerto" y que la palabra ya está en el campo del oprimido. Como si esto fuera tan fácil. ¿Puede hablar este sujeto? ¿Desde dónde habla? ¿Quién le da la palabra? ¿Cómo se expresa esa palabra dada? ¿Puede representarse a sí mismo? La primera respuesta radical de Spivak es:

¡¡¡El subalterno no puede hablar!!! (Spivak 2011: 308)

He aquí la nueva categoría procedente del colonialismo y que en nuestro caso aplicaremos al colonialismo capacitista: *subalternidad*. Las mentes fronterizas son voces rotas, poseen fracturas cognitivas reales (no producidas por la sociedad) y son consideradas como voces subalternas debido a esas mismas desventajas cognitivas (sí producidas por la sociedad). Si Spivak aplica esta categoría al campesino o al excluido del sur al que los estados o los mercados consideran como subalternos, nuestra propuesta es ampliar el foco y considerar también a las mentes fronterizas como sujetos subalternos. Están enfermos, poseen discapacidades, deterioros y trastornos que originan en su relación con el mundo una subalternidad real evitable y contra la que es necesario luchar y rebelarse. Aceptar la fractura y la desventaja cognitiva no implica aceptar la desventaja epistémica. Aceptar el silencio como fuente de conocimiento que cree las condiciones de posibilidad de la palabra y de la *igualibertad*. Spivak incluso califica de violencia epistemológica el hecho de dar por sentado, como hace Foucault, que el oprimido puede hablar y liberarse. El subalterno fracasa en su intento de comunicarse. Las situaciones de opresión deben ser clarificadas: no es lo mismo el trabajador de Peugeot que el subproletariado urbano o el desclasado paria o el discapacitado integrado.

Llegados a este punto, si el subalterno no puede hablar y el intelectual no puede representarlo, ¿estamos abocados a la desesperación intelectual y a la ausencia de alternativas?

El texto de Spivak produjo en su momento un fuerte extrañamiento y perplejidad. Su virtud fue realizar una pregunta inesperada y dar una respuesta radical antiilustrada. Porque hablar supone utilizar un lenguaje, que exista una comunicación, que exista una *capacidad*... En algunos sectores, esta crítica radical provocó una cierta irritación, como si la autora estuviese posicionada en el lado de los vencedores que siguen de alguna manera silenciando a los vencidos. Dice Spivak: "El ventriloquismo del hablante subalterno es la herramienta de izquierdas del intelectual" (Spivak 2011: 55).

Expresión que llega a ser ofensiva para estos intelectuales que, en teoría, están situados en posiciones radicales. Un radicalismo hegemónico que no convence a la autora; como tampoco convence a Amartya Sen, lo veremos luego, el izquierdismo liberal de las teorías kantianas de la justicia.

La pregunta, pues, debería ser reformulada: no se trata de si puede o no hablar el sujeto subalterno sino de si se dan las condiciones para que pueda SER ESCUCHADO. Podemos darle a alguien la palabra y no oírlo. Podemos eliminar el silencio y que la palabra sea irrelevante. Podemos otorgar derechos y no darle voz al otro. Lo que Lacan denomina el orden simbólico es tan importante o más que el orden material. La explotación no solo se da cuando se produce la opresión sino cuando el sujeto es desplazado del orden simbólico, a saber, cuando es expulsado del foro de reconocimiento. A este proceso de dominación lo hemos denominado expropiación epistémica. Y también, siguiendo a Lacan, nosotros mismos lo hemos denominado en algún momento "forclusión epistémica" (Sánchez

Alcón 2020). No vale solo con dar la palabra, sino que es necesario que esta tenga un valor y para ello debe existir escucha y la escucha debe generar agencia y apropiación de posibilidades humanas básicas como la igualdad de libertad (*igualibertad*).

Los sujetos subalternos, es necesario también decirlo, no son clase, no pertenecen a la clase obrera o a la clase media o a la clase baja. Y es posible que tampoco sean un colectivo unitario y cohesionado, sino que formen parte de las fronteras difusas en las cuales es difícil clasificar a las personas. La categoría social de clase o colectivo no las acoge en su totalidad (aunque les otorgue derechos sociales) y su disgregación y heterogeneidad es una de sus cualidades borrosas más peculiares que hacen difícil la interlocución: otra razón para la tesis de que el sujeto subalterno no puede hablar. Este asunto viene de antiguo y ya Marx define al sujeto revolucionario como un proletario asalariado y descarta al lumpenproletariado del proceso revolucionario:

El lumpenproletariado, ese producto pasivo de la putrefacción de las capas más bajas de la vieja sociedad, puede a veces ser arrastrado al movimiento por una revolución proletaria; sin embargo, en virtud de todas sus condiciones de vida está más bien dispuesto a venderse a la reacción para servir a sus maniobras. (Marx 2014: 25)

No basta, pues, con no–ser–élite para ser subalterno como no basta con no ser blanco para ser negro. Ser subalterno no es una clase, sino una *relación* que se define por la subalternidad con respecto a una sociedad que no necesariamente pretende oprimir al subalterno: con expropiar su voz es suficiente. Una forma de exclusión peculiar. Porque es en el terreno de la exclusión donde se podría estar produciendo la injusticia y no solo en el terreno de la opresión o de la explotación clásica. Sin duda alguna la explotación se da entre las personas con discapacidad, por ejemplo, cuando se incorporan al mundo laboral, pero la raíz del problema no está en la explotación sino en la exclusión previa que la produce. La solución, por tanto, no es solo económica. No basta con recibir una prestación económica o un salario digno, dos cuestiones por lo demás necesarias para conseguir una mayor justicia social. Es necesario comprender que la integración laboral o las ayudas sociales, en este terreno de las mentes fronterizas, son un mecanismo compensador de la desigualdad, pero no solucionan el reconocimiento de las voces rotas que no pueden integrarse laboralmente y que a la vez desean ser generadoras de conocimiento. Es necesario inventar nuevas lógicas que no cuadren necesariamente con las categorías clásicas del análisis sociológico o filosófico.

La misma Spivak deja claro que la subalternidad está fuera de las lógicas, tanto del capitalismo como del socialismo, y también deja claro que el sujeto subalterno, el *tout-autre* derridiano, lo totalmente otro, no es igual al proletario, a la mujer explotada, al refugiado político o al indígena con una identidad sino a "los hombres y mujeres de entre los campesinos analfabetos, los aborígenes o el subproletariado urbano" (Spivak 2011: 70). Y nosotros añadimos: Y las mentes fronterizas que habitan en esos límites de la cognición humana no son el *otro* absoluto, ni tampoco lo *mismo* cercano. Como dice Trías, entre lo *mismo* y lo *otro* está ese entre, ese gozne, esa bisagra y esa frontera que estamos tratando de delimitar aunque sea de una manera difusa.

Esta otredad radical de Spivak desemboca en un pesimismo que la razón poscolonial tampoco llega a solucionar. Y para el marxismo clásico estas nuevas realidades son secundarias a la hora de la transformación social.

Volviendo al campo de los *lugares de enunciación* podemos decir que hay signos que no significan, que no tienen referencia, que no dicen nada, aunque hablen, porque hablar sin ser reconocido es como predicar en el desierto. El que predica habla pero su palabra está diseminada, carece de sentido y de referencia, es un grito al que nadie da importancia.

Es, pues, en este terreno de la hermenéutica de resistencia y no solo de las condiciones materiales donde se juega este nuevo juego de la redistribución y del reconocimiento. No basta con dar u otorgar la palabra o los derechos, sino que es necesario reconocer a un nuevo sujeto que desea participar en la toma de decisiones. No basta con integrar en la comunidad sin tener en cuenta el poder para reapropiarse de las posibilidades de florecimiento humano.

   Spivak participa de una luminosa y nueva hornada de pensadoras que tratan de evitar los conceptos positivos a los cuales aspiramos en tanto seres humanos de que los derechos humanos se
cumplan, de que los ideales sean horizontes por los cuales luchar.
Toma, junto a Skliar o Fricker o Sen, las *injusticias* como punto
de partida de una búsqueda de soluciones para evitar el idealismo
trascendental o la consideración de que las luchas sociales son suficientes para darle voz a los sujetos subalternos. Concluye Spivak
de una manera cuasioptimista: "Pienso que es importante admitir
nuestra complicidad en el mutismo, con el fin precisamente de ser
más efectivos en el largo camino" (2011: 125).
   En una democracia como la India, por ejemplo, no basta con dar
el voto (la palabra) al pueblo para conquistar las *capabilities* de las
voces silenciosas, sino que es necesario crear las condiciones para
que las posibilidades humanas florezcan de una manera sustantiva.
   Este mismo esquema interpretativo se nos antoja válido para
analizar la cuestión de las voces subalternas en contextos de desventajas cognitivas. El otro discapacitado ha conseguido el voto,
ser parte de un jurado, ha conseguido igualdades formales, ha
conseguido la integración escolar, ha conseguido una serie de recursos económicos que benefician a sus familiares, ha conseguido ser parte del tejido asociativo, ha conseguido ciertas dosis de
dignidad impensables hace siglos y esto es importante pero ¿estas
opciones reales y estas cotas de integración conllevan que su voz
sea escuchada en igualdad de libertad que el sujeto normativizado
no silenciado? ¿La pregunta sobre su ser subalterno sigue teniendo
sentido? ¿Los centros en los que son atendidos son parte de su voz
y de su agencia o parte de un sistema asistencial que la sociedad
epistocrática ha creado para seguir silenciando, excluyendo y ex-
propiando posibilidades de florecimiento humano? La mal denominada *discapacidad intelectual* o *deterioro cognitivo* o *enfermedad
mental* o *demencia* o *trastorno-límite* o *inteligencia-límite*, por ejemplo, necesitan de este análisis ontológico con el objeto de utilizar
las nuevas epistemologías políticas como marco de análisis global.
En este sentido, una *voz subalterna* en contextos de impedimentos cognitivos, se encuentra colonizada cognitivamente por una
sociedad epistocrática que ha convertido su déficit de inteligencia

en un estigma insuperable, en una expropiación injusta. No basta, pues, con una teoría política de la justicia (que también) sino que es necesaria una epistemología política de la manera de evitar la *injusticia epistémica* porque nos estamos jugando con ello una visión del otro como sujeto no solo de saber sino de ignorancia. El conocimiento aquí no es algo accesorio, sino el eje central del mecanismo de exclusión y expulsión de la humana racionalidad. Esta expulsión tiene una necesaria dimensión política, de ciudadanía (subalterna) que no puede ser analizada solamente desde los conceptos médicos o psicológicos o sociológicos. Si ponemos el foco en esta expropiación epistémica, el análisis será diferente a si ponemos el foco en el déficit cognitivo. La relación entre el uno y el otro será decisiva para nuestra crítica. Alguien que no nace bien será toda su vida un niño, un débil mental, un individuo básico, primitivo, sin evolucionar. Alguien que nace con o desarrolla una desventaja nos sitúa en otro horizonte muy distinto, más allá del destino biomédico.

María Cecilia Tamburrino, profesora de la Universidad de Buenos Aires, realizó el año 2008 un estudio etnográfico en un hospital psiquiátrico de la capital argentina entre profesionales que trataban a las personas con discapacidad intelectual. En las entrevistas, los mismos profesionales calificaban a las personas con una serie de expresiones que no provienen solamente de los documentos científicos sino de la visión epistémica que tenemos del otro. Los profesionales que estaban más acá de la línea divisoria entre el norte cognitivo y el sur cognitivo llegaban a estas conclusiones:

⇨ Al estar afectada la inteligencia está afectada la afectividad y la actividad.
⇨ Afectos primitivos, proclives a reacciones explosivas, desmedidas.
⇨ Bajo control racional.
⇨ No comprenden o comprenden mal los conceptos éticos por lo abstracto de los mismos.
⇨ No pueden establecer vínculos verdaderos, importantes.

(Tamburrino 2009: 193)

El estudio podría ser replicado en otros lugares porque las percepciones son similares. No se trata de juzgar las buenas o malas intenciones de los profesionales que, sin duda, buscan el bienestar de sus pacientes o usuarios; se trata de comprender que estas categorías con las cuales nos referimos a las personas son una forma de expropiación epistémica, ya que estas conclusiones no son propias de la psicometría entendida como medida de la inteligencia, sino de las consecuencias de la colonización capacitista de la inteligencia, entendida como una forma de epistocracia etnocéntrica cuyo poder colonizador, en el caso de las voces subalternas en contextos de desventaja cognitiva, es decisivo porque afecta y coloniza los afectos, las costumbres, las formas de vida y hasta los mismos derechos. Una persona con una limitación cognitiva congénita o adquirida está marcada para el resto de su vida con esa etiqueta caníbal que se come su ser fronterizo.

El campo semántico de los actuales estudios sobre inteligencia no es un catálogo de insultos a las personas más vulnerables. Los psicólogos de la inteligencia o psicómetras no son peligrosos perseguidores de personas ni mucho menos. Son las *consecuencias epistémicas* las que deben ser valoradas más allá de los propósitos científicos. Podemos admitir, por ejemplo, que el Coeficiente de Inteligencia (CI) de alguien puntúe bajo, unos 50 puntos de CI (debajo de la línea que divide el norte del sur cognitivo, esos fatídicos 70 puntos de CI) y que las correlaciones con el fracaso escolar y académico sean evidentes. Este mismo dato podría ser importante de cara a la potenciación del aprendizaje. El problema surge cuando se produce un *salto epistémico* y ya no basta con explicar una desventaja cognitiva evidente sino que ese déficit se transforma en anormalidad, subnormalidad, debilidad mental, infantilismo, primitivismo, etc. La explicación científica en tanto "documento de verdad" (*dixit* Walter Benjamin) deviene en documento de barbarie en forma de poder epistocrático. A saber, la persona discapacitada por la sociedad establecida se convierte en un sujeto subalterno cuya única posible respuesta es el silencio. Dice Tamburrino: "Más que una cualidad o atributo, la inteligencia es una tecnología política con particulares prácticas, discursos, procedimientos y saberes" (2009: 188).

Los calificativos anteriores nos recuerdan otro tipo de expropiación epistémica con las mismas bases epistemológicas, la discriminación del indígena, del nativo, del salvaje, del hombre primitivo y no evolucionado, del no-occidental. En el cuarto movimiento del pensar histórico-crítico dialogaremos con esas ignominias pasadas y presentes.

Algunas teorías decoloniales de gran interés surgen en los países del Sur y dejan patente que el saber se puede decir de muchas maneras. Aunque los movimientos sociales de los años 70 se inspiraron en la lucha por los derechos civiles y contra la segregación racial que se produjo en el *apartheid* de Sudáfrica y en EE UU, hoy, en el terreno de las desventajas cognitivas, sería conveniente servirse de estos estudios decoloniales para desarrollar análisis alternativos a los análisis psicológicos o sociológicos tradicionales. ¿Podría este análisis decolonial de las desventajas cognitivas ser complementario del modelo social y de derechos?

Sí y no. Sí, en cuanto que utiliza una categoría como *opresión social*. No, en cuanto que esta categoría, al tener un componente de construcción social, solo afecta a esta dimensión emancipadora pero no es útil para analizar la identidad narrativa de seres humanos a los cuales, en positivo, hemos denominado como mentes fronterizas.

Detengámonos, para finalizar este apartado, en esta categoría construida socialmente que podría tener similitudes con el patriarcado antropocéntrico del feminismo. El modelo social de la discapacidad, lo venimos admitiendo, realizó un enorme descubrimiento político: la discapacidad es una imposición social de una *sociedad opresora* que discapacita a la persona. La discapacidad no es una mera deficiencia, sino una *barrera social* que la sociedad impone. Romper esas barreras es el reto y la utopía.

He aquí la conexión que nos interesa con el modelo social: ¿cuál es la barrera opresora de la sociedad normativizada? La inteligencia convertida en categoría social, es decir, en epistocracia, una forma de *logocentrismo* que normativiza y retrasa al que no entra en el espacio estandarizado de la normalidad. La *epistocracia* nació en el siglo XIX en forma de nosología, es decir, nació como documento científico cuyo afán era ayudar a los enfermos. Tanto Pinel como

Esquirol, los primeros higienistas, los primeros psiquiatras que se preocuparon de diferenciar a los enfermos, separaron al loco del idiota para poder tratar al idiota como se merecía, de una manera diferente porque, antes de estos autores, en las instituciones concentracionarias como manicomios o cárceles, unos y otros estaban juntos. En el cuarto movimiento del pensar histórico-crítico hemos abundado en estas historias. La misma educación especial se denomina así no porque las personas sean especiales, diferentes, únicas, etc., sino porque en las instituciones de encierro se les reservó un lugar especial para ellos y, desde ese lugar, los pioneros comenzaron a plantearse si el idiota o el imbécil es o no educable. Aunque nos parezca aberrante, esta pregunta, en una época oscura para las personas con discapacidad, fue decisiva para su integración educativa.

La diferencia con el modelo social (con el cual seguiremos dialogando en otros capítulos) es que aquí, en los contextos de desventajas cognitivas, no existe solo una barrera social. No vale solo con el levántate y anda, sino que a veces es necesario agacharse y valorar al otro desde su desvalimiento. Un enfoque que se centre en las posibilidades agenciales no puede solo incidir en la dimensión emancipadora-liberadora, sino en las dimensiones expropiadoras-reapropiadoras. El modelo social, pues, es necesario pero insuficiente. Debe ser completado con un enfoque de posibilidades agenciales que reconozca a las personas en tanto seres encarnados que desean huir de la subalternidad epistémica pero no de sus fracturas cognitivas. La fractura debe estar integrada en el discurso y en aquel no lo está porque su origen es social y, por tanto, una forma de opresión. Con esto queremos decir que tanto el modelo social que aborda la discapacidad como el modelo médico o los modelos psicológicos que utilizan esta terminología siguen siendo explicativos y que necesitamos categorías comprensivas que sean útiles para abordar las interacciones e *interafecciones* humanas en tanto relaciones simbólicas. Las personas concretas, de carne y hueso, no se sienten oprimidas por ninguna categoría epistocrática. Aunque lo estén. La tarea del educador no es abrirle los ojos y liberar al discapacitado del yugo opresor, sino acompañarlo en su proceso de *reapropiación* narrativa de su identidad expropiada.

¿Es esto posible? Esta obra tratará de mostrar que no solo es posible, sino aplicable a la realidad para evitar lo que denominaremos una *injusticia epistémica*. Reconocer, producir y distribuir conocimiento desde las mismas fronteras cognitivas no es un recurso más para mejorar la calidad de vida sino una forma de justicia, libertad e igualdad real.

Si el silencio es una condición necesaria para la primera toma de nuestra conciencia de precariedad cognitiva, la voz rota es el posible modo de accionar y de transformar la tierra baldía de la frontera en una tierra llena de posibilidades. El binarismo cognitivo debe ser desmontado a favor de un nuevo hogar en el mismo terreno de nadie al cual algún día seremos enviados todos, todes, todas... No queremos pertenecer al norte cognitivo cuyos ideales son la autonomía personal, la suficiencia y el autogobierno. Tampoco queremos ser habitantes del sur cognitivo y vivir de la caridad, de la absoluta dependencia y de la discapacidad entendida como una desgracia personal. Queremos vivir en la misma frontera porque somos seres de frontera, porque no somos ni podremos llegar a ser totalmente independientes pero, con el apoyo mutuo entre hermanos de frontera, compartiremos nuestra interdependencia en una comunidad de voces rotas donde las mentes fronterizas tengan esperanza. Nuestra *ventaja epistémica* está en la comunidad y en esta nueva identidad rota.

Conversación con Susana, una mujer con discapacidad

Susana Anquetera tiene 42 años. Los profesionales la califican como persona con discapacidad intelectual ligera. En los últimos años, existe otro nombre para su condición: diversidad funcional intelectual. A ella le dijeron de pequeña que tenía retraso mental. Y añadieron: ligero, límite. Inteligencia límite. Ella se ve a sí misma sin renunciar a esta situación pero desea con todo su corazón poder abrirse al mundo y aportar toda la riqueza que lleva dentro.

Chema: ¿Cuáles son tus primeros recuerdos de vida?

Susana: Nací un 15 de julio de 1980 en el antiguo hospital La Fe de Valencia, con problemas de corazón, a los dos años de edad me operaron. Recuerdo que tenía dificultades para respirar cada vez que caminaba, hasta que me operaron de una de las válvulas del corazón. Poco a poco, ya podía caminar con normalidad sin agotarme, aunque en el día de hoy sigo con algunas dificultades, puedo hacer una vida normal, pero no puedo salir a correr ni hacer natación. En cuanto hago un poco más de esfuerzo o cuando voy con una persona que anda un poco más rápido que yo me canso un poco, pero por lo demás bien.

No recuerdo muy bien lo que hacía cuando estaba en el hospital ingresada, solo recuerdo que unas cuantas veces, no sé cómo lo hacía, si no podía dormir me salía de la cuna y me iba hasta la sala para encontrarme con las enfermeras. También había alguna que otra noche que me bajaba de la cama y eran tan altas que luego yo no podía volver a subir si no me ayudaban.

La persona que siempre cuidaba de mí era mi abuela, siempre estaba conmigo, ah y también mi abuelo, siempre me estaban llevando a los especialistas de la Fe, revisiones para ver mi estado de salud y cómo evolucionaba con el tiempo. Mis padres nunca cuidaron de mí, pues mi madre no se encontraba en buena situación mental para cuidar de mí, ya que tomaba medicamentos para la depresión y a veces estaba internada.

Recuerdo que era una niña como todas las demás, vivía sin preocupaciones, no tenía mucho en cuenta mis problemas de salud o si tenía una discapacidad intelectual, yo disfrutaba como cualquier otra niña con sus juegos, solo sé que me gustaba mucho jugar y que disfrutaba de los regalos que me hacían mis familiares. Para mi cumpleaños y en Navidad me lo pasaba en grande jugando a las casitas de Pin y Pon o la cocinita desmontable o con muñecas. Yo sola me distraía jugando.

Yo he tenido amigas como cualquier niña, disfrutaba mucho con mis amigas en la calle, no recuerdo muy bien los juegos. A algunas de ellas las conocí en el colegio, todavía conservo las amistades, aunque cada una de nosotras hacemos nuestras vidas, solo conservo dos amigas, las otras son compañeras y otras que conocí siendo un poco mayor en el colegio. Jugaba mucho en el colegio en la hora del patio y de vez en cuando me quedaba a veces a comer en el comedor, la verdad es que no notaban en mí si tenía discapacidad o no.

Recuerdo que en el colegio jugaba a muchos juegos, al escondite, a pillar, jugar a pillar es lo que más me cansaba al final. Jugaba también a saltar a la cuerda y a unas gomas que se ponían dos personas y se estiraba y la tercera hacía movimientos, se llamaba el pisotón. Jugaba también al juego de pollito inglés que consistía en que una persona decía unas palabras mirando a la pared y las otras van detrás moviéndose y cuando esta se daba la vuelta, los demás se tenían que quedar quietos y la que se giraba si otra se movía se tenía que ir hacia atrás, así todo el rato hasta tocar la pared con la mano y ser ganadora. También jugaba al juego del sambori y muchos otros más.

Chema: ¿Quién te habló por primera vez de la discapacidad? ¿Cómo viviste tú esta etiqueta que es ya parte de tu persona?

Susana: Mis abuelos fueron los que me cuidaron desde que nací y los que se encargaron de cuidarme y darme todo su amor y cariño pero como en todas las familias ocurre, a veces nos llevábamos bien y otras veces discutíamos.

Recuerdo que a veces me llevaban a un sitio donde se evalúa el estado de salud de una persona y te dicen si tienes discapacidad o necesitas cuidados de alguien. Me llevaron a un sitio de esos y pues se descubrió que yo tenía retraso mental ligero y problemas de corazón. Al principio solo se sabían esas dos cosas, pero con los años de adulta se ha descubierto que tengo más problemas de salud.

Yo, la verdad, nunca sabía lo que era eso de tener retraso mental, no era consciente, puesto que yo me veía como cualquier otra chica.

Me quedé sin madre cuando tenía solo cinco años, mi padre hacía otra vida, aunque yo tenía relación con él igualmente, pero el que tenía siempre la custodia mía y de mi hermano era mi abuelo. Mi hermano también tiene problemas mentales y de salud. La verdad es que la historia de mi familia fue bastante complicada, no quiero dar tantos detalles tristes.

Un día vi un documental en el que decían que en el país de Estados Unidos, en la ciudad de Nueva York, no recuerdo el sitio, había una institución donde a la gente con todo tipo de discapacidad se les dejaban ahí abandonados porque muchos médicos lo recomendaban, y pues descubrí que en ese lugar en concreto no los trataban muy bien que digamos, cuando les daban la medicación por ejemplo se la daban a todos con la misma cuchara, de uno en uno y también les daban de comer a toda velocidad, porque solo había dos personas trabajando para muchos, y si mordían varias veces al personal les quitaban los dientes y se quedaban sin ellos, y había pis y caca por todas partes, algunos tenían poca ropa y otros casi sin ropa, y había una habitación que ya no se encuentra en la que cuando se moría un paciente le sacaban el cerebro y lo metían en un tarro, y los tenían en las estanterías, qué horror y muchos se morían comiendo solos, qué atrocidades. En realidad era un programa de gente que investigaba sucesos paranormales y se metían ahí para pasar la noche, y saber cosas sobre ese lugar. Qué gente tan mala y lo peor los médicos que hicieran eso y que ellos siguieran su vida como si nada.

Chema: ¿Y el colegio? ¿Cómo te afecto todo esto en los estudios?
Susana: Las primeras letras que entendí las leí en un informe médico sobre mí, decía que tenía problemas de hiperactividad. Eso sí que lo recuerdo muy bien, no podía estar quieta, en clase, no paraba y hasta me castigaban, pero yo seguía a la mía, no sé yo si las maestras se darían cuenta de que yo tenía algún tipo de trastorno o discapacidad intelectual, creo que no llegaron a saberlo y en casa, mis abuelos, creo que tampoco porque nunca dijeron nada sobre mí. Lo único que sé es que una vez que se hartó la maestra de mí y para que estuviera quieta en mi asiento se le ocurrió la mejor idea de atarme con una cuerda sobre la silla hasta que se terminara la clase. Me castigaban continuamente y a veces molestaba a algún que otro compañero de clase y hasta incluso una tarde, en 3º de EGB, me castigaron un buen rato sin poder irme a casa, casi todos los días estaba castigada, y así durante años, me ponían contra la pared de pie o sentada en una esquina de la clase. Todavía tengo unas notas que me entregaban al final de cada trimestre y siempre me ponían que mi comportamiento debería mejorar. Está claro que no sabían nada sobre mi hiperactividad, a los niños que sufren de este trastorno los tachan de malos y siempre son castigados, no sé cuándo terminó mi hiperactividad, solo sé que recuerdo que conforme iba creciendo estaba más tranquila y me relajaba en las clases y más atención prestaba.

Yo en clase notaba algo diferente en mí, tenía muchos problemas a la hora de entender las materias y se me hacía difícil realizar en clase los ejercicios, éramos muchos alumnos y no podía yo seguir el ritmo de los demás y las maestras no tenían tiempo para mí, apenas podían explicarme algo. Muchas veces me quedaba con las dudas de entender, yo lo que hacía muchas veces era copiar y muchos ejercicios que no entendía los dejaba en blanco.

Aparte de tener problemas de entender algunas de las materias empecé a presentar problemas auditivos, notaba que en algunas ocasiones no oía bien en clase ni tampoco en casa, tenía que estar muy a menudo diciendo que me repitieran lo que me habían dicho. Así sucesivamente, al final mis abuelos me llevaron al médico y de allí al especialista, la verdad no sé por qué nunca me hicieron llevar prótesis auditivas, las he empezado a llevar siendo ya muy adulta, porque un día vi una publicidad.

También empecé a tener problemas de visión como le suele ocurrir a la gran mayoría de la gente y tener que empezar a utilizar gafas. No sé si es gracioso o qué pero en clase recuerdo que muchas veces cuando la profesora escribía en la pizarra no veía bien y yo, pues como siempre por no estar a todas horas preguntando, a ver qué ha puesto pues dejaba un trozo en blanco o escribía en mi libreta lo que creía que ponía en la pizarra. Cuando lo leía yo sonaba muy gracioso porque un día con una compañera repasando en su casa leyó el texto y la risa que nos entró de todas las chorradas que yo había escrito... pues como siempre tocaba corregir.

Mi abuela recuerdo que me apuntó a unas clases de repaso particulares en el pueblo, solía ir una o dos veces por semana. Las matemáticas lo más básico, sumas, restas y multiplicaciones, estuve un tiempo, no mucho, solo un poco, pero no sé por qué motivo mi abuela me dejó de llevar y no pude aprender más de forma particular, ya que no es lo mismo que te enseñen a ti solo que a un grupo de 30 personas en una clase y que los profesores no tengan tiempo para ti y sobre todo paciencia para enseñarte cosas que yo necesitaba aprender.

Chema: Deduzco por lo que me dices que has tenido una relación conflictiva con tus estudios.

Susana: Yo siempre he sido mala en los estudios por el motivo de mis problemas de aprendizaje y por falta de apoyo y de ayudas, que pocas veces me prestaban, pero a medida que yo iba creciendo me daba cuenta de que al fin lo que me gustaba era estudiar aunque tuviera todas estas dificultades.

Poco a poco yo me iba esforzando en comprender las materias de cada asignatura y por mostrar todavía mucho más interés en comprender. Yo nunca faltaba a clase ni llegaba tarde, solo faltaba a clase si algún día no me encontraba bien o tenía que ir al médico y siempre con las faltas justificadas. Cuando empecé a ir a primero de FP ya me puse bien las pilas cargadas y me las arreglaba para intentar aprobar más en los exámenes, pero terminaba suspendiendo algunas materias no porque yo no quisiera estudiar, sino por los problemas de falta de entender las cosas, pero poco a poco fui aprobando aunque me tocara repetir cursos.

Yo recuerdo de un profesor que tenía, me encantaban sus clases de historia y la verdad yo siempre estaba atenta a sus clases y la otra asignatura no recuerdo muy bien cuál era, y lo que sí recuerdo es que muchas veces cuando él hablaba de un tema yo prestaba mucha atención y hacía memoria y cuando algún día él preguntaba casi siempre yo levantaba el brazo y respondía bien a la pregunta. Eran las asignaturas que mejor se me daban. Con las matemáticas tenía todavía dificultades, con el inglés iba mejorando el idioma, algunos de los exámenes ya los iba superando aunque fuese con un cinco, aprobé FP y de ahí pasé al curso de comercio y *marketing*.

Chema: Con motivo de tus dificultades, ¿se metían contigo tus compañeros?

Susana: Nunca había yo sufrido acoso escolar pero a partir de los doce años empecé a sufrir lo que es llamado acoso escolar, primero algunos niños empezaron a llamarme cara de pato, y nunca entendí la razón, y no solamente los niños sino hasta algún que otro adulto. Yo intentaba no hacerles caso pero, aun así, seguían insultándome, yo nunca comprendí por qué lo hacían hasta que ya se les pasó. Estuve un tiempo sin insultos y sin meterse conmigo.

Pero cuando empecé a ir a la FP empezaron otra vez las burlas, alguna que otra compañera de clase, que si me decían que yo era una fea y entre ellas delante de mí decían cosas, hasta incluso me rayaron una chaqueta y pues ahí sí se puso la cosa seria porque los profesores se enteraron del tema (los nombres quedan en anónimo). Y ya me dejaron de hacer cosas.

Luego ya todo se calmó hasta que empecé a estudiar Comercio y Marketing, al principio del curso iba bien la cosa hasta que dos meses más tarde empezaron las burlas otra vez, éramos muy pocos en la clase, solo dos eran los más peligrosos por decirlo de alguna manera, si no recuerdo mal éramos unas seis o siete personas.

Una de ellas empezó a insultarme cada vez que yo hablaba, después empezaron a darme algún que otro golpe en el brazo, patadas por debajo de la mesa, a hacerme la vida imposible, así casi todos los días, rara vez algún día no me hacían nada. Hasta hubo una vez que me acusaron de algo que yo no había hecho como por ejemplo quitar uno de los borradores que había en la pizarra y meterlo dentro de mi cajón. Recuerdo que cuando no estábamos en clase venían otros alumnos a dar clase en nuestra aula, seguramente lo cogieron ellos y lo metieron ahí, y la casualidad hizo que fuese el sitio donde me sentaba yo en primera fila. Hasta alguna vez me maldecían. Cuando terminé el curso las pesadillas terminaron, ya no volví a tener nunca más problemas con los siguientes compañeros. Yo continué estudiando para formarme porque no sabía qué hacer, pero no me gustaba mucho lo que estaba haciendo y repetí curso. Nunca recibía ayuda de ninguna profesora o profesor, al contrario, había una profesora que cuando hacía mal los ejercicios le daba por decirme las cosas gritando, a esa profesora ya la conocía de otros cursos anteriores, pero terminé por cogerle manía, así que repetir curso no me sirvió de nada, cuando repetí al final del curso decidí dar fin a los estudios y no volver a estudiar nunca más en un instituto y me dediqué a hacer otras cosas que yo iba poco a poco descubriendo de mí misma, aparte de estar en la casa.

Chema: ¿Qué pensaste al acabar tu etapa como estudiante? ¿Qué esperabas de la vida?

Susana: Cuando ya terminé todos los estudios ya no sabía qué hacer ni qué estudiar, me quedaba todos los días y cuidaba de la casa. También me tocó quedarme en casa por el cuidado de mis abuelos, sobre todo de mi abuela ya que ella cada vez se iba valiendo menos por sí misma y no podía cuidarse ella sola, así que me tocó quedarme en casa. Mi abuela empezaba a tener lo que es el llamado Alzheimer, que es una enfermedad en la que vas poco a poco perdiendo la memoria y haciendo comportamientos un poco extraños y fuera de lo normal, ahí es cuando empezaron las sospechas de que algo no andaba bien pero en un principio no noté que era Alzheimer. Mi abuela algunas veces tenía alucinaciones, o no recordaba cosas, también una tarde se metió en la cama en pleno día, pensó que era de noche, también otra tarde le dio por gritarme que me fuera a dormir a las ocho, me dijo que por qué estaba despierta a esta hora y que no había nadie en la calle y cosas así. Así sucedieron otras cosas con el paso del tiempo pero sin saber al principio que se trataba de esa enfermedad.

Mi abuela poco a poco perdió la movilidad de andar, no podía levantarse, ella muchas veces se negaba a andar y se pasaba horas sentada hasta que ya le tocó ir en silla de ruedas, y mi abuelo tuvo que contratar a una mujer para poder cuidar a mi abuela ciertas horas, como cambiarla, lavarla y yo hacía lo que podía con ella. Así duró unos cuatro o cinco años. También se le hicieron agujeros en el culo y en los pies. Yo me encargaba del resto de la casa, iba a la farmacia a menudo y a comprar.

Un día me apunté a un taller para aprender manualidades y aprendí mucho, a pintar sobre tela, empecé a comprar material para poder pintar sobre tela, pinturas especiales, pinceles, telas, en ese tipo de taller éramos todo mujeres, todas más mayores que yo y algunas mujeres muy mayores. La verdad es que aprendí mucho y hacía muchas cosas, como camisetas, calcaba los dibujos y pintaba luego sobre la camiseta, también fundas de cojines, bolsas de tela para el pan.

Y como se me daba bien quise hacer un pequeño negocio, yo misma hacía todas esas cosas y luego se lo vendía a la gente, la verdad gané dinero, no recuerdo cuánto, pero no era mucho y lo ahorré para mis gastos. Estuve una temporada y recuerdo que pagaba unos dos o tres euros cuando iba, y la verdad no me salía caro porque yo disfrutaba. Ya no fui más porque la mujer que nos enseñaba no podía ir más a enseñar al lugar, una pena, me quedé con ganas de aprender a pintar más cosas.

Otro taller en el cual estuve también fue uno en el que hacíamos el belén de Navidad para el ayuntamiento, era gratuito y lo ofrecía la asistenta social, lo que más solíamos hacer era el belén para el ayuntamiento del pueblo, luego nos regalaban para Navidad las cajas del aguinaldo. Cuando yo lo conocí estaba en ese lugar, luego se trasladó a otro lugar pero seguimos con el taller, la mayoría de las personas eran gente con discapacidad y gente mayor.

Cuando yo empecé conocí a un familiar que no sabía que existía y ni siquiera mi padre me hablo de él, era un hermano que quedaba por parte de la madre de mi padre y cuando lo vi tenía casi toda la cara de mi padre, parecían padre e hijo. Y se lo dije a mi padre y me lo contó, me dijo que eran familia por parte de madre.

Yo adonde iba siempre conocía gente nueva y disfrutaba porque me lo pasaba muy bien y me sentía a gusto. Un buen día este taller también se cerró porque el hombre se jubiló y ya no pusieron más gente para poder continuar y ya se encargaban otras personas de ese trabajo para el resto de los años, nosotros nos quedamos sin hacer nada.

Ch: ¿Algún acontecimiento que haya marcado tu vida?

S: Cuando murieron mis abuelos mi vida cambió de manera brusca, primero murió mi abuela que estuvo durante tres días bastante mal en la cama, hacía ya varios meses que no se podía levantar, dio la casualidad de que murió el mismo día de su cumpleaños. Mi abuelo y yo nos quedamos solos en casa, estuvimos todo el verano en casa de una tía mía en el chalet, yo no quería estar allí pero no podía estar sola en casa. Luego murió mi abuelo. Un 6 de febrero de 2010, seis meses de diferencia con mi abuela, para mí fue un duro golpe porque no me esperaba que fuese tan pronto este final, perder casi al mismo tiempo a mis abuelos, con seis meses de diferencia, me tocó mudarme de casa y de pueblo y eso lo odié, tener que dejar toda mi vida con ellos. Así que empecé a comportarme de manera negativa conmigo misma durante un buen tiempo, me pasaba el día llorando a escondidas, por la noche también, me odiaba a mí misma, me hacía preguntas a mí misma, que para qué valgo yo en el mundo, que soy una inútil, el porqué me ha tocado tener discapacidad y estar tutelada, todo me daba igual, me portaba mal en casa, todo eran riñas con mi tía pero me daba igual, yo seguía con mi negatividad. No me gustaba vivir allí, en un chalet en el que apenas podía salir si no era con el autobús que tenía sus horarios para ir al pueblo, yo vivía en las afueras, lo pasaba realmente mal, negativa conmigo misma durante un buen tiempo.

Pero mi vida fue cambiando poco a poco de nuevo a la normalidad, mi tía me acompañó a un centro donde hay personas mayores y hay toda clase de actividades de gimnasia, hasta clases de memoria. Allí estuve durante unos años, conocí a una enfermera que se llamaba Susi, ella hacía talleres de memoria y de gimnasia, yo asistí a los dos, yo era la más joven de todos, los demás eran ancianos, algunos con estado de ánimo alegre y otros con estado de ánimo negativo. Recuerdo que en la clase de memoria la enfermera nos hacía a todos escribir en una hoja frases positivas que repetíamos continuamente, hasta incluso me dio por mirar cosas sobre meditación en internet, encontré mantras de cantos tibetanos y aprendí a meditar yo misma. Y poco a poco fui superando mi negatividad.

En septiembre del 2010 volví otra vez a las clases de dibujo y pintura en Liria, en la escuela de adultos, allí avancé mucho más con el dibujo, algunos de los dibujos que dibujaba eran más profesionales, me gustaba mucho dibujar con cartulina negra y tiza blanca y dibujaba rostros humanos, fue un reto para mí. Conocí a mucha gente, hacíamos excursiones y viajes, también me apunté a otro taller de manualidades pero esas no me gustaban mucho, eran restauración y pintura sobre vidrio, aprendí algo pero al siguiente año me apunté solo a dibujo.

Chema: Así que, al final de todas tus luchas y de tus estudios, entraste en un Centro Ocupacional. ¿Cómo recuerdas este nuevo cambio?

Susana: En algunas etapas de mi vida he tratado de comprender mi situación, el porqué a mí me sucedía esto, el porqué de lo otro, por qué yo soy así hasta llegar a un punto en el que me rechazaba a mí misma, no me gustaba nada de mí y hasta incluso me decía a mí misma que era un bicho raro. ¿Por qué estas sensaciones? Pues porque yo me fijaba mucho en las personas que no tenían ningún tipo de discapacidad y eran muy autónomas, no necesitaban tutor ni nada y que hacían su vida ellos mismos, como por ejemplo, tener trabajo, casarse, tener hijos, no tener ningún problema de discapacidad, en fin, un montón de situaciones. Yo siempre he estado rodeada de gente y amigas sin discapacidad y me daba envidia no ser totalmente autónoma, depender de tutores, eso me daba celos, me da ahora mismo hasta vergüenza reconocerlo mientras lo pienso y lo escribo, me ha costado años aceptarme a mí misma como persona y aprender a quererme y a valorar los pequeños regalos que me ha entregado la vida.

Mi tía solicitó una plaza en el centro ocupacional del pueblo de Liria, pero no sé qué pasaba que no me llegaba, así que después de un tiempo de espera me tocó ir al centro ocupacional del Villar del Arzobispo. Cuando nos llamaron fuimos al centro para visitar cómo era ese sitio, la verdad estaba bastante bien ese centro, el centro ocupacional se sitúa arriba en el pueblo, al lado del ayuntamiento y es para personas más dependientes, con discapacidad tanto física como intelectual, hay tres talleres y yo tenía que elegir entre uno de los tres, taller de artesanía, taller de falla, taller de velas y en el de velas también se hacen pulseras, collares, monederos. Pues me apunté en el taller de velas.

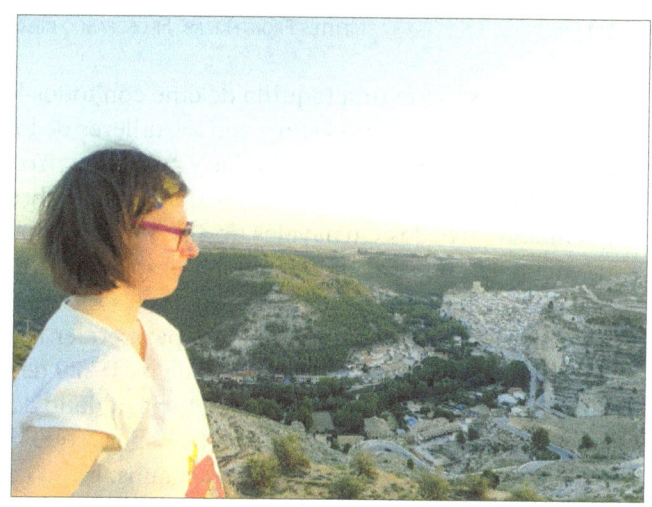

Susana Antequera,
maestra socrática de la
Escuela de Pensamiento Libre
(Fotografía de Susana)

Durante el tiempo que estuve en ese centro aprendí a hacer varias cosas y me lo pasé muy bien, estuve un par de años, y en ese centro, aparte de aprender a hacer cosas, aprendí a hacer pequeños trabajos de oficina, como hacer llamadas, contestar el teléfono, hacer plantillas para los trabajadores, documentos para fichar su entrada en el trabajo y salida, rellenar fichas de los nombres de los usuarios del centro que se quedan en la residencia, también aprendí a hacer el calendario de cada día del mes con las actividades que teníamos con pictogramas, y aprendí a triturar papel. Aparte de todo eso, también yo hacía rehabilitación para mis problemas de espalda, de cuello...

En ese centro hacía actividades como salir a caminar en grupo una vez cada quince días con la monitora, porque hay dos grupos, uno va un día con la monitora a caminar más rápido y otra semana los que caminan más despacio van por el pueblo.

Yo también hacía salidas de excursiones como caminar por la ciudad de Valencia, un buen rato por el río Turia, hice un viaje con ellos a un pueblo que se llama La Iglesuela del Cid, en una casa rural y visité los pueblos de alrededor, y otra salida que hice a ver la mascletá de Valencia en la zona de la gente con discapacidad y luego comer y volver al centro.

Otras actividades que también hacía es que todas las semanas veía películas en el comedor, eso eran los viernes, y otros viernes hacíamos actividades con parejas, se hacían juegos para elegir la pareja, y hasta con una taquilla de cine con todos los carteles de las películas que se habían visto y con los talleres de los nombres que la organizaban, y hasta con entradas y palomitas. Yo también disfruté de las Fallas de allí, del centro ocupacional, sobre todo cuando la quemaban, y de los carnavales de allí, y dormí una noche en el centro ocupacional y, al día siguiente, después de los carnavales y de la fiesta, de tanto baile tenía dolores en las piernas, pero me lo pasé muy bien. El problema era que para para poder ir a ese centro tenía que madrugar mucho, coger el bus de las 07:20 de la mañana, bajaba a otra parada en la carretera de Liria, al lado de un colegio, para luego tener que esperar y coger el transporte que me llevaba al centro ocupacional. Estuve durante dos años, luego cambié de centro.

Un día llamaron por teléfono a mi tía diciendo que ya tenían una plaza en el centro ocupacional del Prat en Liria, después de tanto tiempo de espera, mi tía me preguntó y yo con mucho gusto dije que sí y a los pocos días me cambié de centro y me despedí de mis compañeros, ya no volví más a ese centro, solo que de vez en cuando les llamaba para preguntar.

En ese centro ocupacional también aprendí mucho, allí hice un par de viajes, en ese centro estuve en un taller de carpetas y aprendí a medir los lomos de las carpetas, el material que se utilizaba era cartón duro y muestras de lo que es el papel de dibujo que se utiliza para decorar las paredes, quedaban muy bonitas una vez terminadas.

También en el centro disponían de otros talleres como el de hacer libretas, consistía en coger folios y contar las hojas que tenía que tener la libreta, coger imágenes de Google y trasladar el programa para modificar lo que fuese, de eso se encargaba la monitora del taller y luego se plastificaba y se colocaba el gusanillo y así es como se hacía una libreta de forma artesanal. También se hacían salvamanteles para la mesa siguiendo un patrón diferente en que se pintaban dibujos y luego se recortaban y se pegaban sobre cartulina y se plastificaban.

Las actividades que hacía yo en ese centro eran: ir al mercado algunos jueves que tocaba ir al mercado a vender las cosas que hacíamos. También una vez por semana iba al bar a almorzar por la mañana y a la biblioteca con los compañeros de mi taller y con otro. También hacíamos otras actividades extra como ir a teatros y algunos viajes.

Chema: ¿Qué supuso para ti, siendo ya una persona adulta, formar parte de un taller de pensamiento libre?

Susana: Uno de los talleres más curiosos que se realizaban en el centro ocupacional de Liria era el del pensamiento libre, que consistía en dialogar, pensar y razonar sobre preguntas que nos hacemos, sobre saber qué eran las cosas malas y las buenas, sobre la ética y moral. Elegíamos un tema y compartíamos nuestros pensamientos e inquietudes, se hacían preguntas sobre el tema y se escribía en una pizarra y luego en nuestra libreta de pensamientos y luego cada uno pensaba libremente lo que creía. El primer día que yo realicé ese taller se sorprendieron mucho con mis respuestas. La verdad, me gustan mucho los temas en general y debatirlos y compartir lo que pienso acerca de ellos.

A lo largo de las semanas, mientras duró este taller, fui descubriendo poco a poco que quería volver a retomar mis estudios, pensé que era una buena oportunidad después de mucho tiempo sin estudiar. La última vez que estudié fue en el año 2004.

Ch: ¿Quieres decir que, ya adulta, te volviste a incorporar al mundo de los estudios?

S: Hablé sobre el tema al director y a mi monitora y al profesor del taller de pensamiento libre, tú mismo, Chema, ¿te acuerdas? Me apoyasteis todos y me apunté al instituto. Llevaba ya casi 15 años internada en unos y en otros centros. Hablasteis primero con mi tía porque es mi tutora y yo no podía firmar ningún documento por estar incapacitada, ella pensó que no iba a ser capaz de estudiar pero finalmente la convencisteis, se reunieron todos los papeles y todos mis diplomas de estudios, y esperé para ver si me daban la plaza en ese centro ya que solo podía haber una persona con discapacidad, por eso de la reserva para minusválidos, finalmente no se apuntó nadie más y pude entrar.

Hice el curso de grado medio de Gestión Administrativa. Al principio de curso tuve algunas dificultades para estudiar porque hacía mucho tiempo que yo no estudiaba, suspendía algunos exámenes, pero como hacían recuperación, pues tenía más oportunidades y la conseguía aprobar. Si alguna asignatura no conseguía aprobar en junio la aprobaba en septiembre, tenía buenos profesores y compañeros, no sufrí nada de *bullying*, al principio del curso me daba un poco de miedo o vergüenza acercarme a mis compañeros, la verdad es que tuve muy buen trato.

El primer curso de grado medio me cambié de casa y de lugar de residencia, nos trasladamos a un barrio de Valencia, en Benimamet. El primer curso lo llevé bien todo, pero luego ya en el segundo curso de ese grado ya no lo llevé tan bien. Empecé a tener dificultades con las asignaturas ya que eran un poco más complicadas y no las conseguía aprobar.

El motivo por el que no conseguía aprobar era que yo seguía yendo al centro ocupacional, me daban la oportunidad de estar por las mañanas en el instituto y al medio día, un poco antes de las dos, me daban permiso en el instituto para coger el bus y poder ir al centro ocupacional ya que a las tres se terminaba la cocina, algún día que tenía examen, me tocaba ir andando y comer unos minutos más tarde. Lo que me pasó en ese curso es que al cambiar de casa y marcharme a la ciudad me surgieron más problemas para estudiar y para descansar. Me levantaba a las 05:30 de la mañana para coger el tren y llegar hasta el pueblo de Liria y posteriormente coger el bus para ir hasta el instituto que estaba lejos, luego caminar un tramo porque sobre las 08:00 tenía que estar allí, antes de que sonara el timbre para entrar a clase.

Como dije anteriormente no descansaba, me pasaba horas fuera de casa, después de clase me iba también al centro ocupacional a comer y a pasar la tarde, llegaba a casa sobre las 18:00 de la tarde, casi no tenía tiempo para descansar, tomaba mi merienda y me ponía a hacer las tareas y estudiar, pero tenía muchas complicaciones para memorizar y entender algunas asignaturas, terminaba agotada y lloraba cuando suspendía algún examen.

En el centro ocupacional el director y mi monitora me dieron la posibilidad de cambiar de instituto pero yo no quería dejar el centro porque me gustaba estar allí. Otras veces ya me aconsejaron pero esta vez al final tuve que decir que lo dejaría, antes tenía que terminar el curso, lo que me quedaba, porque más de una vez estuve a punto de renunciar, pero me armé de valor y continué. Lo que hice fue estudiar todos los días para aprobar dos de las asignaturas, como estaba en segundo y tenía varias asignaturas suspendidas no podía hacer las prácticas, por el límite de horas que establecían, durante tres meses me dediqué a repasar todos los días y en el examen de recuperación las aprobé con muy buenas notas. Me hacía mis propios resúmenes de cada tema y mis trucos de memoria, con eso aprobé. También aprobé una asignatura que me quedó pendiente del curso anterior. En el segundo curso renuncié a tres asignaturas, una de ellas por un motivo personal de médicos y no hice la recuperación y las otras dos porque las profesoras no me apoyaron en nada.

En septiembre de 2018, al fin, cambié de instituto, fui al de Benimamet, en el barrio donde estoy viviendo actualmente, solo me quedaron tres asignaturas y las clases eran por las tardes, seguía teniendo dificultades en alguna asignatura. Pero al final conseguí aprobar el curso. La verdad es que este cambio de instituto y dejar atrás el centro ocupacional me dio buenos resultados, a veces pienso que si no hubiese cambiado de instituto seguiría suspendiendo. En una de las asignaturas que me suspendieron, la profesora no nos hacía examen pero sí nos hacía hacer trabajos y valoraba los trabajos y al final del curso llegué a aprobar con buena nota. El profesor de Contabilidad no hacía los exámenes difíciles y nos hacía hacer bastantes trabajos y todo eso lo puntuaba. En la asignatura de Tesorería seguía teniendo algunos problemas para comprender pero tenía compañeras en clase que me ayudaban a entender los ejercicios.

Volviendo al principio del curso, cuando yo me inscribí me acompañó mi tía y ella explicó en la secretaría que yo procedía de otro instituto y que iba a venir ahora a vivir aquí, tenía que cambiarme y además dijo que yo me había escrito con la reserva sobre la gente con discapacidad. Así que me inscribí sin problema, el único papel que me faltaba por entregar era el de la discapacidad, al empezar el instituto lo entregué al director. Pasaban los días y recuerdo que en el otro instituto hacíamos las cosas a mano, utilizando plantillas y no utilizando el ordenador con el programa Excel, poniendo fórmulas para hacer cálculos, en eso tenía problemas porque en el segundo curso no había asignatura de informática, la nueva profesora sí que utilizaba el ordenador durante todo el curso, un par de profesores se daban cuenta de que yo tenía dificultades pero no sabían el porqué y el profesor de Tesorería me decía que yo tenía que buscar un profesor particular de repaso si quería aprobar.

Cuando le dije a mi tía eso a ella no le parecía bien que yo me buscara un profesor particular y que ese profesor debería de explicarme las veces que hiciera falta las lecciones, así me lo dijo hasta casi final de curso, mi tía me insistía una y otra vez que ella quería ir a hablar con mi tutora y explicarle mi situación.

Cuando mi tía les habló sobre mi vida y toda mi situación se sorprendieron muchísimo porque no sabían nada y nadie les había dicho nada sobre mí, hasta que el director sacó mi informe, al parecer anteriormente lo había guardado sin ni siquiera leerlo. Pero al fin todo se solucionó, poco a poco iba llevando mejor las asignaturas y pude aprobar todas.

Chema: ¿Me puedes explicar que es esto de que eres una maestra socrática en la escuela de pensamiento libre de Valencia?

Susana: He acudido durante un año a las clases de la escuela de pensamiento libre. Allí conocí a un grupo de 25 personas con discapacidad, era la primera vez que iba a un sitio así, con gente desconocida. Yo me presenté cuando me nombraron y dije de todo, mis estudios y de dónde venía, hablamos sobre el tema de la historia de una manera muy especial, una especie de cuento para pensar, cada uno leyó un párrafo, después se hicieron preguntas y cada uno contestó y opinó sobre esas preguntas. También hicimos un pequeño juego que consistía en unas tarjetas que teníamos cada uno y teníamos que buscar la pareja y después había que contestar unas preguntas que había en el papel para conocer a la persona. Yo en la pregunta de la historia de la mesa pregunté si a veces las personas nos hacemos las víctimas, también hacían preguntas sobre si la gente es cómoda o es responsable o es culpable o se siente culpable. Estuvo bastante interesante el tema, pues no me importaría repetir otra vez, ir allí ya que ya tengo experiencia sobre el pensamiento libre, pues el centro ocupacional cuando yo estaba allí tenía el taller de pensamiento libre y siempre participaba.

He estado leyendo también el libro de la escuela de pensamiento libre que se llama el *Semillero*. He aprendido muchas cosas en ese libro, actividades acerca de cómo presentarse y hacer preguntas, el juego del jarrón y del ovillo, también el juego de la dinámica de los saludos, cada uno tenía que inventarse su propio saludo y luego recordarlo.

Una de las experiencias que tuve al ser maestra es que fui a dar una charla. Nunca había dado una charla ni consideraba que lo que yo pudiera decir tenía importancia. Se ve que cuando eres maestra de esta escuela no solo aprendes cosas, sino que los demás te valoran mucho a ti misma, lo que tú eres y esas dificultades que has tenido son parte de ti, algo que no hay que esconder. En esa charla tenía que hablar sobre mi experiencia con los estudios teniendo discapacidad, todas mis pruebas y superaciones, lo que estudié y el tiempo que me costó superar el curso de grado medio de Gestión Administrativa. Era un sitio con mucho espacio y mucha gente, no sé si habría por lo menos unas 200 personas.

En la escuela también he descubierto otros libros. Estoy leyendo el libro de Paloma, una chica con síndrome de Down, y cada día descubro algo nuevo de ella, que ella poco a poco se iba dando cuenta de que era diferente, iba descubriendo que ella tenía síndrome de Down, pero los padres le ocultaban información, nunca le querían responder, se lo negaban y la echaban del salón.

Por mi parte yo pienso que, a toda persona con algún tipo de discapacidad, la familia debería de contarle lo que tiene y no ocultarle cosas, porque tenga alguien síndrome de Down no significa que no tenga derecho a saberlo, hay muchas familias que no les dicen a sus hijos que tienen alguna discapacidad, siempre les ocultan información. Todos tenemos capacidad de razonar y de pensar sobre nosotros y saber cuál es nuestra identidad. En el libro de Paloma he descubierto otras cosas sobre ella, que buscaba trabajo y que aprendió a usar el ordenador, a escribir y que era muy puntual en el trabajo y le gustaba ir bien arreglada y que no le gustaba irse del trabajo sin terminarlo. Bueno, pienso yo, eso ya es mucho, por mucho que quieras terminar el trabajo para no dejarlo al día siguiente sin terminar hay que salir a la hora que se termina. Y lo demás ya se termina para el día siguiente.

En el libro de la escuela de pensamiento libre, el *Semillero*, en el apartado de saber decir NO de forma positiva y de otra negativa, explican que hay que saber diferenciarlo y saber cuándo hay que usar esas palabras y de qué modo. Muchas veces las personas no sabemos decir NO de forma positiva, ya sea por el miedo al qué dirán si no hacemos caso o porque no sabemos cómo actuar ante una situación. Muchas veces hacemos favores a las personas y siempre el mismo favor a la misma persona, al final esa persona se aprovecha de ti, siempre hay que ponerlas en su lugar desde el principio porque si no luego lo que puede ocurrir es que si siempre decimos Sí a todo, al final esa persona se enfada. Está bien hacerle de vez en cuando algún favor pero no siempre.

Otra de las veces decimos NO de forma negativa. Es que siempre hay gente que dice NO de forma negativa diciendo lo que no se debe hacer, puede ser una prohibición para bien de una persona o para mal, pero a veces se dice NO de forma muy exigente y negativa.

Chema: ¿Quieres añadir alguna cosa más?

Susana: Hoy en día se sigue usando una palabra que no me gusta nada: minusvalía.

Esta palabra se utiliza para referirse a una persona con algún tipo de discapacidad, pero pienso que esta palabra se debería de dejar de usar, no me gusta ese término.

Minusvalía no es la palabra adecuada y es mal sonante y fea, yo tengo unas limitaciones pero eso no significa que yo sea menos persona, que no tenga capacidad para razonar, pensar o hacer cualquier actividad como otra persona sin discapacidad.

Yo quiero defender y tener unos derechos como cualquier otra persona, yo a lo largo de los años me he esforzado mucho en aprender y sacarme titulaciones de estudios para en algún futuro tener un trabajo como cualquier otra persona.

Yo no necesito ayuda ni darle lástima a la gente, solo quiero apoyo y que la gente me apoye y vea el lado positivo de una persona con discapacidad o diversidad funcional como se dice actualmente.

Por eso deberíamos de eliminar la palabra minusvalía, nadie es menos válido que otra persona, por eso aunque tengamos discapacidad, dentro de la discapacidad también estamos capacitados, y por eso quiero defender tanto mis derechos a un futuro en el trabajo como los derechos de otras personas con discapacidad que también deberían entrar en el mundo laboral. Aunque muchas personas no puedan trabajar siguen siendo importantes y valiosas.

SEGUNDO MOVIMIENTO DEL PENSAR EPISTEMOLÓGICO:

EL ENFOQUE PENSAMIENTO LIBRE

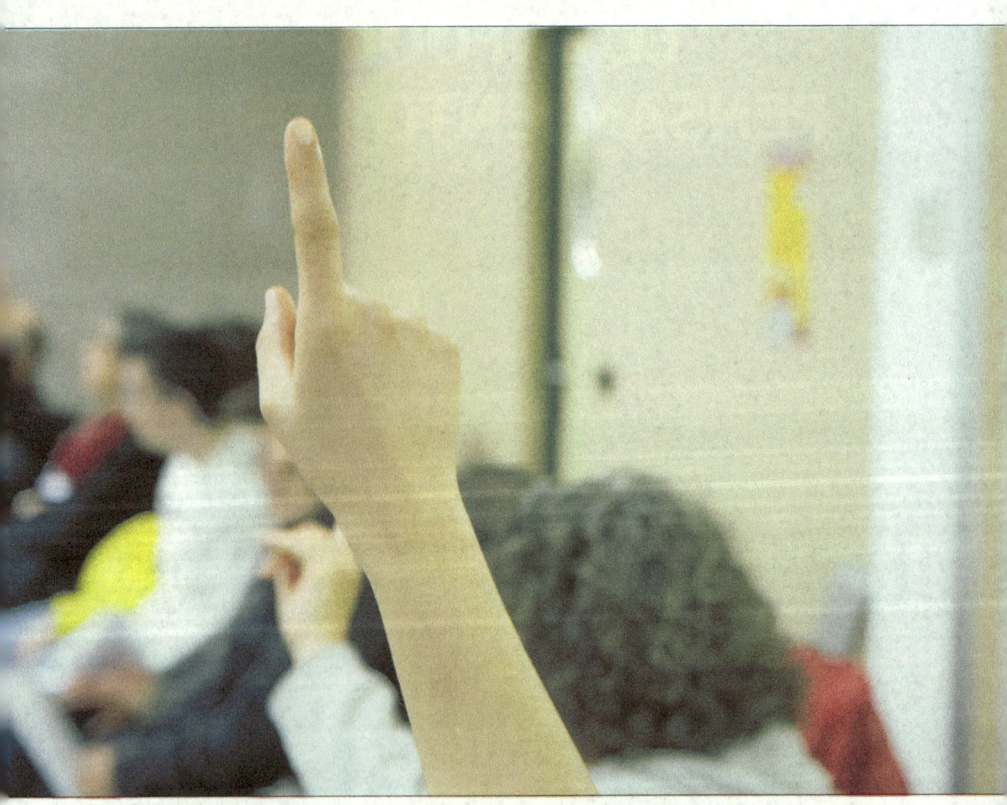

Una persona interviene en una de las sesiones
de la Escuela de Pensamiento Libre
(Fotografía de Nathalie Lhuissier)

3

NUEVAS DEFINICIONES Y DIÁLOGOS

El enfoque pensamiento libre es un plan de resistencia epistémica y a la vez de florecimiento humano que trata de delimitar un nuevo territorio en las fronteras de la cognición humana. Para ello, proponemos nuevas categorías analíticas y una serie de pilares o principios básicos que las justifiquen. En este movimiento del pensar teórico nos centraremos en esa nueva categoría comprensiva que venimos denominando de una manera metafórica como voces rotas y de una manera colonial capacitista como mentes fronterizas y que ahora explicaremos desde la idea de desventajas cognitivas. Una vez mostrado este nuevo concepto y sus posibilidades analíticas, justificaremos nuestro enfoque desde cinco puntos de vista: epistemológico, hermenéutico, pedagógico, moral y político y desde las nuevas teorías de la justicia. Estos puntos de vista irán acompañados de lo que denominamos como pilares o postes desde los cuales vigilar ese nuevo territorio en el que habitan las mentes fronterizas.

3.1. Delimitando los bordes fronterizos

En el primer movimiento del pensar hemos detectado al enemigo, ese monstruo dotado de tres temibles tentáculos que en cualquier momento puede invadir nuestras tierras comunales fronterizas y derrotarnos. Estamos preparados siempre para esa posibilidad de invasión, pero no por ello renunciamos a resistir y a florecer. Es necesario vivir como si el monstruo no estuviese ahí. Por ello, hemos tratado de delimitar nuestro espacio fronterizo siguiendo el modelo de aquellas tierras comunales medievales que no pertenecían ni al señor feudal ni eran propiedad privada de los nuevos terratenientes. Eran espacios compartidos, tierras de nadie donde las comuneras y comuneros podían sembrar los terrenos y vivir (relativamente) en paz. Defendían sus tierras con un sistema denominado *beating the bounds*, un ritual de rondas por el perímetro del espacio comunal para avisar de cualquier incidencia. El estudioso de los comunes, Bollier, lo explica de esta manera:

> En tiempos medievales, los comuneros tenían una costumbre llamada *beating the bounds* que consistía en caminar por el perímetro de su bosque o tierra comunal como parte de una celebración comunitaria anual que servía también para patrullar las fronteras comunes. (Bollier 2014: 137)

Si en el primer movimiento del pensar hemos realizado un diagnóstico y hemos sostenido la primera intuición a modo de tesis, en este segundo movimiento defenderemos la necesidad de una lucha contra el monstruo del *colonialismo capacitista*, defenderemos la necesidad de un compromiso teórico y a la vez práctico, de una utopía posible que no solo nos indique el camino, sino que nos enseñe a habitar en esas tierras de nadie de la frontera, que ahora es nuestra nueva casa del ser. A esa búsqueda continua la hemos denominado enfoque pensamiento libre.

Formulamos, pues, la segunda intuición de la siguiente manera: en las fronteras de la cognición humana es posible crear zonas libres del imperio de lo cognitivo en las cuales poder elaborar planes de resistencia epistémica y de florecimiento humano. A esa zona libre la hemos denominado enfoque pensamiento libre, un plan de resistencia epistémica que se asienta sobre cinco pilares básicos: la fraternidad epistémica, la justicia epistémica, la interdependencia, la *igualibertad* y una metodología pedagógica cuidante.

Si estamos resueltos a llevar a cabo este plan necesitaremos plantar mojones, pilares, es decir, principios rectores que nos guíen por el nuevo territorio que deseamos defender. Norte, sur, este y oeste estarán vigilados por esas ideas reguladoras que tienen la vocación de convertirse en planes reales, en *realizaciones* en las cuales las mentes fronterizas tomen la palabra y *accionen* la puesta en marcha de esas zonas.

Tal y como sostenía una de las teóricas y activistas más luminosas de las zonas fronterizas, Gloria Anzaldúa, una frontera no es lo mismo que un territorio fronterizo. Dice así:

> La frontera es una línea divisoria (…). Un territorio fronterizo es un lugar vago e indefinido creado por el residuo emocional de una linde contra natura. Está en un estado constante de transición. Sus habitantes son los prohibidos. Ahí viven los atravesados: los bizcos, los perversos, los *queer*, los problemáticos, los chuchos callejeros, los mulatos, los de raza mezclada, los medio muertos. En resumen, quienes cruzan, quienes pasan por encima o atraviesan los límites de lo normal. (Anzaldúa 2016: 46)

Las mentes fronterizas, en tanto expropiadas de su propia identidad, deberán aprender a vivir en una tierra ingrata y a desarrollar esa facultad de resistencia y de florecimiento. Las mentes fronterizas, a diferencia de los migrantes reales, proceden del norte y del sur. Las mentes del norte han sido mentes autónomas, independientes, libres; han podido decidir y, debido a sus enfermedades degenerativas con consecuencias cognitivas o a sus trastornos mentales sobrevenidos, están ahora en ese territorio de nadie que no les pertenece. Las mentes del sur nacieron ya dependientes, con discapacidades de nacimiento y durante toda su vida han sido tuteladas y han sido atendidas. Tanto unas como otras se encuentran en esa tierra de nadie donde no les dejarán habitar porque esa tierra es de las empresas que los cuidan o de los estados que las protegen (con el permiso de las familias que los quieren y tratan de ayudar).

3.2. Nueva definición mestiza: personas con fracturas cognitivas

Eva, Juan Carlos, Carla u Oriol son mentes fronterizas que han sido definidas por los modelos médicos o psicológicos como discapacitados, enfermos, dementes o deteriorados. Y lo son. Un modelo médico o psicológico tiene la obligación de diagnosticar y tratar. Como venimos diciendo, no es incompatible ser parte de un colectivo y mantener intersecciones con otros colectivos que comparten ese territorio de frontera al que venimos aludiendo. Esa intersección, ese *entre*, esa tierra donde las fronteras de la cognición humana se difuminan no puede ser definida por categorías médicas, psicológicas o sociales dado que no estamos hablando de un diagnóstico médico o psicológico ni de un hecho social. Necesitamos, por ello, echar mano del *stand-point* (lugar de enunciación) filosófico, epistemológico para poder definir de una manera fluida y porosa la cualidad básica que caracteriza a una mente fronteriza. A esa cualidad la denominaremos fractura cognitiva y a las mentes que la poseen, personas con fracturas cognitivas.

Necesitaremos, en esta fase de la articulación de la propuesta, dialogar con dos modelos de éxito a la hora de tratar las diferentes formas de discapacidad, que han supuesto un cambio sustancial de enfoque: pasar de la mirada biomédica a la mirada de derechos y diversidad humana.

3.3. Dialogando con el modelo social y de derechos civiles. Otra visión de la discapacidad

El modelo social y de derechos civiles nació en los años 70 del siglo XX y lo encabezaron personas con discapacidades físicas. Activistas que, cabalgando sobre sus sillas de ruedas, protagonizaron este movimiento sociopolítico y aportaron las innovaciones teóricas necesarias para comprender la discapacidad (*disability*) desde un *stand-point* social. Los logros de este modelo son evidentes y, sin embargo, en los propios logros están las limitaciones. Muchas de las conquistas realizadas por personas con discapacidades físicas y

sensoriales pueden ser aplicados a personas con fracturas cognitivas. Pero otros no. Las circunstancias no son las mismas. Veámoslo:
   Durante los últimos cincuenta años, los discursos explicativos
del fenómeno de la discapacidad han tratado de convertirlo en una
categoría política relevante a la hora de entender la dimensión social de un asunto que, a lo largo de la historia, había sido reducido a
un problema personal en forma de desgracia o enfermedad. Al igual
que en otras reivindicaciones sociales tales como el feminismo o el
racismo, los sujetos discapacitados reclamaron para su lucha una
nueva manera de mirar la discapacidad como construcción social.
Soy discapacitado porque existe una sociedad discapacitante. Soy
ciego porque la sociedad me discapacita y coloca barreras que impiden mi libertad e igualdad. Nos encontramos, pues, ante un problema de discriminación o marginación social que debe atacarse
mediante la eliminación de las barreras que la sociedad impone.
   Junto a los activistas con discapacidad surgen, como veremos,
una serie de teóricos también activistas, procedentes del campo de
la sociología, que sientan las bases de esta nueva categoría. El discurso de denuncia del capacitismo ha supuesto un avance considerable con respecto a los discursos anteriores de carácter médico o
psicológico. Hoy día es habitual escuchar la expresión discapacidad
como sustituta de enfermedad o de minusvalía. El modelo social ha
sido el mayor logro de los activistas y teóricos de los derechos humanos en todos estos años. Uno de los hitos de este discurso se halla en la Convención Internacional sobre los Derechos de las Personas con Discapacidad promulgada por Naciones Unidas en 2006. La
categoría discapacidad, pues, tiene vida política propia y es parte
de las políticas públicas de *distribución* de los derechos de las personas, entendidos como bienes básicos que generan justicia social.
   Resumamos algunos pasos de cómo se gestó este proceso:

⇨ En 1948, el sociólogo estadounidense Roger G. Barker apunta en
un artículo académico:

La persona con discapacidad motora está en una posición
que no es diferente a la del negro, el judío y cualquier otra
minoría racial o religiosa poco favorecida. (Barker 1948: 32)

⇨ En los años 60 y 70, la identidad de las minorías se estaba planteando en términos políticos más que económicos. Y para ello había que trascender las categoría marxistas como, por ejemplo, el concepto de explotación. Se necesitaba otra categoría que remitiera a las condiciones materiales y no solo a las laborales. Nace así el concepto de opresión aplicado a algunas minorías que lo reivindican como bandera de las nuevas luchas sociales: la minoría negra es *oprimida* por la mayoría blanca, la mujer es *oprimida* por el hombre, el indígena es *oprimido* por el criollo. Mientras tanto, los cojos, ciegos, quienes iban en silla de ruedas o habían sufrido accidentes incapacitantes seguían siendo lisiados, impedidos o, en nuestro contexto, minusválidos. No bastaba con elaborar leyes para mejorar las condiciones de salud de los enfermos (como, por ejemplo, la National Assistance Act de 1948), ni con otorgar subsidios. Esa necesidad de encontrar una nueva categoría cristalizó con el nacimiento de la Union of the Physically Impaired Against Segregation (UPIAS), en Londres, en 1976. Su manifiesto fundacional proclama la siguiente tesis:

La discapacidad es una forma particular de opresión social. (UPIAS 1976: 4)

⇨ La justificación teórica de esta consigna llegará en la década de los 80 de mano de los fundadores e ideólogos de la UPIAS, Paul Hunt y Vic Finkelstein (sudafricano defensor de los derechos civiles en el contexto del *apartheid*) y de otros teóricos con discapacidades físicas como los británicos Paul Abberley, Mike Oliver y Colin Barnes. Aunque en EE UU las luchas individuales estaban más avanzadas, el denominado modelo social se gestó en las universidades del Reino Unido. A medida que los *disability studies* (estudios de discapacidad) desarrollaron la teoría, la revista *Disability, Handicap and Society,* lanzada por Mike Oliver y Len Barton en 1986, se encargó de difundirla. Desde sus incios, la organización, que en 1993 pasaría a ser simplemente *Disability and Society* ha marcado la ortodoxia del modelo social y su influencia en los diseños de las políticas sociales más transformadoras en el ámbito de la discapacidad ha sido decisiva a nivel mundial.

⇨ En EE UU, la asociación de referencia es la Society for Disability Studies cuyo órgano de difusión es la revista *Disability Studies Quarterly*, editada en la Universidad de Ohio.

¿Cómo se produce este salto del modelo médico funcional al modelo social y político?

Entenderemos mejor el proceso si nos remontamos al padre de la sociología moderna y a su obra cumbre. En *Las reglas del método sociológico* (1988), Emile Durkheim dejó claro que existen hechos sociales y que esos hechos, rememorando el discurso del método de su paisano Descartes, tienen un método propio de análisis independiente de la filosofía, de la física o de la psicología. Las categorías clase, género o discapacidad cumplen con esta regla de necesaria *exterioridad* del concepto: su universalidad, su coerción y su independencia de la manifestación individual.

Los sociólogos ingleses de la discapacidad no inventaron la categoría *disability* que ya era una categoría médica socialmente admitida, sino que le otorgaron una nueva intencionalidad de carácter sociológico y a la vez con un gran potencial reivindicativo. Para ello, relacionaron la idea de discapacidad con la de opresión.

UPIAS lo deja claro en sus principios fundacionales:

Impedimento: falta de parte o de todo un miembro o la posesión de un miembro, órgano o mecanismo corporal deficiente.

Discapacidad: perjuicio o restricción de la actividades causada por una organización social contemporánea que ignora completa o parcialmente a las personas con impedimentos físicos y, por tanto, las excluye de las actividades sociales. (UPIAS 1976: 3-4)

Los sociólogos realizan la nueva fundamentación basada en la teoría de la opresión social (Oliver 1983). El nuevo supuesto no parte solo de que la discapacidad es una categoría social, sino de que es una imposición social (Oliver 2008), y de que esa imposición social es opresora.

Estos dos pasos son necesarios para instaurar el nuevo modelo: admitir la categoría y recategorizarla en tanto imposición opresora. Este concepto lo tematiza otro sociólogo con discapacidad británico, Paul Abberley, cuyos artículos en la mencionada *Disability, Handicap and Society* son de referencia obligada (Abberley 1987). La conciencia de opresión que propugna supone que la persona sea consciente de que su desventaja no es una cuestión natural, sino un producto social y político; supone que admita que su desventaja no es fruto de una desgracia.

La crítica que realizan Berger y Luckmann en su obra *La construcción social de la realidad* (1984), un título equívoco ya que admiten y a la vez critican esa construcción, disecciona ese sociologismo que analiza los hechos sociales como cosas (la *choséité*, la coseidad), como realidades objetivas, exteriores a los individuos. El resultado de este sociologismo podría ser la "reificación de la realidad social" (Berger y Luhkmann 1984: 116).

El gran valor del modelo social clásico, su *virtus*, es la potencia a la hora de abordar el cambio social, otra categoría sociológica imprescindible para poder hablar de movimientos sociales y de transformación social. Y sin este horizonte, a pesar de los puntos ciegos del modelo, estamos abocados de nuevo al individualismo, a la ausencia de compromiso político y al mantenimiento del *status quo*. La transformación social implica la eliminación de las barreras sociales que impidan el acceso en igualdad de condiciones a las personas con discapacidad. Los tratados internacionales de derechos humanos, las nuevas leyes que otorgan derechos, la accesibilidad universal y un sinfín de conquistas sociales son el resultado brillante y valioso que este modelo nos ha dejado y nos sigue dejando. Es el mejor modelo posible de conquistas sociales, un modelo a imitar por aquellas sociedades que ni siquiera han comenzado esta senda emancipatoria y un modelo de diseño de políticas públicas universalizable e inspirado en los derechos humanos. ¿Qué más se puede pedir?

Nuestra enmienda nunca será a la totalidad de un modelo necesario y en plena vigencia, sino que se centrará en la necesidad de introducir nuevas categorías que, en ecología de saberes, desde el diálogo entre modelos y enfoques, aborden nuevas realidades desde otros lugares de enunciación, tal y como ha hecho otro de los modelos exitosos con los cuales queremos dialogar, el modelo de diversidad que, sin rechazar en su conjunto el modelo social, pretende comprender los *impedimentos* desde otra categoría con gran potencia analítica, la categoría de diversidad o diferencia.

3.4. Dialogando con el modelo de diversidad y la teoría *crip*

El Foro de Vida Independiente es una comunidad de activistas y teóricos que comenzó en España como comunidad virtual el año 2001, siguiendo la filosofía de los Centros de Vida Independiente de Estados Unidos. Estos activistas no están de acuerdo con los términos discapacidad o dependencia y prefieren el término diversidad funcional que refleja mejor, a su juicio, esa idea de diferencia y diversidad.

Robert McRuer, el teórico más provocativo de nuestro tiempo en lo referente a los *disability studies*, defiende en sus obras (*Crip Theory*, 2006 y *Time Crip*, 2018) una:

política de la postidentidad que reconozca las historias complejas y contradictorias de nuestros diversos movimientos, aprovechando y aprendiendo de esas historias en lugar de trascenderlas. (McRuer 2006: 202)

En el marco de la política del reconocimiento de las nuevas corporalidades, este autor defiende el juego de la transformación que consiste en "imaginar cuerpos y deseos de otra manera" (McRuer 2006: 30).

En el modelo postmoderno, nos detendremos a analizar desde un punto de vista filosófico un concepto clave en el cual se ancla el valor de la diversidad. Nos referimos a la idea de diferencia y los análisis que la filosofía postestructuralista francesa ha realizado de este concepto controvertido. Analizaremos este concepto de una manera genérica, lo relacionaremos con el mundo de las discapacidades y veremos cuáles son sus inconvenientes a la hora de aplicarlo a lo que venimos denominando mentes fronterizas, personas con fracturas cognitivas que tienen impedimentos reales que no son solo diferencias sino desventajas.

Podríamos remontarnos a Aristóteles cuando en la Metafísica X, IV, VIII y IX nos señala que existen tres especies de diferencia: la común, la propia y la esencial. En el siglo XX es el filósofo Martin Heidegger quien más tematiza esta categoría. El denominado segundo Heidegger se plantea el problema de la diferencia ontológica, es decir, la separación necesaria entre la metafísica clásica entendida como un estudio del ente en cuanto ente (unitario, idéntico, esencial, único) y un ser olvidado que incluye en su mismidad lo otro, la otredad, la diferencia. Guilles Deleuze, uno de los grandes teóricos de la diferencia, le achaca a su mentor intelectual que no haya llevado a su radicalidad su diferencia ontológica llegando a decir que "Heidegger se halla del lado de Duns Escoto y otorga un esplendor nuevo a la univocidad del ser" (Deleuze 1988: 132).

Jacques Derrida, otro discípulo de Heidegger, da incluso un paso más y, para evitar el mismo término diferencia (*difference*), crea otro, *diferancia* (*differance*) que, definitivamente, ya no quiere saber nada de la unidad, la identidad o la comun-idad. Una letra, un abismo. La "*diferancia* anuncia el diferir como desviación" (Derrida 2009: 53).

¿Desviación? ¿El desviado como diferente? Como el ser (perdón, evitemos ser), como el cuerpo desviado. La desviación derridiana, genial matiz, se refiere al desvío del camino, al "rodeo, a la demora" (*ibid*. 39), al acceso alternativo. Los *diferantes* eligen otros caminos no normativos y se afirman en ellos. Por tanto, "la diferancia es afirmación" (Deleuze 1988: 117) de esa individualidad lisiada (*crip*) que no se remite a ninguna identidad prefijada (*disability*) y que reivindica los caminos que se desvían de lo normativo. El individuo cojo reivindica su cojera, su impedimento, su diferencia-lisiada y la coloca en el centro del discurso social; la biología del deterioro no es hija de la deformidad física o de la deficiencia individual que remite a algún tipo de normatividad, sino la repetición del acontecer puro. El resultado final es la pura visibilidad, el orgullo festivo que deviene en acontecimientos, en eventos que visibilizan las taras, en la alegría pura que no desea como fin primero derechos humanos que nunca se cumplen.

3.5. Algunas conclusiones de estos diálogos

La profesora Melania Moscoso, una estudiosa de la discapacidad, conocedora de ambas perspectivas, en sus análisis, se muestra crítica tanto con el modelo social como con esta posición posmoderna. Al primero, nos dice, "cabe achacarle la creación de una suerte de monopolio de la vulnerabilidad legítima" (Moscoso 2016: 903); y al segundo, una suerte de discapacidad heroica que es la "mejor excusa para desentenderse de las limitaciones de todos" (*ibid*. 908).

Y se hace la pregunta que, a nuestro juicio, es la clave de bóveda de la elaboración de otro enfoque alternativo: "¿Dónde queda la limitación real cuando todo es construido?" (*ibid*. 909).

Pregunta pertinente donde las haya que desde nuestro enfoque epistemológico creemos haber respondido con determinación admitiendo que la limitación no puede entenderse desde la diferencia, sino desde el mismo ser, recuperando así la ontología como lenguaje de los seres rotos e inacabados e incorporando el lenguaje festivo de las corporalidades a un posicionamiento político no individualista, festivo ni heroico.

Abordar una epistemología política radical de las voces subalternas con fracturas cognitivas nos obliga a dialogar con teorías políticas (teorías de la democracia y teorías de la justicia) que van más allá de las tradiciones sociológicas y de las visiones postmodernas. ¿Cómo han enfocado estas teorías sociales la relación con los colectivos desfavorecidos a causa de esas desventajas cognitivas? Digámoslo de una forma contundente: la pregunta anterior no ha obtenido demasiadas respuestas porque los filósofos políticos actuales no las han considerado relevantes de cara a los debates académicos. Como ya hemos observado, incluso en los *disability studies*, las cuestiones referentes a la discapacidad intelectual son minoritarias.

¿Y si la filosofía, la ética o la pedagogía también tuviesen algo que aportar al estado de la cuestión? En el contexto de esta crítica introducimos el que, a nuestro juicio, es el marco adecuado para trabajar más allá de los derechos pero sin renunciar a ellos: el modelo de florecimiento humano basado en las posibilidades agenciales que hemos denominado enfoque pensamiento libre que, como veremos, pretende mayor sustantividad que el procedimentalismo liberal. Un enfoque que tiene como referencia, entre otros, el modelo de *capabilities* propuesto por Amartya Sen y Martha Nussbaum. Las *capabilities*, siguiendo el reto de Oliver de pensar más allá de los derechos, son nuevas categorías sustantivas que podrían ser herramientas muy útiles en este nuevo campo de las fracturas cognitivas generadoras de desventajas. Aceptamos el reto de construir una teoría de la voz que dialogue con las teorías más formales centradas en los derechos y en la valoración de la diversidad. Un enfoque situado que incorpore el filosofar al corazón mismo de la acción sin renunciar a los pliegues, a las grietas, a las heridas, en definitiva, a los impedimentos mismos y a las fracturas.

Nuestra labor epistemológica al diseñar este nuevo enfoque no consistirá tanto en inventar esas ideas que ya están inventadas sino en convertirlas en condiciones de posibilidad de una metodología de base filosófica y trabajar con ellas. El modelo social clásico de la discapacidad es un modelo funcional que no tiene en cuenta esta dialéctica de las posibilidades de florecimiento humano desde la desventaja.

En las siguientes páginas reenfocaremos, pues, algunas cuestiones teóricas y a partir de ellas, de una manera fluida e interconectada, irán surgiendo asuntos prácticos. Criticaremos otros modelos analíticos existentes como el modelo médico, el modelo caritativo o el modelo transhumano, resaltando siempre los logros de cada paradigma frente a la crítica destructiva total.

Consideramos que mentes fronterizas, fracturas cognitivas, voces rotas, voces subalternas o desventajas cognitivas son nuevos términos de sumo interés para evitar un análisis centrado solo en el mundo de la discapacidad (sea o no intelectual) y para ampliar el campo de visión a esas otras discapacidades sobrevenidas, trastornos, enfermedades o deterioros que colocan a la naturaleza humana en ese territorio fronterizo que estamos analizando. No se trata de una sustitución de la explicación, sino de los mecanismos de reinterpretación y comprensión de las categorías que utilizamos. Como iremos viendo a lo largo de la obra, en ningún momento defenderemos una sustitución de unos términos por otros. Nuestra tesis nos obliga a realizar una crítica y a proponer categorías situadas, es decir, a nombrar a los participantes de las experiencias como ellos desean ser nombrados, desde la exploración narrativa de sus identidades.

Somos las mentes fronterizas,
somos y no somos
no somos independientes ni autónomos
somos todavía nosotros mismos
somos interdependientes
y dependientes de ti que nos miras con lástima
como si fuésemos pobrecitos
como si fuésemos inútiles
como si fuésemos una carga
un estorbo
una anomalía
estamos y no estamos
no estamos en el norte
ni tampoco estamos en el sur
estamos en esa raya amplia que llamamos la frontera
los *borders-minds*
las tierras de nadie
los hogares a la intemperie
la tierra baldía
que reclamamos como nuestra
que anhelamos como parte de nuestra fragilidad
porque un lugar de paso donde vivir es también un requisito
                                                    de paso.
Tú, habitante del norte, te necesitamos como cómplice,
como apoyo,
como conviviente
como aprendiz.
No te queremos aquí solo para compadecernos
o para protegernos
o para asistirnos.
Vivimos en las fronteras del conocimiento.
Somos BORDER MINDS.

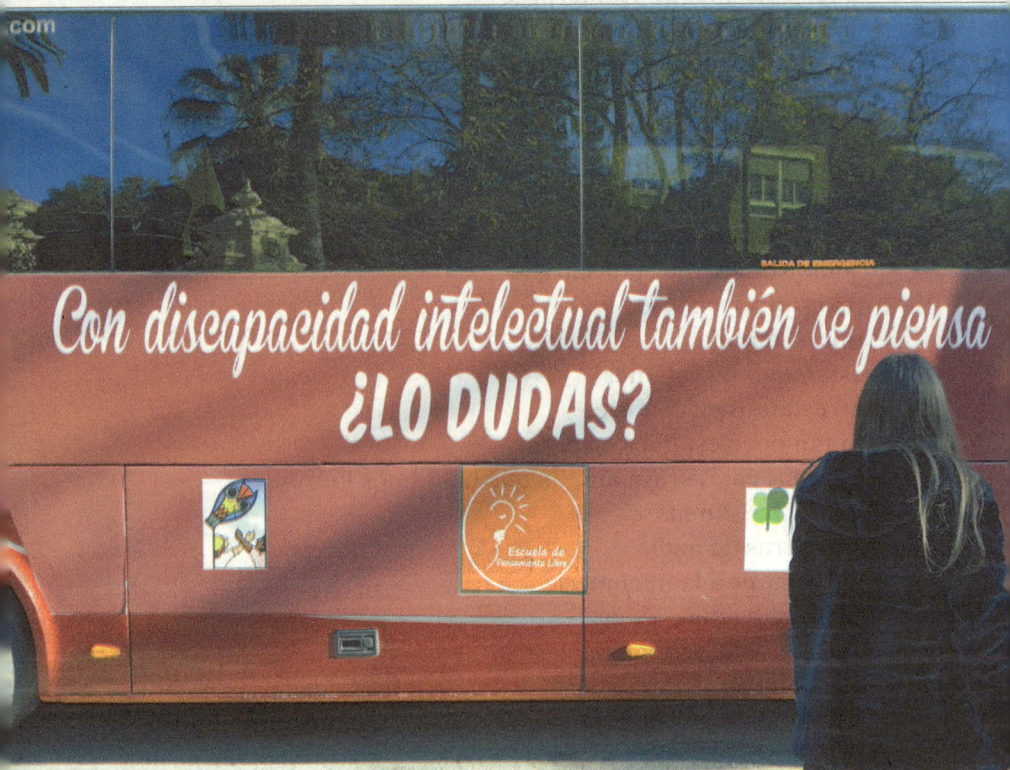

Filobús o autobús filosófico en una actividad de calle
de la Escuela de Pensamiento Libre
(Fotografía de Nathalie Lhuissier)

4

CINCO PILARES BÁSICOS QUE JUSTIFICAN EL ENFOQUE PENSAMIENTO LIBRE

Los cinco pilares o postes del enfoque pensamiento libre son los elementos que configuran este enfoque entendido como plan de resistencia epistémica y florecimiento humano. Los postes, desde un punto de vista metafórico, vigilan la zona liberada del imperio de lo cognitivo y delimitan el territorio donde las mentes fronterizas tienen la posibilidad de florecer. Los pilares, desde un punto de vista filosófico, son los ejes axiales o principios a través de los cuales se teje este enfoque afanado en dialogar con otros modelos y disciplinas.

⇨ El primer pilar tendrá un cariz epistemológico y le dará forma a esa idea de resistencia epistémica.

⇨ El segundo pilar tendrá un cariz político y epistemológico y se centrará en la idea de injusticia epistémica.

⇨ El tercer pilar tendrá un cariz ético y político y saltará de la resistencia al florecimiento apoyándose en el modelo de *capabilities* humanas.

⇨ El cuarto pilar tendrá un cariz ontológico y reivindicará una idea de la naturaleza humana ni independiente ni dependiente sino interdependiente y relacional.

⇨ El quinto pilar tendrá un cariz pedagógico y marcará las pautas metodológicas que pueden poner en marcha las experiencias vivenciales que desarrollen este plan de florecimiento humano.

4.1. Primer pilar: fraternidades epistémicas. Sobre la necesidad de una epistemología de resistencia

4.1.a Enfoque pensamiento libre: un plan de resistencia epistémica

El enfoque pensamiento libre es un plan de resistencia epistémica que se concreta en la praxis con la creación de 'fraternidades epistémicas' que eviten la expropiación de las posibilidades de agencia epistémica de cada uno de los miembros de la comunidad de personas con y sin desventajas cognitivas.

Este eje axial o primer principio es deudor de la epistemología política de uno de los pensadores actuales más luminosos, Fernando Broncano, que ha defendido la importancia de incluir en los análisis sociales el término expropiación epistémica. Utilizaremos para este apartado como telón de fondo su libro *Conocimiento expropiado* (2020) en el que expone su teoría epistemológica radical. Nuestro atrevimiento ha consistido en aplicar algunas de sus intuiciones al campo de las fracturas cognitivas.

Expongamos con cierto detenimiento las bases teóricas que nos brinda Broncano y que dan origen a nuestras conclusiones en diálogo continuo con otros autores y modelos teóricos. El filósofo expresa con contundencia que muchos grupos sociales desfavorecidos son parte de una injusticia no solo coyuntural sino estructural y que los avances analíticos siguen sin eliminar:

> La relación entre las diversas formas de dominación, discriminación, desigualdad y opresión (…), la degradación de posibilidades y capacidades cognitivas de inmensas capas de la población e incluso la exclusión de muchas personas del reconocimiento como sujetos cognoscentes tampoco es una relación contingente sino estructural. La injusticia epistémica es una de las formas más dañinas de la injusticia social. (Broncano 2020a: 218)

Tanto la discriminación como la explotación económica tenían la virtualidad de poder identificar a los grupos o personas que ejercían esas formas de opresión. Los proletarios del siglo XIX sabían que sus adversarios eran los patronos y las fábricas concretas que ejercían esa explotación. Las mujeres sabían y saben que sus adversarios son actitudes machistas reproductoras de modelos heteropatriarcales. Las mentes fronterizas no solo son discriminadas por personas o discursos colonial capacitistas (como hay personas o discursos racistas o sexistas), sino que son expropiadas de sus posibilidades de agencia epistémica por los mismos modelos integradores que protegen, asisten y atienden pero evitan reconocer como sujetos cognoscentes a seres humanos retrasados o, en el caso de las afectaciones mentales o neurológicas, seres humanos enajenados mentalmente o paralizados cerebralmente. En el corazón del mismo del sistema de protección de las personas con desventajas cognitivas está la generación de desventajas epistémicas.

Sostenemos que, siguiendo las teorías de Broncano, estamos ante una forma de opresión epistémica y, por tanto, una forma de injusticia epistémica donde no hay grupos ni personas culpables sino una sociedad epistocrática que las instituciones, involuntariamente, mantienen y reproducen.

4.1.b Las posibilidades de agencia epistémica

En este modelo epistemológico radical que incluye las vulnerabilidades en el proceso, el conocimiento no es sinónimo de saber individual o de saber científico sino un bien básico relacionado con la praxis (acción y significados) que se concreta en lo que Broncano denomina agencia epistémica; un concepto fundamental para entender que hablamos no de un saber decidir abstracto, sino de un accionar concreto que coloca a los sujetos subalternos en una posición cognoscitiva relevante. El criterio para saber si una persona o colectivo ha sido expropiado de sus posibilidades epistémicas respondería a esta pregunta crucial: ¿se le ha arrebatado su poder de agencia?

Es importante que nos detengamos un momento en esta categoría básica que estamos utilizando: las posibilidades de agencia epistémica. La agencia epistémica consiste en el respeto por las voces rotas reales de los sujetos subalternos que desean no solo elegir, sino decidir independientemente de las destrezas cognitivas que se tengan para ejercer esa decisión. La misma decisión en sí misma es posibilitante y el error en el resultado de la decisión misma no es invalidado desde una instancia externa paternalista sino desde la cooperación comunitaria que se establezca entre seres libres e iguales que aprenden a convivir, a ser y a pensar desde sus vulnerabilidades.

¿Esto implica, por ejemplo, que debo respetar las decisiones *arbitrarias* del usuario en situación de dependencia de un centro ocupacional o residencia cuando desea ir en contra de las normas establecidas?

En un espacio comunal en el cual existen zonas liberadas del imperio de lo cognitivo a las que hemos denominado fraternidades epistémicas, un espacio donde personas vulnerables y dependientes son colocadas junto a personas autónomas e independientes (por ejemplo, sus apoyos) en condiciones predeterminadas de colaboración y codecisión, esas decisiones arbitrarias se corrigen por la propia dinámica grupal cooperativa y por el saber colectivo de los agentes. Es muy importante recalcar que las comunidades o fraternidades epistémicas no son guetos para personas con fracturas cognitivas. En los espacios fronterizos conviven las mentes fronterizas y las personas que han decidido libremente estar junto a ellas, junto a ellos, junto a elles no para anular su posibilidad de agencia, sino para fomentarla, no para vigilar y castigar, sino para cooperar en igual libertad. Solo en ese caso es posible la convivencia sin una posición de *privilegio epistémico* que coloque al cuidador como voz dominante y al cuidado como voz subalterna. El cuidador, la persona de apoyo o el profesional son a la vez expertos e iguales, un mestizaje difícil en el cual el profesional tiene una tarea ingente por delante: darle la vuelta al ordenador y aprender a cooperar con su paciente-agente.

A nivel educativo, por ejemplo, existen interesantes experiencias en las cuales esa fusión entre personas con ventajas y desventajas es un elemento de desarrollo humano que no perjudica la competencia académica de las mentes normativizadas. La filósofa Hélène Landemore es una de las pocas autoras del mundo que ha desarrollado un modelo de agencia epistémica centrado única y exclusivamente en las personas con discapacidad intelectual. Existen otros muchos modelos de trabajo en contextos de exclusión social e incluso en cuestiones de discapacidades pero, en concreto, en la discapacidad más estigmatizante como es la denominada discapacidad intelectual existe muy poca producción teórico-práctica.

Landemore denomina a su modelo razón democrática y sostiene que la inteligencia colectiva puede ser considerada como una herramienta política en el mismo nivel que la inteligencia individual. En su última obra, *La razón democrática*, la pensadora sostiene que la toma de decisiones individual puede ser a menudo errónea debido a la desinformación, los impulsos o los prejuicios. La toma de decisiones colectiva, en cambio, puede ser sorprendentemente precisa.

Lu Hong y Scott Page son dos matemáticos americanos que en los años 2000 realizaron estudios en los que mostraban-demostraban que la toma de decisiones en contextos de "diversidad" y en grupos humanos es más "racional" que cuando esas soluciones las realizan expertos con un alto nivel de desempeño. El teorema podría formularse de la siguiente manera: "la diversidad es más exitosa en la resolución de problemas que la capacidad". Y fue expuesto en artículos de diferentes revistas científicas (2001, 2012). El teorema tomó carta de naturaleza política cuando Elster y Heldemore, en el año 2012, lo denominaron "teorema de predicción de la diversidad" y se comenzó a aplicar a cuestiones de naturaleza sociopolítica.

En los espacios pasivos donde las normas las diseñan otros, aunque sea por nuestro bien, y la agencia no existe, los conflictos y los falsos dilemas están a la orden del día. Y en muchos de esos falsos problemas se encuentra como base la expropiación de la *agencia epistémica* de las personas con desventajas cognitivas que, dado que son niños perpetuos, no saben o no pueden decidir en base a sus bajos niveles de inteligencia o a sus deterioros irreversibles. En nuestro caso, dada la crítica radical a la que hemos sometido al término capacidad preferimos utilizar el término posibilidades agenciales o posibilidad de agencia para evitar confusiones capacitistas.

En el campo de las personas adultas con fracturas cognitivas que pertenecen a diferentes colectivos, ¿es posible poner en marcha fraternidades epistémicas donde la vida, la convivencia y la generación de conocimiento sea comunitaria y no individual? Que sepamos, no existe experiencia en el mundo que se haya atrevido a crear estos espacios fronterizos relacionales. En nuestro caso, la aventura vivencial que explicaremos en el tercer movimiento del pensar (la escuela de pensamiento libre) es un posible acercamiento a esa respuesta pero, por ahora, centrando nuestro marco experiencial en el colectivo de personas con discapacidad intelectual y trastorno mental. Queremos, con el paso del tiempo, avanzar en estas interseccionalidades para ir incluyendo en el proyecto a otras mentes fronterizas que hemos conocido en nuestros diálogos fronterizos.

En este sentido, las políticas sociales, cuando evalúan las instituciones a las que conceden ayudas millonarias, no solo deberían fijarse en la mejor o peor forma de distribuir los recursos públicos existentes o en el reconocimiento del valor y la dignidad de las personas (lo cual se da por presupuesto en una institución justa), sino también en que velen por los procesos de agencia en que se hallan inmersos los sujetos subalternos independientemente de sus contextos de dependencia.

4.1.c Zonas liberadas del imperio de lo cognitivo

Al diseñar la inclusión de las personas o de los colectivos previamente definidos (discapacitados, enfermos mentales o personas con deterioros) en términos universales volvemos a caer en la trampa de la racionalidad y del alto poder performativo de las identidades prefijadas. Al definir las condiciones de posibilidad, por ejemplo, de la discapacidad intelectual, en su mismo seno, estoy colocando las bases de una aporía que no tiene solución y que deviene en una pregunta tramposa: ¿cómo va a tener capacidad una persona sin volición o sin un autogobierno cognitivo? Crear comunidades de vida y de aprendizaje entre personas con y sin desventajas cognitivas debiera ser un reto y una posibilidad para construir un futuro que capacite de verdad a las personas más allá del asistencialismo. Dice Broncano:

> Llamaré 'fraternidades epistémicas' a estas iniciativas que nacen de la conciencia vulnerada y de la ansiedad por la falta de ayuda colectiva para salir adelante girando la mirada hacia la situación compleja en que están sumidos, con la idea de situarla en una topografía de la opresión. (Broncano 2020b: 10)

Las fraternidades epistémicas no son espacios autárquicos y desconectados de la sociedad pero tampoco persiguen la integración social como meta. Persiguen la creación de zonas reales liberadas del dominio de la sociedad epistocrática.

¿Qué entendemos, pues, por una zona liberada?

Esta categoría está tomada de las ideas luminosas del sociólogo radical De Sousa Santos quien, desde posiciones decoloniales, elabora una brillante teoría epistemológica, las epistemologías del Sur, que inspiran nuestras reflexiones. De Sousa Santos considera que es necesario reivindicar zonas liberadas de capitalismo, colonialismo y patriarcado. Y nosotros añadimos: zonas liberadas de colonialismo capacitista.

4.2. Segundo pilar: evitar injusticias epistémicas. Sobre la necesidad de una epistemología de la justicia

4.2.a Justicia epistémica

Como hemos visto, el enfoque pensamiento libre entendido como una fraternidad epistémica compuesta por personas con y sin desventajas cognitivas persigue un doble reto: resistir y florecer. Resistir contra el colonialismo capacitista. Florecer en términos de justicia y de *igualibertad.*

Analicemos lo primero, todavía en el terreno de la resistencia. La justicia epistémica se produce cuando las mentes fronterizas, las personas con fracturas cognitivas, son reconocidas como seres pensantes y libres sin renunciar a la misma posición inicial de desventaja. El no reconocimiento de este valor agencial que comprende al otro como generador de conocimiento es una forma de lo que Miranda Fricker denominó injusticia (*Injusticia epistémica,* 2017) en el contexto de los estudios feministas de la última ola, un contexto diferente a nuestro análisis pero análogo en cuanto a las posibilidades radicales que plantea el *stand-point* epistemológico.

La epistemología entendida no como teoría del conocimiento clásica sino como análisis material del conocimiento como fuente de injusticia deja de ser una cuestión metafísica para convertirse en una cuestión política de primer orden. Las injusticias no se producen solo en la producción y distribución de los bienes básicos, sino en la producción y distribución de los bienes no materiales que provienen del conocimiento, tales como la credibilidad, la confianza o la libertad misma. El conocimiento hoy, en pleno siglo XXI, en la denominada sociedad del conocimiento, no es solo una forma de acumular información, sino el poder que genera esa información y que, utilizado de una manera sesgada, genera injusticias reales que afectan a la vida de las personas.

He aquí algunas categorías que Fricker utiliza como telón de fondo de sus análisis. La autora denomina injusticia testimonial a los prejuicios que se generan en los individuos a la hora de otorgar o no credibilidad a otras personas. Estos prejuicios no son meramente psicológicos, sino que afectan a la justicia social en tanto que esas ideas previas pueden condenar social o incluso jurídicamente. Por ejemplo, un jurado popular podría cometer injusticia testimonial si aplica, aunque sea de una manera involuntaria, un sesgo racista. La pensadora, por otro lado, denomina injusticia hermenéutica a aquella en la que la comprensión del asunto en cuestión está en el origen de la injusticia; esta injusticia se produce cuando a alguien le pasa algo que no sabe nombrar o lo nombra inadecuadamente. Por ejemplo, en una época donde no existía el acoso, una persona es acosada y la sociedad lo permite en nombre del flirteo masculino. Dado que la persona está en una tiniebla hermenéutica y la sociedad padece una laguna hermenéutica para nombrar el asunto (que no es ni falta ni delito ni nada porque las leyes no lo recogen) la situación provoca una injusticia hermenéutica que afecta a la vida de las personas.

Es el momento de considerar este modelo analítico para el contexto de las mentes fronterizas que son objeto de expropiación de sus posibilidades de agencia.

4.2.b Desventajas cognitivas, ventajas epistémicas

La desventaja cognitiva es una variable de la que es necesario partir, tanto para el diagnóstico clínico como para el posible tratamiento psicológico. El diálogo con los modelos psicosociales es necesario porque estos modelos son documentos de verdad que han hecho avanzar la ciencia y han dado explicación a las conductas y a las etiologías de los cuerpos vulnerables. En el campo de la discapacidad intelectual, por ejemplo, el modelo de calidad de vida de Schalok y Verdugo constituye un caso positivo de avance en el lenguaje de los apoyos. Pero este avance tiene sus contrapartidas. Nuestra duda surge cuando estos modelos psicológicos son altamente performativos y condicionan la identidad de la persona: la persona es un síndrome de Down o alguien con discapacidad intelectual. Una y otra denominación, médica y psicológica, pertenecen al ámbito de lo físico-cognitivo pero epistémicamente no son relevantes porque no contribuyen a entender a la persona como un ser con posibilidades agenciales epistémicas. Sostenemos que el enfoque pensamiento libre, desde su misma estructura metodológica, trata de reducir al máximo esta desventaja para evitar caer en la injusticia epistémica. Desarrollaremos estas ideas en el apartado 4.5. Quinto pilar: comunidades de indagación inclusivas (pág. 174), en el que tratamos este método de indagación como la manera pedagógicamente más adecuada de intervenir a la hora de ser cuidadosos con esas fracturas.

¿Qué consecuencias tiene para la persona con una desventaja cognitiva esta injusticia epistémica?

La consecuencia es un tipo de expropiación epistémica que como dijimos anteriormente hemos denominado, siguiendo a Lacan, forclusión. La forclusión es un punto ciego apenas analizado por los modelos dominantes vigentes. El correlato de la forclusión es la reapropiación de esa desventaja desde su propio impedimento e interdependencia. No desde su autonomía.

Esto nos lleva a dialogar con otra de las referencias ético-políticas en nuestra justificación del enfoque pensamiento libre, las aportaciones de Amartya Sen a la teoría de la justicia clásica, sobre todo a la teoría de Rawls y su idea de bienes básicos. Deberemos seguir dialogando con la idea de justicia porque es la clave de bóveda para tejer una filosofía moral y política acogedora con estas nuevas realidades.

4.3. Tercer pilar: *capabilities* e *igualibertad*. Sobre la necesidad de una epistemología moral y política

Si planteamos los temas de justicia social desde posiciones contractualistas clásicas tenderemos a hacernos preguntas acerca del qué y del cómo. ¿Qué es lo justo? ¿Cuál es la naturaleza de lo justo? ¿Cómo conseguir un mundo más justo? ¿Cómo distribuir mejor los recursos? El resultado de ese modelo es un marco de justicia institucional necesario pero insuficiente para nuestros propósitos. El marco de justicia clásica procedimental debe ser reformulado a la luz de las nuevas teorías epistemológicas que tratan de incluir en su seno esta idea antes referida de justicia epistémica.

4.3.a La insuficiencia de la teoría de la justicia distributiva

Comenzaremos haciendo referencia a uno de los grandes tratados teóricos de nuestro tiempo, la teoría de la justicia de John Rawls, un avance significativo en la definición de los principios rectores de lo que hoy muchos colectivos denominan justicia social como base de la integración social. En una sociedad moderna que desee diseñar instituciones justas, los principios igualitaristas de Rawls son un procedimiento inmejorable para la construcción de políticas distributivas tanto de recursos como de derechos, es decir, de bienes básicos.

Rawls, desde el principio mismo de su obra cumbre, *Teoría de la justicia*, reconoce que su propósito es el desarrollo de la idea principal de justicia como imparcialidad (1978: 19). Asimismo, el autor admite su deuda con la tradición deontológica y su crítica explicita a la tradición utilitarista que concibe la justicia como una forma de bienestar de las personas en sus respectivas sociedades. Lo que es bueno produce felicidad, bienestar o calidad de vida pero de lo que trata la justicia no es de la felicidad, de la bondad o del bienestar, sino de establecer unas reglas correctas. Es la redefinición del estado de naturaleza y del estado de sociedad que nos presentó Rousseau en el siglo XVIII y que sirvió para legitimar un sentido de la democracia donde los ciudadanos no fuesen súbditos o clientes.

Para ello, el pensador americano diseña un acuerdo original donde un "grupo de personas tienen que decidir de una vez y para siempre lo que para ellas significará justo o injusto" (Rawls 1978: 29). En la elección de esas personas (del quién) ya comienza la controversia que invalida esta teoría para otros marcos de democracias inclusivas. Serán "personas libres y racionales (…) a quienes supondré capaces de un sentido de la justicia. Sus miembros deben ser autónomos" (*ibid*. 29). Los sujetos de justicia deben tener una "capacidad intelectual indispensable bajo condiciones sociales normales" y "habilidades para juzgar y razonar" (*ibid*. 66) acerca de asuntos de lo que es o no justo.

Comienzan las preguntas incómodas: ¿Las personas con fracturas cognitivas son capaces de tener un sentido de la justicia? ¿Son libres y racionales? En el modelo teórico de Rawls no solo no pueden ser reconocidas las identidades de las partes contratantes, sino que cualquier atisbo de no-normalidad rompería las necesarias relaciones intersubjetivas que deben tener los sujetos normales de la comunidad política cerrada que están diseñando.

¿Qué principios, pues, fruto de una elección racional y de un juicio madurado bajo un equilibrio reflexivo habría que elegir para que esa decisión sea justa y el contrato pueda cumplirse? La hipótesis contrafáctica es que los principios elegidos estarían regidos por la idea de igualdad y se centrarían en una igualdad de libertades como primer principio y en una igualdad de oportunidades como segundo principio. Este segundo principio se perfecciona con un tercer principio compensador denominado principio de diferencia.

Aportamos una de las formulaciones básicas de estos principios en palabras de Rawls:

Cada persona ha de tener derecho un derecho igual al esquema más extenso de libertades básicas iguales que sea compatible con un esquema semejante de libertades para los demás. (1978: 82)

Este **primer principio** es *conditio sine qua nom* de los siguientes y es prioritario en la sucesión de principios entendidos de una manera serial, de tal modo que en nombre de una mayor igualdad no se pueden violar esas libertades básicas sin las que no existiría la justicia. Las libertades más importantes son la libertad política (el derecho a sufragio activo y pasivo), la libertad de expresión, de reunión, de conciencia, de pensamiento, de integridad personal o el derecho a la propiedad. Las libertades, en definitiva, que establecen los modernos estados de derecho. Dado que esos estados de derecho son también estados sociales es necesario establecer una fórmula de convivencia con las desigualdades, sobre todo, las desigualdades económicas. Dado que no es posible eliminar la libertad, en una sociedad existirán siempre diferentes niveles de riqueza y de ingresos. ¿Cómo, pues, mantener la justicia social y a la vez la libertad individual?

El **segundo principio** dice así:

Las desigualdades económicas y sociales habrán de ser conformadas siempre y cuando sean ventajosas para todos y se vinculen a cargos y empleos asequibles para todos. (Rawls 1978: 82)

Esto se consigue cuando este segundo principio se completa con un tercero que emana del segundo y que dice en una de sus formulaciones: la igualdad democrática se obtiene:

combinando el principio de justa igualdad de oportunidades con el principio de diferencia, [es decir,] cuando las expectativas más elevadas de los que están mejor situados son justas si y solo si funcionan como parte de un esquema que mejora las expectativas de los miembros menos favorecidos de la sociedad. (*ibid.* 97)

Digamos de antemano que en esta obra cumbre de la filosofía política del siglo XX los mecanismos de compensación de las desventajas no se refieren en ningún momento a las personas con deficiencias en sus niveles de racionalidad. Las desventajas, desde este modelo de justicia distributiva, pueden ser de clase, de origen familiar, de riqueza o ingresos, de sexo, raza y cultura.

Estas desventajas, en caso de producir desigualdades, deben ser "compensadas en dirección a la igualdad" (*ibid.* 123). Sin embargo, siguiendo el imperativo epistocrático de la obra, todos estos grupos desfavorecidos deben tener:

necesidades físicas y capacidades psíquicas dentro del ámbito
de lo normal de modo que no se planteen los problemas del
cuidado especial de la salud y de cómo tratar a los deficientes
mentales. (*ibid.* 120)

No se trata de dejar fuera de los ámbitos de dignidad o de humanidad a las personas anormales sino de mantenerlas como objeto de
nuestra "angustia y compasión" (*ibid.* 120). Los sujetos de la justicia
deben ser, además de libres y racionales, "participantes plenos y
activos de la sociedad" (*ibid.* 120).

Los valores de la teoría de John Rawls son innegables en cuanto
que colocan por primera vez en las políticas de justicia a esos colectivos desfavorecidos frente a las tradicionales políticas caritativas.
Y en este esquema se apoya la idea de integración para defender
con acierto la necesidad de que las personas con discapacidades,
trastornos o deterioros fueran reconocidas como objeto de justicia.

Dejemos clara una cuestión: aunque el mismo Rawls no incorpore las discapacidades porque las considera problemas difíciles, su
teoría de la justicia distributiva está en la base de la idea de integración social de los colectivos desfavorecidos que, a partir de sus estados carenciales y marginales, deben ser integrados en la sociedad
y ser parte de las políticas distributivas de recursos y de derechos,
es decir, de bienes primarios. En los años 70, como hemos visto,
junto a otros colectivos y luchas por los derechos civiles, las personas con discapacidades colocaron su discurso encima de la mesa y
consiguieron, a partir de estas premisas, concebir un modelo social
y de derechos que sigue siendo uno de los grandes logros de los movimientos sociales y asociativos que velan por los de las personas
con discapacidad y su necesidad de ser integradas en las nuevas
fórmulas tanto de distribución como de reconocimiento. Otra cosa
muy diferente es la participación directa en las interacciones políticas desde sus autoinsuficiencias en tanto seres afectados por las
decisiones que otros, en nombre de la justicia, toman por ellos.

4.3.b Las posibilidades agenciales del modelo de *capabilities*
El enfoque pensamiento libre entendido como una fraternidad epistémica compuesta por personas con y sin desventajas cognitivas

que evita la injusticia epistémica persigue un horizonte utópico y a la vez posible: la *igualibertad*.

Necesitaremos para ello dialogar con el modelo de *capabilities* que encabezan Sen y Nussbaum. (Reiteramos que utilizaremos en todo nuestro ensayo el término *capabilities*, en el inglés original, para evitar el capacitismo gramatical que se le otorga el término capacidades).

Dejémoslo claro *ab initio*: una mente fronteriza en contextos de desventajas cognitivas es poseedora y portadora de conocimiento independientemente del déficit de su inteligencia, racionalidad o conocimiento base. Esta *epistemic capability* (capacidad epistémica) es anterior a su destreza, competencia intelectual o habilidad psicológica (*capacity*). Una de las tareas de nuestro ensayo, siguiendo a autores como Fricker o Sen, es diferenciar entre lo cognitivo y lo epistémico. Si lo primero pertenece al territorio de la ciencia (medicina o psicología), lo segundo pertenece al terreno de la epistemología política, pero no por ello menos importante. Admitir lo primero no implica reconocer lo segundo. Trataremos de justificarlo. Las *capabilities* no son una superestructura cerebral o intelectual sino bienes básicos (como la salud o los derechos) que deben ser reconocidos y distribuidos con criterios de justicia. Utilizamos la expresión *epistemic capability* (capacidades epistémicas) bajo la influencia de la filósofa Miranda Fricker que, en uno de sus últimos y seminales artículos, "Epistemic Contribution as a Central Human Capability" (2015), une dos paradigmas analíticos, la epistemología política de la que ella misma se ha ocupado (y que hemos analizado en el apartado anterior, 4.2) y el paradigma de las *capabilities* de Sen y Nussbaum que defienden una idea de *capability* como forma de empoderamiento.

La diferencia en la que pivota nuestra argumentación reposa en la siguiente tesis de Miranda Fricker: las *capabilities* epistémicas son *capabilities* fundamentales para el desarrollo humano (2015: 6). Estas *capabilities* son la contribución (*epistemic contribution*) del individuo a la sociedad, sus aportaciones valiosas, es decir, su "contribución en los procesos compartidos de conocimiento" (Fricker 2015: 6).

No basta, pues, con la participación social, sino que es necesario reconocer a la persona con fracturas cognitivas como agente de conocimiento. No basta con que las personas participen, sino que deben tomar la palabra, opinar, decidir, poseer agencia, compartir espacios de diálogo y conversación, dar testimonio, contar, narrar, e imaginar una comunidad de ciudadanos iguales en esas *capabilities* epistémicas. De no darse las condiciones para que se produzca esta posibilidad, estaríamos, según el paradigma de las epistemologías políticas de la resistencia, ante una injusticia epistémica.

La noción de *igualibertad*, diferente a la clásica noción de libertad, como veremos, es imprescindible para comprender nuestras aportaciones y para pasar del primer ejercicio de resistencia al segundo ejercicio de florecimiento y desarrollo humano. Veámoslo en el contexto del paradigma de las *capabilities*.

Amartya Sen es un pensador indio proveniente del campo de la economía (obtuvo el Premio Nobel en 1998) que durante muchos años ideó un modelo de desarrollo humano con unas bases más inclusivas que las existentes hasta ese momento. Sus teorías han dado origen a los índices económicos diferentes, cuyos criterios de valoración no son los macroeconómicos dominantes. El Índice de Desarrollo Humano (IDH), que Naciones Unidas viene implementando desde 1990, es un ejemplo práctico de su influencia y las ONG para el Desarrollo en los Países del Sur utilizan esta metodología para trabajar conceptos como pobreza o desarrollo desde otro punto de vista. Amartya Sen considera que existe un método comparativista más adecuado para abordar cuestiones de justicia que consiste en evitar el qué y el cómo de cariz contractualista y preguntarse por un qué y un cómo inversos y más pragmáticos.

Las aportaciones teóricas de Sen y de Nussbaum serán luminosas para nuestro propósito: perfilar una no-idea de justicia inclusiva que se centre en las escalas de exclusiones injustas (que hemos denominado *expropiaciones epistémicas*). Esto no implica una renuncia a las instituciones como distribuidoras de recursos sino una puesta en servicio de esos recursos a los proyectos emancipatorios surgidos de las comunidades. "El énfasis en las vidas reales para la evaluación de la justicia tiene muchas implicaciones de largo alcance para la naturaleza y el alcance de la idea de justicia" (Sen 2010: 15).

Que las instituciones o las asociaciones que se derivan de las mismas decidan qué es y qué no es inclusivo sin contar con las vidas reales de las voces subalternas no es una mera cuestión formal que se solucione otorgando ni distribuyendo más libertades, sino un modelo revisable de solución justa que podría incluir en su seno una injusticia manifiesta en forma de expropiación epistémica. En una escala de justicia distributiva ofrecer libertades y derechos es una forma de justicia de un alto nivel de compromiso político que debe ser valorada pero, ¿qué ocurriría si esa distribución de libertades choca con una exigencia de mayor apropiación de las vidas realizadas que desean no solo elegir entre ese paquete de bienes sino poder decidir acerca de sus propias elecciones? El derecho a elegir colisionaría con la *capability* de decidir que no necesita ser un derecho distribuido para poder sostenerse como valor ético que está en la base del empoderamiento de esas voces subalternas. Estamos ante las puertas de esa nueva opción, la *igualibertad* que, en nuestro tejido epistémico, será la clave para entender una comunidad epistémica que no encaja en las actuales instituciones públicas de corte asistencialista.

Sen se apoya en Adam Smith y en su teoría de los sentimientos morales para dictaminar ese posible elector racional-imparcial guiado por buenas razones o ese elector social guiado por las emociones o incluso por sus instintos, todas ellas reacciones mentales necesarias para configurar una teoría de la elección social que incluya elementos más allá de las destrezas racionales y se centre en las *capabilities* que la gente realmente tiene (Sen 2010: 50).

Esto nos lleva a toparnos de lleno con una idea de *capability* de sumo interés a la hora de diseñar un enfoque apoyado en esta categoría luminosa. La *"capability* es el poder de hacer algo" (*ibid.* 51). En la defensa que hace Sen de la justicia como *capability*, las voces y las vidas deben ser reconocidas para, a partir de sus diferentes formas de abordar lo que les produce bienestar, establecer un sistema de decisiones donde los afectados tomen la palabra y sean sujetos de justicia y no solo objetos de justicia distributiva. Esas *capabilities* son realizaciones y no solo marcos legislativos que otorguen derechos y libertades. La pobreza real, la desnutrición, la falta de acceso a la educación o a la sanidad, la libertad sustantiva para decidir sobre mis intereses es tan importante o más que las libertades o derechos que se me ofrecen en las democracias o instituciones formales. Las voces y los votos no siempre corresponden con las realizaciones sociales. Es evidente que una sociedad es más justa e inclusiva cuando le otorga derechos a las personas que antes carecían de ellos, pero los derechos sin las capacidades realizativas que eviten exclusiones injustas son solo procedimientos de una escala de justicia que debe ser completada con otras para evitar que ese mismo sistema, posiblemente sin quererlo, esté generando escalas de exclusión evitables con un enfoque más complejo de las cuestiones sociales.

4.3.c La *igualibertad* como bien básico

En 1979 Amartya Sen es invitado a las prestigiosas Tanner Lectures on Human Values en la Universidad de Princeton, conferencias por las que había pasado el año anterior Jon Rawls (luego la nómina de invitados ha sido excepcional, desde Foucault hasta Habermas incluyendo Sandel, Popper o Seligman). En estas lecciones, cada pensador diserta acerca de un tema partiendo de una pregunta. La pregunta de Sen, en apariencia sencilla, fue: "Equality of What?" (¿Igualdad de qué?). En este breve escrito que la universidad publicó un año después, Sen sienta las bases de un enfoque novedoso basado en *capabilities* que los autores liberales clásicos no habían considerado. Si la pregunta es qué nos hace iguales a todos los seres, la respuesta, también en apariencia sencilla, es la siguiente: "Igualdad de capacidad (*capability*) equivale a igualdad de libertad" (Sen 1999).

La libertad no es definida por Sen como un derecho subjetivo y negativo (modelo liberal-social que está en la base de las denominadas libertades civiles), sino como un concepto positivo, sustantivo, moral relacionado con la *capability* y su poder de agencia: dotar de libertad a las personas es dotarlas de igualdad porque el desarrollo y florecimiento humano no solo consisten en repartir bienes básicos como la vivienda o la salud, sino que repartiendo equitativamente libertad de agencia sentamos las bases para una emancipación que empodere a las voces subalternas.

El término *igualibertad* expresa bien esta conclusión. La expresión en sí no es de Sen, sino del filósofo francés Étienne Balibar, en concreto de su obra *La igualibertad* (2017), donde toma siempre como referencia a Sen y al paradigma de las *capabilities*. La libertad no se entiende solo como una cuestión negativa en cuanto no injerencia en las esferas de lo individual en consonancia con la tradición liberal sino como libertad positiva en cuanto *capability* para decidir acerca de nuestro bienestar. En este sentido, los estados, instituciones y organizaciones no solo deben velar por el bienestar sino también por la libertad de bienestar.

El bienestar es siempre social en cuanto que es individual. En su noción de bienestar Sen no busca solo desarrollar una lista de bienes primarios básicos como salud, vivienda o tiempo libre sino una noción de igualdad que incluya estas *capabilities* agenciales. Entre ellas, la más importante es la mentada *igualibertad*. La *capability*, pues, debe ser entendida como una oportunidad real, una libertad real para que se produzcan los funcionamientos, es decir, las realizaciones. La vida realizada es la inclusión real que encarna los derechos formales o la igualdad formal de oportunidades. Los funcionamientos son logros reales basados en la *capability* para realizarlos; son, por tanto, resultados de una agencia causal, no medios que se nos ofrecen.

Veámoslo con un ejemplo relacionado con la salud. No basta con reconocer que el nativo africano tiene derecho a la vida y a la salud, sino que es necesario que ese presunto derecho devenga en un funcionamiento, en un logro, es decir, que en una población concreta no se muera la gente de SIDA. ¿Y cómo conseguimos ese funcionamiento, bien o derecho? Realizando una campaña de información sexual y ofreciendo muchos preservativos a quienes habitan en las aldeas más afectadas.

Primer supuesto: funcionamientos y logros sin aplicar la idea de *capability*. La justicia social nos dice que el SIDA es una pandemia que se ceba en los pobres y la igualdad supone que ellos también deben tener acceso a los mismos recursos que un occidental. Dado que ese recurso son los preservativos, entreguémosle esos condones para evitar la pandemia. Un ejercicio como este de administrar condones, desde la perspectiva occidental, supone la consideración pasiva del ignorante nativo que debe recibir el recurso sin participar en la campaña de salud. Todo esto se hace correctamente supervisado por una ONG y, a los nueve meses, cuando vuelven los técnicos, la comunidad ha aumentado sus embarazos y las tasas de SIDA siguen elevándose. Los condones están colgados en los palos del poblado y, en algunos casos, se les reverencia junto a los tótems tribales.

Segundo supuesto: funcionamiento con *capability*. Dado que la *capability* implica valor de agencia e *igualibertad* será necesario hablar con los brujos locales, implicarlos en la campaña y, desde el lenguaje de los nativos, convencerlos con razones mágicas de la necesidad de utilizar el condón. ¿Cuál es la diferencia entre el primer y segundo supuesto? Que en el primero el derecho abstracto no generó un verdadero desarrollo humano porque el derecho a la salud acabó con más embarazos al año siguiente. En el segundo, el desarrollo humano, con menos recursos, supuso la erradicación del SIDA en la comunidad porque la comunidad misma participó activamente en la elaboración de su plan de salud.

¿Cómo afecta esto a nuestra visión de las mentes fronterizas que son atendidas en centros que a su vez reciben prestaciones económicas (recursos) por parte del estado social y de derecho? Incluyendo las *capabilities* y los *funcionamientos* en el propio diseño del recurso. Los estándares de la calidad asistencial no pueden limitarse a la distribución del recurso sino que deben brindar la posibilidad de que las personas con desventajas cognitivas participen activamente en la toma de decisiones. Sigamos ampliando esta visión de la libertad entendida como *igualibertad*. Dice el pensador analítico Harry Frankfurt en su obra *La importancia de lo que nos preocupa*: "Es un error suponer que la vida de una persona invariablemente mejora, o que no puede empeorar, cuando aumentan sus opciones" (2001: 228).

Esta inquietante afirmación contraintuitiva debe ser justificada y nuestra justificación se encuentra en la denominada *igualibertad*, una libertad agencial o positiva en la cual los sujetos no reciben ofertas opcionales para desarrollar su autodeterminación, sino que, desde su autoinsuficiencia, desarrollan un poder para decidir; lo que hemos denominado apropiación de *capabilities* expropiadas.

La duda surge cuando nos hacemos esta pregunta: ¿todos los seres humanos pueden realizar elecciones libres e independientes? Si la respuesta es no, parecería que nos hallamos ante un callejón sin salida. ¿Y si la pregunta estuviese mal formulada? Reformulémosla: ¿todos los seres humanos pueden desarrollar una *posibilidad* de decidir desde sus impedimentos?

No estamos tratando de contraponer dos ideas de libertad sino de que esas dos ideas dialoguen entre sí. Ha sido la misma idea de libertad clásica quien ha querido jugar, por el bien de todos, un papel dominante en los discursos.

La libertad, entendida como libertad negativa, no puede ser retratada sin sus hijas, las libertades. Libertad se conjuga siempre en plural: libertad de pensamiento, libertad de prensa, de expresión, etc. Esta noción de libertad civil pertenece de lleno a la tradición liberal clásica, Stuart Mill y su obra *Sobre la libertad* (1859). En ella, la idea de libertad reposa siempre en la independencia tal y como expresa la siguiente sentencia extraída del libro: "Sobre sí mismo, sobre su propio cuerpo y su espíritu, el individuo es soberano" (Mill 2013: 56).

Un canto absoluto a la independencia personal que resuena como una voz en medio de todas las tiranías sean sociales, políticas o militares... de ¿todos los individuos? El canto tiene truco: acto seguido, después del punto y aparte, como temiendo las vitales consecuencias de su axioma, el filósofo matiza: individuo es todo aquel capaz de tener maduras sus facultades. Niños, jóvenes, bárbaros, retrasados, indígenas, mujeres... para todos ellos, sostiene el autor, "es legítimo el despotismo". De nuevo, como tantas otras veces en la historia, el modelo de libertad se aplica a un estándar, a un perfil individual, a un ciudadano ejemplar, ilustrado, con raciocinio, burgués, blanco, occidental, alfabetizado, con un determinado poder adquisitivo... No estamos, claro está, en la Atenas de Pericles donde solo eran libres unos pocos, ni tampoco en la Ilustración donde los libres eran también unos pocos, algunos más que los anteriores pero no todos todavía...

Cada época paga sus propios peajes a la musa de la Historia; lo entendemos; es por ello por lo que preferimos evitar el punto y aparte para seguir oyendo el axioma primero y fundamental: sobre sí mismo, sobre su cuerpo y espíritu, el individuo es soberano.

Como nos recuerda Nietzsche:

A veces el valor de una cosa reside no en lo que con ella se alcanza sino en lo que por ella se paga, en lo que nos cuesta. ¿Qué es la libertad? Tener voluntad de autorresponsabilidad. El hombre libre es un guerrero. ¿Por qué se mide la libertad tanto en los individuos como en los pueblos? Por la resistencia que hay que superar. (Nietzsche, 2010, 97)

¿Y si en verdad los conceptos nos han sido entregados ellos mismos defectuosos y debemos volver a mirarlos desde otra perspectiva? ¿Y si nosotros, los cultos, los trabajadores, los educados, los inteligentes realizamos más elecciones pero tenemos menos libertad? ¿Y si el elegir no añadiese nada a la libertad misma? ¿Y si el ser que no puede hacer algo siente más su libertad que el que puede? La libertad no es un síntoma de infinitud y de poder sino de carencia y de voluntad. Como seres humanos, en muchos casos también ha sido así: si fuésemos inmortales o pudiésemos volar no por ello seríamos más libres como no es más libre el que más tiene o el que mejor vive, sino el que más siente o el que más ama. La dependencia física nada tiene que ver con la soberanía mental. La dependencia física me impide elegir pero la mental, todo mi ser, a pesar de esto, está dotada, posibilitada para la libertad. La separación de ambos ámbitos, la elección y la libertad, se nos antoja necesaria para no caer en el papanatismo de las elecciones como desarrollo de la libertad ni en el refugio espiritual de una libertad desencarnada y metafísica. Elegir es un derecho y a la vez una *capability*.

4.3.d Las *capabilities* entendidas como esferas de desarrollo humano

En una comunidad epistémica basada en el enfoque pensamiento libre, la *igualibertad* no es un derecho que otorga ninguna institución, sino una forma de evitar la expropiación epistémica de las mentes fronterizas: la cuestión se centra en evitar la injusticia, ese no-poder, esa negación de la posibilidad de desarrollo y florecimiento humano, esa expropiación que debe ser reparada. De ahí nace la necesidad de estas zonas libres de epistocracia y poseedoras de *igualibertad* como forma de desarrollo y florecimiento humano. Defender una zona libre universal para que la *igualibertad* se distribuya sería en sí mismo contradictorio porque volvería al esquema de los utopismos imposibles de estados que otorgan justicia sin contar con las voces subalternas. Es importante considerar que no todas las mentes fronterizas afectadas desean *igualibertad* o paridad participativa. Optar por la lucha por los derechos o por la mejora de los recursos económicos que otorgan los estados sociales-asistenciales es una lucha legítima que no deseamos minimizar, sino colocar al lado de estas nuevas en las cuales lo epistémico tiene un valor en sí, tan importante como la lucha por los derechos. La justicia distributiva y la integración social de las personas desfavorecidas es un logro de la humanidad y de la modernidad y, en muchos casos, lugares, países o estados se está lejos de conseguir. Lo que nosotros defendemos desde un mirar situado es que esas políticas distributivas, en algunos contextos, son insuficientes para poner en marcha procesos de *apropiación* de las vidas realizadas y, en una democracia compleja, la convivencia de modelos, enfoques y propuestas sería lo deseable.

Si Amartya Sen nos entrega este nuevo y seminal enfoque del florecimiento humano, su discípula y colaboradora, Martha Nussbaum le pone cara y nombre propio a esa nueva manera de entender las *capabilities* concretizando en las personas con limitaciones cognitivas.

Las *capabilities* son potenciales inherentes a la persona de las cuales no puede ser despojada. No son derechos formales, sino contenidos concretos sometidos a las elecciones que las personas realizan. Nussbaum elabora una lista de diez *capabilities* humanas centrales o, también, esferas de experiencia humana:

1. **Vida.** Ser capaces de vivir una vida humana de duración normal hasta su fin, sin morir prematuramente o antes de que la vida se reduzca a algo que no merezca la pena vivir.
2. **Salud corporal.** Ser capaces de gozar de buena salud, incluyendo la salud reproductiva, estar adecuadamente alimentado y tener una vivienda adecuada.
3. **Integridad corporal.** Ser capaces de moverse libremente de un lugar a otro; que los límites físicos propios sean considerados soberanos, es decir, poder estar a salvo de asaltos,

incluyendo la violencia sexual, los abusos sexuales infantiles y la violencia de género; tener oportunidades para disfrutar de la satisfacción sexual y de la capacidad de elección en materia de reproducción.

4. **Sentidos, imaginación y pensamiento.** Ser capaces de utilizar los sentidos, de imaginar, pensar y razonar, y de poder hacer estas cosas de una forma realmente humana, es decir, informada y cultivada gracias a una educación adecuada, que incluye (pero no está limitada a) el alfabetismo y una formación básica matemática y científica. Ser capaces de hacer uso de la imaginación y el pensamiento para poder experimentar y producir obras auto-expresivas, además de participar en acontecimientos elegidos personalmente, que sean religiosos, literarios o músicos, entre otros. Ser capaces de utilizar la mente con libertad de expresión, con respeto a la expresión política, artística y de culto religioso. Ser capaces de buscar el sentido propio de la vida de forma individual. Ser capaces de disfrutar de experiencias placenteras y de evitar daños innecesarios.

5. **Emociones.** Ser capaces de tener vínculos afectivos con cosas y personas ajenas a nosotros mismos; amar a los que nos aman y nos cuidan y sentir pesar ante su ausencia; en general, amar, sentir pesar, añorar, agradecer y experimentar ira justificada. Poder desarrollarse emocionalmente sin las trabas de los miedos y ansiedades abrumadores, ni por casos traumáticos de abusos o negligencias.

6. **Razón práctica.** Ser capaces de formar un concepto del bien e iniciar una reflexión crítica respecto de la planificación de la vida.

7. **Afiliación. a)** Ser capaces de vivir con otros y volcados hacia otros, reconocer y mostrar interés por otros seres humanos y comprometerse en diversas formas de interacción social; ser capaces de imaginar la situación del otro y tener compasión hacia esta situación; tener la capacidad tanto para la justicia como para la amistad. **b)** Teniendo las bases sociales del amor propio y de la no humillación, ser capaces de ser tratados como seres dignos cuyo valor es idéntico al de los demás. Esto implica, como mínimo, la protección contra la discriminación por

motivo de raza, sexo, orientación sexual, religión, casta, etnia u origen nacional. Poder trabajar como seres humanos, ejercitando la razón práctica y forjando relaciones significativas de mutuo reconocimiento con otros trabajadores.

8. **Otras especies.** Ser capaces de vivir interesados y en relación con los animales, las plantas y el mundo de la naturaleza.

9. **Capacidad para jugar.** Ser capaces de reír, jugar y disfrutar de actividades de ocio.

10. **Control** sobre el entorno de cada uno. a) Político. Ser capaces de participar eficazmente en las decisiones políticas que gobiernan nuestras vidas; tener el derecho de participación política junto con la protección de la libertad de expresión y de asociación. b) Material. Ser capaces de poseer propiedades (tanto tierras como bienes inmuebles) no solo de manera formal, sino en términos de una oportunidad real; tener derechos sobre la propiedad en base de igualdad con otros; tener el derecho de buscar un empleo en condiciones de igualdad con otros, ser libres de registros y embargos injustificados. (Nussbaum, 2000)

Por suerte, en nuestras sociedades modernas, las personas con más desventajas cognitivas están integradas en los modelos asistenciales y ningún modelo teórico les arrebata ese derecho humano inviolable: la dignidad. Las discriminaciones que se producen son denunciadas precisamente porque existen códigos jurídicos que protegen esa dignidad entendida como una cualidad inalienable que todos los seres humanos poseen en tanto fines en sí mismos y no medios. La *dignitas* moderna, a diferencia de las culturas grecolatinas, ha expandido tanto su idea de la ciudadanía como su idea del valor de la persona. Nada tenemos que decir a este respecto. Nuestra crítica no supone una contraposición de una idea de dignidad frente a otra que ahora expondremos, sino un necesario avance y profundización de la idea inicial que incluya nuevas situaciones en las cuales las indignidades de algunas exclusiones e injusticias no dejan expandir la humanidad en su sentido más amplio y menos restringido a la racionalidad tradicional. El enfoque de las *capabilities*, como decimos, concibe a las personas como fines pero a la vez se interesa por las oportunidades reales, por las realizaciones de esos fines para evitar el formalismo de las ideas.

> [Las *capabilities*] no son simples habilidades residentes en el interior de una persona, sino que incluyen las libertades y oportunidades creadas por la combinación entre las facultades personales y el entorno político, social y económico. (Nussbaum 2012: 40)

Es lo que la autora denomina capacidades combinadas. Es evidente que las facultades intelectuales de una persona son relevantes a la hora de determinar su *capability* de *igualibertad* pero establecer relaciones causales entre facultades limitadas y ausencia de capacidades es una de las denuncias que realizamos en esta obra y que está en la base de nuestra crítica de la razón epistocrática y del colonial capacitismo. Nos parecen esclarecedoras las diferencias que establece Nussbaum entre estados de la persona o capacidades internas en cuanto estados fijos, dinámicos, fluidos. Es lo que tradicionalmente hemos entendido por aptitudes, facultades o capacidades-competencias. Pertenecen al campo de lo psicológico y, con buenos programas de entrenamiento cognitivo, pueden mejorarse o desarrollarse. Dice Nussbaum:

> ¿Por qué es importante distinguir las capacidades internas (*capacities*) de las capacidades combinadas (*capabilities*)? Porque esa distinción se corresponde con dos labores de toda sociedad digna. Una sociedad podría estar produciendo adecuadamente las capacidades internas de sus ciudadanos y ciudadanas, al tiempo que, por otros canales, podría estar cortando las vías de acceso de esos individuos a la oportunidad de funcionar de acuerdo con otras capacidades. (Nussbaum 2012: 41)

Las "capacidades básicas son las facultades innatas de la persona que hacen posible su posterior desarrollo y funcionamiento" (*ibid.* 43). Desde un punto de vista distributivo los poderes de los estados tienen una nueva función: posibilitar el florecimiento humano de

las mentes fronterizas. Una función compartida con el resto de la
sociedad ya que entregarle solo a los estados esta función es dejar en
manos de la distribución lo que tiene que ver con la representación.
Aquí nos serán luminosas las ideas de Nancy Fraser, pensadora feminista que nos entrega la posibilidad de que las voces subalternas
se apropien de su propia *capability* de *igualibertad* y, desde la reunión de sus propias insuficiencias, con los apoyos que faciliten esos
procesos, inventar comunidades epistémicas donde esos bienes básicos se conviertan en realizaciones y en oportunidades reales, sin
esperar a que las instituciones estatales o sociales den el permiso
para que esas *zonas liberadas* de epistocracia puedan existir. Las comunidades epistémicas son la vía más realista para que capacidad
y funcionamiento vayan de la mano y así evitar un nuevo idealismo
de la capacitación que vuelva a ser marco regulativo y trascendental
en el cual las aspiraciones y anhelos de vida realizada queden pos-
puestos para una mejor ocasión ya que las exitosas integraciones
sociales realizadas por organizaciones comprometidas han evitado
seguir avanzando en otros cambios más radicales y significativos.

Llegada a este punto, Nussbaum se atreve a introducir las discapacidades cognitivas en el núcleo de su discurso. Recordemos cómo
Rawls, cuando llegó a este límite discursivo, se conformó con otorgarles la tradicional dignidad compasiva sin entrar en las dificultades que podrían plantearle a su teoría. Nussbaum da un paso más
pero con tal cautela que el inicio de un frase apenas tiene nada que
ver con su finalización. Preguntémonos, pues: ¿una persona con
discapacidad cognitiva tiene capacidades básicas o combinadas?
Dice la filósofa:

> En el caso de personas con discapacidades cognitivas, el obje-
> tivo debería consistir en que tengan las mismas capacidades
> que las personas 'normales'. [...] Pero algunas de esas oportu-
> nidades tal vez tengan que ser ejercidas a través de un repre-
> sentante sustituto. (*ibid*. 44, 45)

Aunque la teoría es innovadora, su praxis, entendida desde las
tesis distributivistas, vuelve a atascarse cuando se necesitan criterios psicológicos fuertes para decidir quién es o no agente en esta

posesión de las *capabilities* básicas. Dado que el objetivo fundamental en una fraternidad epistémica no es conformarse con recibir ayudas o derechos, los agentes de la comunidad serían los sujetos libres y pensantes posibilitados para realizar las interacciones mutuas necesarias que en condiciones normales de exclusión cognitiva no pueden realizar; como por ejemplo, impartir una clase como maestros a la cual asistan personas con y sin desventajas cognitivas. Maestros formales y maestros socráticos informales pueden convivir en armonía en una sociedad que combata el colonialismo capacitista. Una sociedad así entendida es una sociedad humanamente florecida.

4.3.e Las escalas de justicia entendidas como representación de las voces subalternas

Junto al enfoque de capacidades necesitamos avanzar en una teoría de la justicia que evite la expropiación epistémica y otorgue mecanismos representativos más allá de la distribución y el reconocimiento.

Nancy Fraser, teórica del feminismo preocupada por estas nuevas realidades sociales de los colectivos desfavorecidos, se apoya en la teoría del reconocimiento de Honneth para llevarla a su radicalidad. El filósofo alemán y su imperativo del reconocimiento cuestionaron en los años 80 las tesis habermasianas de la ética del discurso basadas en la tradición kantiana de la autonomía. Honneth relaciona la autonomía con el reconocimiento recíproco. La misma existencia de reciprocidad aumenta la autonomía:

> Las proporciones de la autonomía individual crecen de acuerdo con el número de ámbitos de funciones sociales cuyo carácter es impregnado por formas de reconocimiento recíproco. (Honneth 2012: 240)

Los principios de justicia, en cierta manera, como señalaba Mill, son las reglas del juego pero no el juego mismo. ¿Es posible que la justicia pueda ser ciega ante las flagrantes injusticias que se dan en el juego mismo y que las reglas no solucionan? ¿Y si no existieran esos mínimos de justicia frente a los máximos de felicidad sino que las circunstancias, los deseos, el carácter, las convicciones y hasta los prejuicios pudieran estar presentes en la posición original?

Rawls considera que el bien común, resultado de ese conjunto de bienes primarios, es una función de preferencia compartida de orden supremo, es decir, todos estaremos de acuerdo si somos razonables en aceptar. Esta función implica minorías de seres deseantes que no sean necesarias para conseguir la ansiada justicia social (principio de "utilidad marginal"). Estas diferencias son irrelevantes a la hora de diseñar las políticas públicas de justicia. Las identidades son estorbos para la distribución de los bienes y deben ser superadas. En cierta manera, son eliminadas desde el principio del procedimiento. La eliminación de las identidades que realiza Rawls no es en nombre de una nueva manera de entender la autonomía, sino precisamente para dejar claro que la autonomía, la racionalidad y la igualdad formal son lo importante.

Sin duda alguna, esta teoría de la justicia ha sido y sigue siendo una de las más influyentes del mundo y su valía es incuestionable. Elabora un modelo de justicia distributiva donde los colectivos más desfavorecidos son compensados apelando a principios de razonabilidad, prudencia y bien común. Esto no quita que la teoría haya sido debatida y trate de ser mejorada incluyendo otras miradas que tengan en cuenta las diversidades y una idea de libertad más sustantiva. Es aquí donde queremos situarnos y para ello necesitamos acudir a otros teóricos de la justicia como Fraser o Marion Young (y antes Sen) que entienden lo justo como una realización y no como un marco trascendental, un esquema, unas reglas en las cuales se juega. Hay que intervenir en el juego mismo. Las personas no están vacías, no son entes racionales pensando o deliberando qué es lo justo, sino que se encuentran con realidades injustas en las que deben intervenir. Recordemos que una de las primeras peticiones de Sen era "reconocer voces más allá de la pertenencia al grupo contractualista" (2009) y otra entender que la libertad no era un bien formal básico, un marco en el cual cada individuo juega, sino una capacidad que se le otorga a la persona como ser dotado de voz y no solo sujeto de derechos en un marco de discusión racional.

Nancy Fraser, siguiendo con este razonamiento centrado en las voces, en las personas que hablan y no solo en lo que dicen, tomando como punto de partida una sociedad compleja, plural y globalizada, apela a entender la justicia desde el reconocimiento a esas voces como paso previo a la distribución de esos bienes. No basta con ofrecer igualdad de oportunidades sino mecanismos de realización real de esos valores. No basta con el qué, sino que es necesario el rostro del quién. Dice Fraser:

> Las disputas que solían centrarse exclusivamente en la cuestión de lo que se debe como una cuestión de justicia a miembros de la comunidad, ahora rápidamente se convierten en disputas sobre quién debe contar como miembro y qué es la comunidad pertinente. No solo el "qué" sino también el "quién" está en juego. (Fraser 2010: 16)

¿Quiénes están representados en la mesa de la teoría de las "escalas de justicia" de Nancy Fraser? Seres dotados de emociones y prejuicios, dependientes y discapacitados. En nuestra terminología, mentes fronterizas expropiadas de sus posibilidades. Las minorías en la teoría de Fraser no son objeto de compensación, sino sujetos paritarios de carne y hueso que desean ser reconocidos, valorados, visibilizados y que deben participar en la toma de decisiones que no está predeterminada por unos principios abstractos. Las políticas públicas y las instituciones actuales de cualquier tipo (estatales o privadas) no solo deben ofrecer servicios formales, marcos en los cuales las personas jueguen, sino que deben reconocer que las voces excluidas tienen que formar parte de la toma de decisiones misma porque reconocimiento y redistribución son parte del mismo problema. Ya no vale aquella famosa máxima de todo para el pueblo pero sin el pueblo, base del despotismo ilustrado. El despotismo liberal y contractual también podría ser parte de una tiranía donde, en nombre del bien común, dejamos de tener en cuenta las voces de los afectados. La nueva caridad en el terreno de las desventajas cognitivas es la atención a los desfavorecidos sin contar con ellos; detectar sus necesidades sin el ejercicio previo de dotarlos de la *igualibertad* necesaria para decidir cuáles son esas necesidades. De ahí que en el esquema que nuestra institución cordial, denominada escuela de pensamiento libre, no se haya diseñado un mecanismo compensatorio de la desigualdad con unas cuotas de discapacidad que laven la cara al proceso, sino que se ha incluido a las voces desde el principio dotándolas de representatividad.

Iris Marion Young, otra pensadora luminosa, abunda en la línea de Fraser al entender que una teoría de la justicia de corte liberal centrada solo en la distribución de bienes básicos es una teoría de la injusticia que no aborda los problemas de dominación y explotación de las voces excluidas. ¿Las apelaciones al bien común podrían ser parte de la perpetuación de los privilegios de clase y status? Una pregunta inquietante que la pensadora aborda con valentía:

Sostengo que, en lugar de centrarse en la distribución, una concepción de la justicia debe comenzar con los conceptos de dominación y opresión. Este cambio pone de manifiesto los problemas de toma de decisiones, la división del trabajo y la cultura que tienen que ver con la justicia social, pero a menudo son ignorados en los debates filosóficos. (Young 2001: 3)

Las desventajas cognitivas de los grupos desfavorecidos no son solo de bienes básicos o de libertades, sino que tienen que ver con sus circunstancias de raza, etnia, pobreza, inteligencia... No se puede construir una teoría de la justicia solo desde la imparcialidad sino desde la atención y el respeto a la parcialidad, a las partes y no al todo. Para ello, Young propone una comunidad de diálogo que vaya más allá del razonamiento crítico y se base en formas comunicativas diferenciadas como son el saludo, la retórica y la narración:

Todas las personas tienen historias que contar, con estilos y significados diferentes y porque cada individuo puede contar su historia con la misma autoridad, las historias gozan de valor en las situaciones comunicativas. (Young 1997: 170)

La pensadora americana, en el marco de las teorías feministas y poscoloniales, realiza una crítica muy lúcida a la idea de soberanía del yo que, desde posiciones autónomas y de no interferencia, elige y decide. Aunque Young aplica sus teorías al marco de las democracias modernas y a las teorías coloniales, haciendo especial hincapié en las ventajas de las comunidades, donde las voces originarias deben tener la palabra, en nuestro caso llevamos estas analogías al campo de la epistemología de las mentes fronterizas donde estas ideas nos resultan luminosas.

Si la autodeterminación para estos pueblos originarios supone una "autonomía relacional en contextos de no dominación" (Young 1997: 61) que dote a las comunidades de herramientas para controlar su propio destino sin aislarse de las conquistas políticas de la modernidad y de los estados democráticos y sociales, en el contexto de las voces rotas que han sido declaradas dependientes debiera existir ese mismo anhelo de autodeterminación que no fuese de corte individual, sino comunitario, posibilitando a las fraternidades epistémicas para poder tomar decisiones cooperativas que formen parte de la representación de esas comunidades y, por tanto, de una nueva idea de justicia que incluya la no-dominación en el corazón del discurso.

La libertad significa entonces poder regular y negociar las relaciones entre personas de modo que todas puedan estar seguras de que sus intereses, opiniones y deseos para la acción sean tenidos en cuenta. (Young 1997: 67)

Los discursos del tú puedes no son suficientes si no van acompañados con buenas prácticas inclusivas, si no queremos caer en las técnicas de *marketing* ético organizacional que sirven para blanquear conciencias y rellenar documentos pero que no transforman la realidad. Concluyo este apartado con las palabras de una de nuestras referencias filosóficas, Paul Ricouer:

El discurso del yo puedo es sin duda un discurso del yo, pero el acento principal hay que ponerlo en el verbo, en el poder-hacer, al que corresponde, en el plano ético, el poder-juzgar. (2011: 187)

4.4. Cuarto pilar: elogio de la interdependencia. Sobre la necesidad de una ontología regional de raíz hermenéutica

Como venimos diciendo, el enfoque pensamiento libre defiende, en contextos de comunidades epistémicas, las posibilidades agenciales de las personas con desventajas cognitivas sin renunciar a esas mismas desventajas. Trataremos de justificar este principio apelando a algunas teorías filosóficas que convierten las limitaciones e imperfecciones en posibilidades.

4.4.a La insuficiencia de la ontología tradicional

La ontología clásica, de raíz aristotélica, tiene como finalidad metafísica el conocimiento del ser en cuanto ser (*ontos*). La ontología de la que nosotros partiremos, de raíz hermenéutica, heideggeriana, realiza una crítica a esta metafísica esencialista del ser y se empeña en una nueva demanda: analizar desde el ahí, desde lo concreto, desde lo existente. Pensar es siempre un decir del ser-ahí que nos constituye. Pensar, pues, no es un ejercicio intelectual o cognitivo (que también) sino una facultad de nuestro ser-vulnerable. Asun Pié Balaguer, una teórica de la resistencia, lo define con una bella expresión: "La vulnerabilidad como condición ontológica" (2018: 52). Ya ha pasado el tiempo en el que nos reconocíamos como seres altivos, autónomos, soberanos, autosuficientes, independientes, sin carencias, desvinculados. A esta ontología de la desvinculación (Agra 2013: 54), es necesario oponer una ontología relacional del inacabamiento que nos reconozca como seres sociales necesitados y a la vez dotados de un poder reapropiador, una ontología de la interdependencia. Reconocernos como voces rotas frente a la tradición moderna de los sujetos completos de los cuales emanaba el poder de transformar lo real mientras que lo roto solo era posible como objeto de beneficencia y solidaridad.

A nuestro juicio, estas cuestiones las tematiza por primera vez en la modernidad Heidegger cuando elabora su teoría de la diferencia ontológica, base de la hermenéutica moderna. El ser no es un predicado. Descubrimos con Heidegger que el vocablo ontología es aplicable a este nuevo decir humano que no desea calificarnos como sujetos, ni como individuos, ni siquiera como personas humanas universales y abstractas sino como seres encarnados, dolientes, fracturados, fronterizos y ¿por qué no? en permanente deterioro.

Este nuevo ser (ontología) tendrá, pues, que lidiar con el sujeto racional, dominante, soberano, poderoso, el sujeto que ha colonizado la normalidad y ha convertido al otro en una voz rota subalterna. La ontología y la epistemología política, en este caso, se dan la mano porque reconocerse desde la fractura cognitiva es un grito contra la colonización de la sociedad normativizada y epistocrática que ha expropiado vidas humanas en nombre de una racionalidad caníbal.

4.4.b Enfoque pensamiento libre: pensar desde las fracturas

¿De qué manera debemos entender esta metáfora de la razón-fracturada, del logos-imperfecto, de la voz rota?

El logos se puede decir de muchas maneras. Y esta es nuestra manera de nombrarlo: una hermenéutica entendida como "arte de la comprensión" (Gadamer 1998: 294) en la cual el "pensamiento" se nos muestra como una "capacidad natural del ser humano" (*ibid.* 293).

Los cursos que impartió Martin Heidegger en 1951-52 serán nuestra primera referencia fundante con esa idea de pensar como parte del ser, un ser imperfecto y lleno de carencias. El ser humano, nos dice el filósofo, incluye en su propia definición como ser y como humano la capacidad de pensar. "El ser humano puede pensar en cuanto tiene la posibilidad para ello. Solo somos capaces de aquello que apetecemos" (Heidegger 2005: 15).

Pensar no es un ejercicio solo de la razón o del pensamiento mismo (cerebro), sino una facultad más relacionada con la respiración o la digestión. La pregunta ¿qué es el pensamiento?, prosigue Heidegger, "nunca puede responderse mediante una determinación conceptual del pensamiento" (26).

Pensar es un don del mundo de la vida. Es un dar lo que soy. El término alemán lo refleja con precisión, pensar es *gedanken. Danken* es dar lo que somos. Un dar gratuito. Un dar las gracias. Damos lo que somos si pensamos. Damos lo que tenemos si no pensamos. Este pensar radical, como veremos, se da incluso de una manera más auténtica cuando las personas tienen fracturas cognitivas que cuando lo tienen todo solucionado. En los contextos de diálogo con personas con discapacidad intelectual que hemos propiciado en la escuela de pensamiento libre, el pensamiento no es un lujo, un entrenamiento o un ejercicio sino una posibilidad vital. De ahí que el agradecimiento (dar las gracias) de las personas sea infinito porque se les haya ofrecido esta oportunidad de ser. Como luego veremos, el filósofo que practica la pedagogía cuidante del enfoque pensamiento libre en contextos de expropiación cognitiva no está despertando la conciencia crítica de una persona dormida (como puede ocurrir en otros contextos donde pensar supone despertar la capacidad crítica) sino que está ofreciendo las condiciones de posibilidad para que la persona exprese lo que piensa, es decir, lo que es. El pensar es una donación, no un descubrimiento. Y esa expresión puede ser con un movimiento de su cuerpo o con su palabra-rota; no solo con la palabra o con la escritura. Pensar, por tanto, nos lleva necesariamente al decir, al logos.

Por eso, lo importante en los argumentos que se exponen en los diálogos desde las desventajas cognitivas no es la concordancia, las buenas razones o las inferencias pertinentes, sino las palabras compartidas, las contradicciones aceptadas, las experiencias de vida, los deseos, los sentimientos o los mismos gestos convulsivos de las personas cuando son acogidas y reconocidas como seres pensantes. ¿Quién piensa mejor, un brillante orador que en la tribuna del parlamento esgrime una serie de argumentos bien trabados o una persona con parálisis cerebral que necesita cinco minutos para exponer, expresar una sola frase, un solo pensamiento deslavazado pero que nace de su mismo ser-ahí fracturado, de su impotencia, de su imposibilidad por decir lo que quiere decir? Sin duda, el primero tendrá buenas notas, un alto índice de inteligencia y un éxito social envidiado por muchos; mientras el segundo será calificado como subnormal profundo y etiquetado como ser dotado de dignidad al que hay que cuidar, pero incapaz de gobernar su persona y discernir lo bueno de lo malo. Estará condenado a la calificación de ser irracional y amoral. El colonialismo capacitista ha emitido su veredicto. Y el resto lo hemos acatado.

La palabra inicial, el logos que funda el pensar, está hecha de gratitud y también memoria. Una memoria que es una manera de

ser y de estar y no solo un mero recordar para contar. Nos acorda-
mos de algo y lo decimos o más bien pasamos algo por el corazón
(*re-cordis*) antes de expresarlo. Lo pensamos. Lo decimos. Lo sentimos.

Sostenemos desde nuestro enfoque hermenéutico y epistemológico que las mentes fronterizas, las personas con desventajas cognitivas (algunas de ellas incapacitantes para la vida diaria) son seres
pensantes y libres y, por tanto, capaces de filosofar y de iniciar procesos de reapropiación de sus posibilidades agenciales expropiadas.
Su pensar y acaso el pensar mismo (más allá de la acepción corrien-
te) surge cuando, teniendo la posibilidad de acceder a sus mentes,
a nuestras mentes, expresan, expresamos no lo que debe ser dicho
sino lo que queremos decir, un decir desde el ser y el querer que convierte nuestro pensar en un ejercicio no de oratoria, erística o retórica sino de autenticidad, de verdad entendida como *desvelamiento*.

El lenguaje no es un medio que la conciencia utilice para expresarse, sino un acontecimiento único donde el ser-yacente dice que
está-ahí para ser escuchado. En esta frontera, en este espacio veda-
do para la normalidad, se produce este proceso enigmático y oculto
al que denominamos filosofar.

4.4.c Enfoque pensamiento libre: filosofar desde los límites de la racionalidad

¿Qué es, pues filosofar? O mejor, ¿cómo filosofar desde esta idea de
pensar humano? Filosofar, en este sentido (con esta mirada filosófica, con este compromiso) no es un ejercicio, no es una habilidad,
no es una competencia; es una posibilidad agencial que requiere
una conexión con nuestro ser necesario, necesitado, imperfecto e
incompleto. Es decir, fronterizo. Filosofar es trabajar con ideas, con
conceptos transfigurados en lugares de acogida (*concapio*). Trabajar con la idea de libertad, por ejemplo, o ley o ética no es definir,
mostrar, argumentar y contraargumentar, razonar o debatir acerca
de los temas o problemas (esto lo dejamos para la academia) sino
que es un espacio de donación de la palabra para que los sujetos-
yacentes, todos, todas, todes, desde nuestra fragilidad, podamos
iniciar una conversación donde el resultado final sea la exposición
de lo que somos en tanto seres vulnerables y limitados.

Sostenemos que, en este sentido, tiene más posibilidades de pensar y filosofar una persona con limitaciones de su inteligencia abstracta que una persona normal y que, en contextos de desventajas cognitivas, con la metodología adecuada, las mentes fronterizas pueden desarrollar sus posibilidades agenciales de pensamiento y sus posibilidades filosóficas inexploradas.

Hoy día nos planteamos preguntas necesarias y no del todo lógicas como, por ejemplo, si puede o no ser persona un animal o si un río puede tener derechos. Por tanto, no resulta descabellado nuestro planteamiento al sostener que un ser pensante solo lo es si toma como punto de partida su imperfección, y esa imperfección donde más se visibiliza es en los contextos discapacitantes, por tanto, es ahí donde la filosofía debe ir a beber, unas fuentes poco exploradas pero necesarias para entendernos a nosotros mismos como especie. Está en juego la propia cosmovisión de la naturaleza humana y, por eso, una mirada filosófica a las desventajas cognitivas es un mirarnos a nosotros mismos en tanto seres fronterizos. Uno de los maestros de Marx, Feuerbach, nos interpela:

La filosofía del futuro tiene por misión conducir a la filosofía del reino de las almas desaparecidas al reino de las almas encarnadas y vivas; de hacerla descender de la beatitud del pensamiento divino, carente de necesidades, a la miseria humana. (Feuerbach 1974: 47)

El animal fijado, completo, anclado en su mundo es un ser perfecto incapaz de pensar y mucho menos de filosofar. Nietzsche definía así al ser humano como el animal no fijado y Hörderlin nos recordaba que somos signos por interpretar.

Pensar no es, en este sentido, solo una aptitud (habilidad) sino una actitud, un modo de estar donde nos reconocemos a nosotros mismos como seres inadaptados, necesitados, animales racionales y dependientes, llenos de carencias, arrojados al sin-sentido de un mundo que no entendemos. A partir de aquí, el pensar deviene acto, acontecimiento que dota de sentido nuestras limitaciones. Se piensa desde la finitud de nuestro *pathos* para alcanzar la infinitud del *ethos*, ese hogar o refugio donde poder vivir compartiendo nuestras palabras-rotas. El pensamiento, en la mayoría de las ocasiones deviene conocimiento, ciencia, saber, curiosidad, inteligencia y poder pero en otras, en estas ocasiones donde se pone encima de la mesa la fragilidad humana, es un movimiento corporal de pura im-potencia, exploración confusa, un logos difuso que no me dota de poder, que no me empodera, sino que me arroja a los caballos de mi propio ser-yacente. Y, sin embargo, a pesar de que nuestro yo-yacente no sea poderoso, sí seguirá pendiente del mandato délfico: *gnosi seautom*, conócete a ti mismo. En el terreno de las desventajas cognitivas, este mandato, esta autoconciencia originaria de mi propio yo ante el mundo, es el inicio de cualquier proceso de autodeterminación no soberana tal y como nos decía la pensadora Marion Young. La mera in-formación de mis derechos para autodeterminarme no incluye el ser excluido en ningún proceso de cambio, sino que es la exploración filosófica del yo personal la que me lleva a decir: soy lo que soy, soy un ser limitado, interdependiente y no pasa nada. Es una reflexión universalizable y aplicable a cualquier ser humano, a pesar de los tiempos transhumanistas que nos quedan por vivir. Hasta que esas grandes palabras (derechos, igualdad, etc.) no tengan sentido desde mi ser-yacente serán solo *ídola tribu*, ídolos crepusculares con los cuales otros interpretarán mis palabras-rotas.

Pensar, pues, desde la *pathología* no es una barbaridad, sino una casa de acogida que debe ser rescatada. Y una de las pensadoras que acude a ese rescate no puede ser otra que Simone Weil. En su obra *La gravedad y la gracia* (1947), trata de conciliar la gravedad de la *physis* con la gracia de la libertad. Esa idea de gravedad es importante porque, desde su carga comprensiva, aúna la mecánica de Newton y el ser-ahí de Heidegger. En su idea de gravedad no tiene miedo a hablar de sufrimiento pero no desde su utilidad espiritual purificadora. El sufrimiento no purifica ni debe ser sublimado, pero en tanto padecer del ser, es. "No debo amar mi sufrimiento porque sea útil sino porque es" dice la pensadora (Weil 1988: 70). Aceptar lo que es no implica resignación cristiana, sino *amor fati*, amor al destino, aceptación de que somos seres inacabados e impedidos. En las ontologías de la corporalidad, el dolor no solo ha sido sublimado por las religiones reveladas sino por las nuevas formas de capital erótico y psicología positiva. Si el dolor era, desde un modelo religioso, fruto de una falsa beatitud ahora es fruto de una nueva moralidad del bienestar positivo donde la diosa Felicidad reina como emoción dominante. Para la diosa, el dolor, el no-poder, el im-pedimento o el deterioro son formas de fracaso de la voluntad. La mercadotecnia del bienestar hará lo posible para remediar este contratiempo. El mapa-felicidad no nos interesa para abordar una comprensión de las voces rotas en contextos de impedimentos; consideramos que la idea de felicidad tiene un sesgo emocional altamente performativo, una idea de la que se han apropiado tanto multinacionales como terapias de todo tipo para prometernos nuevos cielos laicos a los que acceder. El sufrimiento, el dolor, la enfermedad, decía Benjamin, no nos enseñan nada, carecen de experiencia. Los impedimentos cognitivos de un ser humano deben ser respetados, escuchados y, a partir de los mismos, sin sublimación, crear poderes-agenciales posibilitantes para que desde su *autoinsuficiencia* pueda seguir siendo un ser valioso (aunque no pueda ser, por des-gracia dueño de su vida). Esta des-gracia es la gravedad del ser-ahí, del ser-yacente que padece. No es un destino inexorable en tanto patología. Es una barrera que está y que posiblemente no pueda ser eliminada. Si acaso sorteada. La gravedad del sufrimiento y su realidad es a la vez apertura hacia la gracia. Dice Weil: "el sufrimiento es balanza y palanca" (1988: 77).

4.5. Quinto pilar: comunidades de indagación inclusivas. Sobre la necesidad de epistemología pedagógica cuidante

El enfoque pensamiento libre tiene una dimensión pedagógica imprescindible para que los anteriores principios puedan concretarse en lo que denominaremos como pedagogía cuidante.

Las fraternidades epistémicas establecen relaciones y desarrollan resistencia epistémica y florecimiento humano en el corazón de la comunidad, es decir, en el círculo de diálogo que evite expropiaciones epistémicas de las mentes fronterizas y cuya base será esta pedagogía cuidante; una expresión que nos regalan dos autores: por un lado, el filósofo y pedagogo americano Mathew Lipman y, por otro, el profesor Juan Carlos Lago Bornstein, que prefirió siempre el término cuidante a cuidadoso (la expresión utilizada por Lipman) por lo que implicaba de acción.

4.5.a Pedagogía de los estados mentales alterados

La relación con el dolor del otro se realiza desde la atención y no solo desde el tratamiento. Tratar el dolor es atenderlo en su totalidad y finitud siendo esta atención (cuidadosa, cuidante) la forma más elevada de com-pasión porque supone escuchar las voces o los silencios de lo no-racional. Conceder reconocimiento e *igualibertad* a las voces subalternas en contextos de impedimento es la mayor y más elevada forma de filosofar. El sufrimiento se mitiga con medicinas y... con filosofía. No la filosofía positiva de la superación personal que nos remite al si quieres, puedes; no pasa nada, tu ceguera no existe; ni tu cojera; ser infeliz es una desgracia y un fracaso; tienes derecho a la felicidad; tus limitaciones no existen. Frente a este discurso dominante de la discapacidad dice Weil:

> La contemplación de nuestros límites y nuestra miseria nos coloca en un plano más elevado. (1988: 77)

La filosofía se torna una forma de consuelo no terapéutico. El *pensar cuidante* es el camino de esa forma de pensar que consuela. Es un pensar contemplativo que, como dice la pensadora, nos eleva. La aparente paradoja se disuelve cuando comprendemos el deterioro no solo como una cualidad o condición de los impedidos, sino como una posición desde la cual comprender la naturaleza humana.

Una *pedagogía cuidante* debe plantearse asuntos peliagudos como los siguientes:

⇨ ¿Se puede pensar desde las anomalías mentales y corporales?
⇨ ¿Personas con limitaciones de la inteligencia pueden pensar?
⇨ ¿Se puede pensar sin utilizar las funciones de alto nivel, como el razonamiento inferencial o causal?
⇨ ¿Se puede pensar desde la corporalidad?
⇨ ¿A quién le incumbe responder estas cuestiones? ¿A los expertos en neurociencia... solamente?

El problema de la mente y del cuerpo es uno de los asuntos que en la tradición ha preocupado tanto a científicos como a filósofos. Existen teorías de la mente no fisicalistas que deben ser atendidas como se merecen. El problema, a nuestro juicio, sigue teniendo que ver con paradigmas, modelos y, sobre todo maneras de mirar al otro. ¿Existe una solución concluyente a este debate que cierre bocas para siempre y que invalide unos relatos y encumbre otros? Solo en el siglo XX, las escuelas, las diferentes visiones que han abordado esta cuestión han sido, en muchos, casos irreconciliables. Por ejemplo, materialistas como Ullin T. Place sostienen que "nuestra conciencia es un proceso cerebral" (Borst, 1970). El cerebro, pues, es el órgano con el cual se autoperciben estados físicos a los cuales hemos denominado estados mentales. Mente es una palabra vacía de sentido. Solo existe el cerebro, y el análisis de los estados cerebrales es lo valioso. Otros autores, como Donald Davidson, han sido más prudentes y han defendido una posible interacción entre lo físico y lo mental. Davidson sostiene en *Essays on Actions and Events* (1980) que sucesos físicos son producidos por sucesos mentales y viceversa. Sin perder de vista su materialismo, este autor abre la posibilidad de compatibilizar las explicaciones fisicalistas y la libertad como suceso mental.

Davidson abrió la puerta a que pensadores como Hilary Putnam o David Lewis superasen el materialismo puro y dieran el salto al funcionalismo con el famoso problema del dolor que se plantea Putnam en *Mind, Language and Reality* (1975). ¿Qué es el dolor? ¿Una sensación física? ¿Un estado mental? En su curioso artículo *Mad Pain and Martian Pain* (1980), Lewis ilustra el problema con un experimento mental. Plantear dos tipos de seres, un ciudadano imprudente que se lesiona con sus órganos físicos y le duele la lesión y un marciano sin cerebro y otros órganos internos de tipo hidráulico que tiene estados mentales y que tiene conciencia del dolor. Sostenemos desde nuestra mirada filosófica que el pensar humano puede surgir también desde el cuerpo-mente, entendidos como una misma dimensión o, como luego diremos, una *capability* básica del ser. Para el Derecho Romano, solo poseían la *dignitas* quienes tuvieran algún tipo de *excelencia* o *auctoritas*, una especie de orgullo social por pertenecer a una clase. Incluso hoy día seguimos utilizando este concepto de alto valor moral en el sentido grecolatino cuando hablamos de que un cargo público es una dignidad o que cada uno tiene su dignidad-orgullo y no quiere ser pisoteado. La dignidad moderna es una idea universal y universalizable. Es una manera de mirar diferente a la *dignitas* tradicional.

Los órganos, todos los órganos corporales, son hijos de la dignidad humana y todos ellos se ponen en marcha para cubrir las limitaciones corporales. Podemos pintar sin manos, bailar sin piernas o pensar sin inteligencia porque pensar, como venimos diciendo, no es una destreza mental sino una disposición del ser entero, del cuerpo entero. Es el caso, por ejemplo, de Lorenza Bottner, una creadora transgénero sin brazos que nos muestra con su arte que se puede crear desde las limitaciones de los órganos predominantes. Bottner pinta con todo su cuerpo, con los muñones cual vivos pinceles.

El pensar desde la corporalidad rota deviene siempre en un pensar emocional, siendo esos sentimientos anteriores a los conceptos y a los órganos predominantes. Queremos denominar a esto que acontece desde la singularidad el *efecto Cheshire* recordando a aquel famoso gato de la obra *Alicia en el País de las Maravillas* de Lewis Carroll. La sonrisa del gato no necesita cara para producirse.

El actual transhumanismo no es más que el sentido común llevado a su apoteosis: nadie desea estar roto, nadie quiere tener defectos, si hay algo roto debe ser arreglado. No solo el sistema económico neoliberal ha triunfado al convertir nuestros cuerpos en mercancías que nosotros mismos compramos y vendemos al mejor postor, sino que la psicología misma, la ciencia, la filosofía aceptan este perfeccionamiento como parte del progreso humano. ¿Quién no desea mejorar? Los mejoradores de la humanidad aprovecharán estas falacias para hacer su agosto y calificarán de ingenuos, buenistas o charlatanes de lo políticamente correcto a quienes defendamos que los pensamientos-cuerpos-rotos deben ser respetados como portadores de sentido. El cuerpo-roto es acontecimiento y singularidad. Todo lo demás es hipotecar un presente en nombre de un futuro de perfección que no llegará nunca porque el ser humano, por naturaleza, a pesar de que desea lo perfecto como ideal platónico, debe convivir con su ser-real y aprender a ser el que es. La calidad de vida de las personas o las identidades políticas desde la diferencia nada tienen que ver con esta posición primera de carácter ontológico si se quiere. La calidad de vida mejora las condiciones de las personas con diversidad pero no debe prometer la curación de las enfermedades que nos han dicho que somos. Patologizar los impedimentos es propio solo de una manera de mirar que puede ser revisada desde otras más acogedoras.

Estos planteamientos que reconocen la necesidad de estados mentales no normativos, fronterizos, esta ontología de los límites nos lleva necesariamente a la praxis pedagógica, es decir, a la comunicación situada que toma la forma de pedagogía y que se alimenta de este mismo concepto acogedor, la idea de límite.

4.5.b Pedagogía de los límites

La desventaja cognitiva no es una condición del otro, del que posee déficits frente al ser entero y normal. La discapacidad es una limitación que incide en la condición liminal del ser humano. Pero el límite no tiene por qué ser negativo si es pensado afirmativamente y busca su necesaria antítesis en el otro lado, la *capability*, generando así una relación dialéctica imprescindible. Hegel, en su *Ciencia de la lógica* (1812-1816), remarca esta idea de límite y deber ser al hablar de la verdad del límite que, paradójicamente, está deseoso de absoluto. Él lo relaciona con la finitud y su relación dialéctica con la infinitud. No hay pues dualismo sino dialéctica. Solo existe dualismo cuando la finitud me empuja hacia abajo y la infinitud proviene de arriba, cuando el límite es muro y no línea divisoria. Solo hay dualismo cuando el límite es *chorismos* (trinchera, abismo, brecha, fisura). El abismo platónico de la perfección y de la división del mundo en dos o el racionalismo cartesiano. Lo otro y lo mismo, prosiguen los hermeneutas modernos, se encuentran en su liminalidad. La hermenéutica de Trías, autor que ya hemos tratado, en su *Lógica del límite* (2001) nos dice que el límite es cierre y apertura. En *Sí mismo como otro* (1986), el filósofo Paul Ricoeur nos habla de su pequeña ética donde diferencia entre ética en cuanto deseo de vida buena y moral como principios universales; para él, la ética es anterior a la moral: "Les propongo distinguir entre ética y moral, y reservar el término ética para todo el cuestionamiento que precede a la introducción de la idea de ley moral y designar por moral todo aquello que, en el orden del bien y del mal, se remite a leyes, normas e imperativos" (Ricoeur 1996). Denomina 'solicitud' al reconocimiento de la reciprocidad de los intercambios entre el otro y yo. Yo soy yo porque existe el otro, lo otro. Lo mismo y lo otro ejercen entre sí una relación dialéctica base de una ética situada y heterónoma.

La base de este pensar que venimos diferenciando del razonar o de la inteligencia abstracta se halla en esta equivalencia entre la estima del otro como sí mismo y la estima del sí mismo como otro que nos ha legado Paul Ricoeur. Este pensar desde el ser-fracturado es un pensar humano originario que nos afecta a todos, que nos limita a todos, que nos discapacita a todos. Los resultados del buen razonar o de la inteligencia abstracta son facultades, capacidades, competencias y aptitudes que pueden ser explicadas desde la psicología moderna de una manera clara y distinta. En cambio, este pensar del ser-ahí de carácter hermenéutico del que hablamos solo puede ser comprendido desde posiciones donde la mirada filosófica acogedora tenga cabida sin necesidad de explicaciones verificables o cuantificables. Este pensar del ser-ahí fracturado y finito, *ab initio*, tiene otra cara que nos lanzaremos a explorar, la cara incondicionada de la apertura a lo ilimitado. El sujeto, *ab initio*, conocedor de su finitud sabe que está heterónomamente condicionado por su limitación, pero sabe también que esa misma limitación en forma de discapacidad de mayor grado que la de cualquier otra persona le otorga, como a mí, la posibilidad de rescatar su pensar radical, su libertad radical.

En una comunidad *igualibertaria* no podemos proponer un método pedagógico que no sea consecuente con las premisas hermenéuticas y epistemológicas desarrolladas en apartados anteriores. Una educación bancaria (*dixit* Freire) no tendría sentido a la hora de tejer un plan de desarrollo humano donde la educación de la persona con desventajas cognitivas no existe como objeto al que debemos educar sino como sujeto agente que, en igualdad, participa en las mismas búsquedas vitales y emocionales que cualquier otra persona con menos desventajas. No existen, pues, en este proceso adaptaciones de conocimientos porque el conocimiento mismo es un proceso compartido en el cual hay una trazabilidad epistémica clara que evita colocar al otro en una desventaja inicial no final.

Todo el proceso está asentado en eso que denominó Sen "una forma particular de la ventaja" ya que poseer limitaciones no es un hándicap sino una posibilidad.

4.5.c Pedagogía de la comunidad de indagación *(community of inquiry)*

Uno de los fines de la educación entendida como un proceso de emancipación intelectual es, según Lipman: "convertir las aulas en comunidades de investigación" (1992: 38).

Matthew Lipman será uno de nuestros pedagogos y filósofos de referencia, pero algunas de sus inspiraciones proceden de la escuela pragmatista americana. En concreto, de los filósofos Charles S. Peirce y John Dewey.

La primera vez que Peirce utiliza el término comunidad es en el texto de 1868 "Some Consequences of Four Incapacities" y justamente en el contexto de la crítica a las concepciones cartesianas de duda y certeza. En una época de descubrimientos científicos individuales, Peirce aboga por otra forma de organizar el conocimiento más allá del racionalismo cartesiano que, a su vez, había sido una de las bases de la revolución científica. Define la comunidad desde las incapacidades, es decir, desde las insuficiencias individuales para llegar a la verdad.

Dewey da un paso más y aplica esta idea al campo social, en concreto, a la calidad del sistema democrático. Frente a otras opiniones liberales de su tiempo que descreían de la democracia de masas, fácilmente manipulable, él siempre defendió la importancia de la gente, del hombre común:

> Es necesario tener una participación responsable de acuerdo con la capacidad para formar y dirigir las actividades de los grupos a los cuales se pertenece (...) Liberar las potencialidades de los miembros de un grupo en armonía con los intereses y bondades comunes. (Dewey 1927: 216)

En las comunidades democráticas, los expertos tienen un papel importante pero no decisivo ya que son los individuos corrientes y sus potencialidades lo que al pensador le interesa. Dewey habla de comunidades de gente con inteligencia creadora o con juicio práctico, no de comunidades de razonadores críticos alejados de la praxis cotidiana. Por eso, los elementos críticos procedentes de la ciencia como la falibilidad, reconocimiento, respeto mutuo, la experimentación, la imaginación o la crítica constante deben ser parte de esa comunidad de indagadores a la que están invitados todos los ciudadanos, no solo los científicos.

Dewey, el filósofo-pedagogo, llevó sus ideas al campo de la educación no solo en sus libros sino en una experiencia pedagógica conocida como la Escuela Dewey, o Escuela Laboratorio de la Universidad de Chicago, que abrió sus puertas en 1896 con apenas 12 alumnos que se fueron incrementando hasta que el año 1904 cerró sus puertas. Una experiencia singular que fue embrión de otras experiencias de aprendizaje, como la que propuso Matthew Lipman en los años 70 cuando creó en la Universidad de Monclair de New Jersey, un centro de formación del profesorado para que la filosofía, la pedagogía y la psicología, en una fusión amistosa, aunaran sus fuerzas para educar a los niños y a las niñas. Así nació el Institute for the Advancement of Philosophy for Children (IAPC) de la Universidad de Monclair, una institución seminal donde se han formado cientos de profesores de todo el mundo en una metodología que coloca en el centro del proceso educativo la idea de comunidad de diálogo. Más tarde, en 1980, Lipman, Sharp y Oscanyan publican el libro fundacional de este movimiento educativo, titulado de una manera significativa: *La filosofía en el aula*. En esta obra, entre otras cuestiones, Lipman y sus colaboradores plantean la posibilidad de que el aula tradicional se convierta en una comunidad de diálogo en la cual las niñas y niños sean los investigadores de esa nueva comunidad embrionaria.

Bien es cierto que Lipman, en esta primera etapa de su trayectoria le da una gran importancia a las "habilidades" cognitivas que se deben desarrollar con su metodología, unas habilidades cuyo objetivo es crear "alumnos reflexivos y razonables" (Lipman, *et al.* 1992: 50) que sean críticos y creativos: "Los niños reflexivos están preparados para mostrar buen juicio y los niños con buen juicio difícilmente van a realizar acciones inapropiadas o desconsideradas" (68).

Uno de los discípulos más relevantes de Lipman, el profesor García Moriyón, hace hincapié también en la importancia de esta raíz cognitiva a la hora de determinar las actitudes éticas del individuo:

> Si no se posee capacidad de razonamiento, si no se razona bien, tanto la elección de los fines como de los medios adecuados para conseguir esos fines estará seriamente comprometida haciendo difícil la tarea de ser buenas personas. (García Moriyón 2008: 29)

Una afirmación discutible que necesita ser completada (y decimos completada y no anulada porque la importancia de las buenas razones es indiscutible para un ejercicio crítico de la ciudadanía) a la luz de otros criterios menos cognitivistas que no consideren solo al razonamiento como habilidad primordial de la comunidad de diálogo. Esos criterios de raíz más inclusiva, a nuestro juicio, son dos: el pensamiento cuidadoso del mismo Lipman (término que el profesor Lago Bornstein sustituye por cuidante) y la idea de comunidad de indagación del profesor Walter Kohan. Ambas aportaciones no son contrarias a la tradición pedagógica aquí descrita, sino que complementan esa intuición inicial de Peirce, Dewey, Lipman o García Moriyón, entre otros.

4.5.d Pedagogía de la apropiación cuidante

A finales de los años 90, Lipman evoluciona en sus postulados pedagógicos al introducir una nueva dimensión que afecta a la tarea de pensar y filosofar en el aula. Esa dimensión novedosa es el pensamiento cuidadoso (*caring thinking*): "Las técnicas pedagógicas que buscan practicar el pensamiento crítico a expensas del creativo y el cuidadoso, deberían excluirse a sí mismas" (Lipman 2016: 22).

Partiremos, pues, de la manera en que entiende Lipman esta nueva dimensión y haremos nuestras aportaciones y matizaciones en un sentido diferente. Lipman defiende que el objetivo fundamental de la comunidad de investigación es la elaboración de un pensamiento multidimensional que dote de excelencia al proceso educativo. El pensamiento cuidadoso, dice Lipman, "se ocupa de cuestiones de importancia" (2016: 96). El término importante, podríamos decir, carece de la consistencia lógica de otros términos como coherencia, validez, verdad o sentido pero procede de esa familia de conceptos de acogida de raíz hermenéutica que son utilizados por las personas en la vida cotidiana. Dice Lipman que el pensamiento crítico bascula sobre la idea de coherencia o pertinencia. Una argumentación puede ser calificada de esa manera. La proposición X es incoherente por estas u otras razones. A la luz del pensamiento cuidadoso no existen incoherencias, sino significados de los cuales nos apropiamos. Aunque el pensamiento cuidadoso es similar al pensar afectivo o emocional no queremos identificarlo del todo con lo que se viene denominando inteligencia emocional en cuanto gestión de nuestras emociones:

> "Ser apropiado" es un criterio tan cognitivo como "ser coherente" o "ser pertinente" (...) Los proyectos para mejorar la capacidad de pensar difícilmente serán satisfactorios si solo consideramos valioso el pensamiento deductivo o alguna otra forma austera de racionalidad. Una propuesta educativa para enseñar a pensar debe incluir el pensamiento afectivo, no solo por deferencia al pluralismo democrático sino porque el desprecio de otras formas de pensamiento tiene como resultado un tratamiento superficial de la variedad intelectual que existe (...) Existe un lenguaje de actos al igual que existe un lenguaje de palabras. (Lipman 2016: 102-104)

En esta misma línea, otro de los autores citados, García Moriyón, aun admitiendo la gran importancia del conocimiento, apela al valor del re-conocimiento como elemento moral imprescindible para evaluar las acciones (2008: 121).

El enfoque pensamiento libre, en su dimensión pedagógica, pretende apropiarse de una manera cuidante de los significados, las palabras y las acciones en el marco de una comunidad de indagación que evite la expropiación de nuestras *capabilities*.

Lipman apunta con el dedo esta temática pero sigue siendo deudor de una tradición deliberativa y discursiva donde la razonabilidad y la argumentación tienen mucho peso. Necesitaremos a un filósofo y pedagogo del Sur que vaya más allá de lo discursivo.

Necesitamos que Lipman sea pasado por el tamiz de Paulo Freire y la mirada social de Walter Kohan y Lago Bornstein para encontrarnos en un espacio-tiempo kairológico propicio para que la comunidad de investigación y de diálogo se conviertan en una comunidad de indagación donde la apropiación cuidadosa tenga un papel central.

4.5.e Pedagogía de las comunidades de indagación cuidantes

Walter Kohan, filósofo y pedagogo argentino afincado en Brasil, perteneciente al movimiento educativo de Filosofía para Niños y Niñas (FpN), junto a otros autores sudamericanos como Maximiliano López o Accorinti, propone una lectura diferente del programa y método Lipman utilizando para ello nuevas referencias como la pedagogía de Freire o las teorías filosóficas de la hermenéutica francesa (Foucault, Deleuze o Ranciere). Asimismo, el profesor de la Universidad de Alcalá de Henares, Juan Carlos Lago Bornstein, en su redescubrimiento de las comunidades de investigación admite la importancia de las cuestiones sociales y de las desigualdades en la configuración de la comunidad. Dice el autor en su obra *Redescubriendo la comunidad de investigación* (2006):

> El *pensador cuidante* tiene que plantearse no solo lo que es, pues sin basarse en los datos, en las circunstancias, en la realidad que le rodea, el pensamiento difícilmente será correcto sino también en lo que puede y debe ser, en lo que merece la pena, en lo que se considera que sería justo, adecuado, correcto. (119)

El autor toma como punto de partida la exclusión social como esa circunstancia sin la cual no podemos siquiera ponernos a pensar. Las personas que están en ese riesgo de exclusión social "sufren desventajas generalizadas en términos de educación, habilidades, empleo, vivienda o recursos financieros" (Lago 2006: 130).

En nuestro ensayo, hemos propuesto incluir la exclusión epistémica (también la hemos denominado expropiación epistémica o desventaja epistémica) en ese terreno donde el pensamiento cuidante propuesto por Lago Bornstein es una necesidad.

Kohan, por otro lado, achaca a la comunidad de investigación propuesta por Lipman que las discusiones y debates se planteen de una "forma ahistórica y descontextualizada" (Kohan 2000: 54). Propone una nueva idea de comunidad donde se propicien "experiencias de pensamiento filosófico" (70). Apoyándose en la etimología del término experiencia que une lo externo (ex) y el peligro (peri) de un conocimiento adquirido (experior), de un ensayo, de un curso no fijado, relaciona el pensamiento con la vida. Dice el filósofo:

Afirmamos la filosofía como experiencia del pensamiento, como un movimiento del pensar que atraviesa la vida de quien la practica. Como tal comporta un rumbo incierto, un destino indeterminado, un peligro. La práctica de la filosofía conlleva riesgos. (Kohan 2000: 70)

El resultado final es un giro que podría concretarse en esta afirmación de Maximiliano López:

El pensamiento no es una gimnasia o una destreza, sino una abertura, un encuentro (…) La comunidad de indagación es un medio en donde la atención que damos a los otros y a lo que dicen genera un clima de cuidado e intimidad que permite atender al carácter de acontecimiento del sentido. (López 2008: 68)

O en palabras de Benjamin, en el fragmento XIII de sus *Tesis:* "Progreso de la humanidad misma y no solo de sus destrezas" (1989). Y en las de Rancière, uno de los maestros de Kohan, en *El desacuerdo*:

La deliberación, en la forma en que se plantea idealmente puede ser un instrumento de opresión en cuanto deja fuera las voces que no son capaces de expresarse por su situación de exclusión hermenéutica. (Rancière 1995: 67)

Nace así una nueva expresión, comunidad de indagación, que desea ir más allá de las utilizadas con anterioridad que ponían el foco sobre todo en los procesos cognitivos, una concepción del espacio-tiempo educativo en el que cualquier ser humano puede acceder a una experiencia filosófica libre. Para ello, Kohan se remonta a la etimología y sentido original de la escuela (*scholé*) entendida como un lugar para disfrutar del tiempo libre alejado de la idea moderna de productividad y aprovechamiento del tiempo. Apoyándose en el artículo de Jacques Rancière "Escuela, producción e igualdad" (1988), defiende un tiempo educativo donde sea posible la experiencia auténtica de la igualdad (el tiempo del *kairos* o del *aion*) frente a la experiencia cognoscitiva, mediada por la productividad que deviene en tiempo cronológico que debe ser aprovechado. Las tres deidades (Cronos devorador, joven Kairos y eterno Aion) se nos ofrecen como metáforas vivas de la experiencia educativa de las infancias, sean cuales sean las edades reales. "La infancia o las infancias pasan a ser una metáfora de una situación que debe ser atendida, alimentada, sin importar la edad de la experiencia" (Kohan 2004: 273).

A esa comunidad de indagación que evite las expropiaciones epistémicas la hemos denominado de una manera concreta, histórica, contextualizada en la experiencia real de la escuela de pensamiento libre: comunidad de maestros y maestras socráticas.

4.5.f Pedagogía cuidante: producción y distribución de un tiempo cuidadoso

Estamos cada vez más necesitados de una revolución de las metáforas. En su magnífica obra *Las metáforas de la vida cotidiana* (1980), George Lakoff nos recuerda que la gran mayoría de las metáforas con las cuales describimos y prescribimos la realidad tienen que ver con el arte de la guerra: ganar, perder, luchar, estrategias, tácticas, posiciones, resistir, defender... Todos estos conceptos son de origen bélico e incluso el diálogo mismo está impregnado de ese carácter: "La metáfora 'una discusión es una guerra' es algo de lo que vivimos en nuestra cultura, estructura las acciones que ejecutamos al discutir" (Lakoff y Johnson 2004: 41).

El deporte mismo es la guerra continuada por otros medios. Lo mismo pasa con la política. ¿Y la educación? ¿el sistema educativo es una lucha por la supervivencia social del más apto? ¿Las mismas aptitudes, las competencias son la batalla diaria para conseguir el éxito y evitar el fracaso? ¿El fracaso escolar es otra metáfora más del vencido en la batalla por conquistar una posición social? ¿Qué papel tiene la metáfora del tiempo en este juego donde los conceptos no son meras etiquetas que se les ponen a las cosas, sino las cosas mismas alteradas por la manera de mirarlas?

Sostenemos que las metáforas de origen bélico se alimentan de un brebaje muy especial, son metáforas enraizadas y sostenidas por unos fundamentos sólidos; uno de los cuales es el tiempo entendido como medida de todas las cosas, de las que son en cuanto que son, de las que no son en cuanto que no son. La educación moderna es un engranaje surgido a raíz de la moderna industrialización, de la división del trabajo y, por consiguiente, de la división del tiempo. Los tiempos medidos de las clases, los timbres, la división de las tareas y el aburrimiento de las mismas son parte de ese engranaje fatal que envuelve el tiempo de los educadores y de los educandos. En el tercer capítulo de *Modernidad líquida* (2000), titulado "Espacio-Tiempo", Zigmunt Bauman sostiene que, en la modernidad impregnada por lo efímero, el tiempo y el espacio se han relativizado, se han disuelto, han perdido su mandato. Entiende el autor el tiempo como un *continuum* donde, dado que la memoria del pasado desaparece en la dictadura del presente, el tiempo mismo desaparece, se licúa y deviene en tiempo líquido. Es una manera de verlo pero, por nuestra parte, quisiéramos disentir y darle la vuelta al problema. El presente es totalitario porque el tiempo sigue siendo absoluto, sigue siendo un dios que todo lo mide, que todo lo controla, que todo lo engulle, que todo lo devora.

Descubrí hace unos años en un museo de Xian un reloj chino que medía el tiempo en barritas de incienso, era un reloj de aromas a sándalo o canela. Entendí entonces que los espacios educativos en los cuales queremos vivir no deben estar centrados en el tiempo racional del conocimiento, de la cognición o de la razón como maestra de ceremonias sino en el logos aromático del tiempo kairológico que no avanza, no progresa, se recrea en la lentitud, un tiempo que ama los silencios y la palabra, que deja que las fracturas supuren y que cuida de la fragilidad del ser humano. No se trata de aromatizar los espacios con fragancias para barnizar nuestra vivencia sino que el tiempo en la comunidad de indagación no forclusiva sea, en palabras del psicólogo Juan Carlos Morcillo: "deliberadamente lento". Una *pedagogía cuidante* necesita de un tiempo aromático en el que podamos convivir todos en tanto nos declaremos seres humanos necesitados.

4.5.g La escuela de pensamiento libre es una comunidad de indagación inclusiva dotada de una trazabilidad epistémica material

La escuela de pensamiento libre, desde un punto de vista pedagógico, se apoya en una idea luminosa procedente del campo de la pedagogía crítica, en concreto, del movimiento denominado Filosofía para Niños y Niñas; un movimiento educativo internacional al que pertenezco desde hace más de treinta años. En este caso, este movimiento se encarna en personas adultas con discapacidad intelectual que toman como referencia esas bases pedagógicas para situarlas en contextos de desventajas cognitivas. La idea rectora está tomada de Mathew Lipman, el creador de esta metodología, y se denomina comunidad de investigación (*community of inquiry*). En nuestro caso, hemos preferido utilizar la expresión comunidad de indagación inclusiva que busque la reapropiación de las posibilidades agenciales desde la *igualibertad*.

Las ideas esbozadas en nuestro mirar teórico requieren una metodología y una pedagogía comunitaria de resistencia que las desarrolle. Nuestro plan de resistencia epistémica estaría incompleto sin este hilo conductor. Como decía Freire, la acción sin reflexión es puro activismo y la reflexión sin la acción es pura palabrería.

Hasta ahora hemos diferenciado entre comunidad de indagación y comunidad de diálogo. En la primera debe existir esa trazabilidad epistémica que no requiere la segunda. El desarrollo de destrezas en la comunidad de diálogo supone la idea de que esas mentes fronterizas no deben ser integradas en el espacio deliberativo desde los procesos participativos en la comunidad. Con participar, empero, no basta. Es necesaria una trazabilidad epistémica material en la cual estén implicados procesos de reconocimiento, producción, distribución y uso del conocimiento.

Fraser, desde la teoría feminista, se plantea estas cuestiones como cuestiones de justicia transversales y agenciales con la siguiente pregunta que a nosotros nos parece decisiva para trabajar desde posiciones educativas y no solo políticas:

> ¿Cómo podemos integrar las reivindicaciones de redistribución, reconocimiento y representación para desafiar el amplio abanico de injusticias de género en un mundo en globalización? (Fraser 2008: 208)

Sustituyamos injusticias de género por injusticias epistémicas en contextos con desventajas cognitivas y nos encontraremos de lleno en la necesidad de abordar la comunidad de diálogo como una comunidad donde sea necesario plantear una trazabilidad del conocimiento tratado como un asunto de justicia y no solo como un asunto pedagógico.

En la comunidad de diálogo podemos reproducir esquemas de integración social que no son suficientes para propiciar una auténtica emancipación epistémica. La integración social como objetivo es necesaria pero no es suficiente en un horizonte de democracias no excluyentes. Podemos ser perfectamente integradores ofreciendo servicios y recursos sin contar con la agencia causal de los usuarios del sistema-comunidad de dialogo. Usar la comunidad de diálogo es solo el resultado final de la *trazabilidad epistémica material* y no resulta suficientemente transformador. Para que se dé esta emancipación epistémica es necesario participar en el reconocimiento, la producción, distribución y uso del conocimiento. Esto supone una idea más radical de la comunidad que incluya la de *igualibertad* a la que ya hemos hecho referencia en las bases epistemológicas del plan de resistencia epistémica. Empoderar o incluir son conceptos que nacieron con un potencial transformador muy exigente y han devenido en algunos casos en buenismo o en *marketing* ético corporativo. De ahí que, en nuestro caso, hayamos preferido un discurso negativo complementario. El punto de partida y de llegada de la comunidad de diálogo en contextos de fractura debe ser siempre un enfoque donde la posibilidad no se entienda como destreza o competencia o habilidad sino como *igualibertad* en tanto valor agencial. El horizonte en el que aspira a moverse la comunidad de diálogo no es la autorreferencialidad de la comunidad misma sino la inclusión democrática de las mentes fronterizas desde sus propias limitaciones que desean, como cualquiera, la construcción de una sociedad menos injusta. Las posiciones maximalistas de aspiración a la justicia ideal han sido en algunas ocasiones un obstáculo más que un apoyo; de ahí la importancia de acercarse a lo justo a través de los rostros de las injusticias reales.

El diálogo como ideal regulativo y como objetivo básico de la comunidad se alimenta de mecanismos metodológicos que son engrasados por las habilidades necesarias para participar en él. Aquellas voces subalternas que no pueden tomar partido en el diálogo desarrollan una desventaja epistémica evidente que este no soluciona. La vía positiva, pues, de acceso debe ser complementada e incluso en ocasiones sustituida por una vía negativa que tome como punto de partida las escuchas reales y las fracturas de las voces rotas.

A esta propuesta la denominaremos comunidad de indagación inclusiva y no aspira a la universalidad como su mentora la comunidad de diálogo, sino a trabajar en contextos de cognición situada en los cuales la importancia de las identidades narrativas que componen la comunidad es decisiva a la hora de intervenir pedagógicamente. No es lo mismo plantear un plan de diálogo en contextos de personas provisionalmente no impedidas que en contextos de personas con desventajas cognitivas. O en términos menos hermenéuticos, no es lo mismo trabajar con alumnos en clase que poseen altas competencias cognitivas (mal llamadas superdotaciones o altas capacidades ya que la capacidad no es una destreza, sino un valor de agencia) que con alumnos con necesidades educativas especiales.

La *comunidad de indagación inclusiva* es, pues, una metodología situada que aspira a intervenir en contextos donde existan desventajas cognitivas. Es lo que los constructos psicologicistas performativos denominan discapacidades o necesidades educativas especiales pero también deterioros cognitivos o limitaciones de la inteligencia. Las voces subalternas en contextos de desventajas cognitivas hacen referencia a niños, jóvenes, adultos o personas mayores que han padecido estos hándicaps y, a pesar de sus limitaciones, tienen el derecho, pero sobre todo la capacidad de seguir siendo parte de la comunidad moral y política en igualdad de condiciones que cualquier otra persona provisionalmente no impedida.

4.5.h Conclusión: en la comunidad de indagación inclusiva estamos impedidos y a la vez posibilitados

Colin Barnes es un teórico de la discapacidad y a la vez una persona ciega. En sus textos defiende que él no está ciego, sino que es la sociedad quien lo discapacita. La ceguera no es un impedimento ni una barrera. Es la sociedad quien crea esas barreras sociales.

He aquí sus palabras:

> En términos prácticos, mi impedimento me causó pocas dificultades reales, no me causa dolor y, hasta ahora, es posible que se mantenga relativamente estable. Todos los problemas con los que me encontré tuvieron origen social; fueron principalmente consecuencias de la educación especial segregada que tuve y de mis percepciones posteriores –ya fueran reales o imaginarias– del trato que la sociedad da a las personas con esta clase de impedimento… la experimentación del impedimento es un área en la que creo que las generalizaciones son posibles y verdaderamente apropiadas. (Barnes 1996: 37-43)

Luisa es ciega y en la comunidad de indagación se define como ciega. No quiere ser invidente ni discapacitada visual. Admite su ceguera como deterioro y quiere poner encima de la mesa del diálogo esa realidad. ¿Luisa está equivocada y Colin tiene razón? ¿Son acaso estas las preguntas adecuadas? Sostenemos que responder a estas preguntas es caer en las trampas epistémicas que nos entrega el lenguaje; en definitiva, es seguir con la mosca dentro de la botella, siguiendo la metáfora de Wittgenstein.

La experiencia de escuchas reales en una comunidad de diálogo a la que hemos denominado "comunidad de indagación inclusiva" nos arroja a una realidad de la que, querámoslo o no, partimos: las personas que ocupan las sillas y se disponen a producir y distribuir el conocimiento como herramienta pedagógica, antes de comenzar a hablar, a pensar en grupo, ya están marcadas por el alto poder performativo de los constructos que, en la teoría, pretenden emanciparlos. Es decir, ya son lo que son: personas con discapacidad.

Carlos, uno de nuestros participantes en la comunidad de indagación, dice: soy dependiente y a mucha honra. Laura le responde que ella no es eso, sino que es diversofuncional, que es diferente y que su diferencia es valiosa para ella. Pablo le responde que él tiene discapacidad intelectual y que no quiere ni oír hablar de la palabra con la cual lo nombraron hasta los 20 años (subnormal). Ahora tiene 60 pero vivió los años difíciles de los términos con alto poder estigmatizante. Pablo a lo largo de su vida ha sido primero subnormal, luego le dijeron que no era eso, sino que era retrasado. Ahora es discapacitado y no sabemos qué será mañana. Curiosamente, las disensiones se acaban cuando se autodenominan maestras y maestros socráticos, cuando en la *comunidad epeliana* (ver pág. 209) son reconocidos como seres pensantes y libres. Las identidades con las cuales han ido marcando a Pablo no son fruto, ninguna de ellas, de una persecución opresora y tiránica por parte de los modelos. Ni siquiera el término subnormal pretendía ser estigmatizante. Los médicos que lo inventaron querían ayudar, no oprimir.

El ojo que mira, dice Hegel, nunca se ve. Mirar desde donde miramos y ser cuidadoso con la mirada decrecida y pobre es un ejercicio necesario y una obligación epistémica y ética porque en todos aquellos espacios donde seres humanos vulnerables interactúan y exploran e indagan acerca de sus potencialidades y de sus identidades, de sus proyectos de vida y de sus experiencias, nuestras miradas, nuestros enfoques deben ser siempre respetuosos con el devenir de la comunidad, no con el ser de la comunidad. Lo que las personas son o no son no es tan importante como lo que nosotros, desde nuestra *igualibertad*, deseamos decidir.

4.6. Carla, un ejemplo de injusticia epistémica

Carla es una de las representantes de lo que venimos denominando mentes fronterizas. Es una mujer de unos 23 años. Tiene una trisomía 21 que de cara a la sociedad tiene un nombre, una marca, una etiqueta: síndrome de Down. Estuvo desde los 13 años en un Centro de Educación Especial hasta los 21. Al cumplir esa edad volvió con su familia y solicitó plaza en un Centro Ocupacional, una institución municipal o autonómica que cumple una importante función social. En estos centros, los discapacitados no son pacientes (modelo médico) sino que son usuarios (modelo social). Usan las instalaciones, participan en la vida del centro, realizan tareas ocupacionales y también participan en actividades sociales del pueblo o ciudad en el cual están enclavados. Carla, podemos decir, está integrada en la sociedad porque no se queda en su casa como en épocas pasadas ni está internada en un manicomio como ocurría en otros tiempos oscuros. Esto, sin duda, es un avance social y no es criticable. Las buenas prácticas en estos centros son cada vez más inclusivas, es decir, tienen en cuenta la opinión de las personas con discapacidad. Algunos incluso podrían ocupar un puesto en el consejo de dirección del centro. O formar parte de algún grupo de debate sobre temas de actualidad o incluso podrían realizar elecciones sobre varias actividades. Carla puede decidir si quiere ir al teatro o al cine la tarde del jueves; puede decidir entre varios menús el viernes. Carla también ha conseguido trabajar en un Centro Especial de Empleo como reponedora de un supermercado. Esta integración laboral es magnífica y es una de las metas de cualquier modelo de integración. También ha sido informada de sus derechos como ciudadana porque desde hace un año puede votar en las elecciones o formar parte de un jurado. La ampara en este caso el modelo internacional de derechos humanos. Carla, podemos decir, es un caso exitoso de integración e inclusión. ¿Dónde está el problema? ¿No vamos por el buen camino? ¿Por qué buscarle tres pies al gato? Carla no necesita nada más. Es feliz. Está satisfecha y su familia también. Carla no está oprimida por el sistema ni mucho menos; Carla más bien está integrada e incluida. Todos estamos satisfechos y esta zona de confort social nos impide ver otras posibilidades, otras metas. Carla, sin embargo, después de acudir a unas sesiones de pensamiento libre, se convenció de que ella podía ser también maestra y no solo usuaria. Al salir del curso de Filosofía y volver al centro, siguiendo esa lógica de la participación no solo social, sino de apropiación epistémica de sus posibilidades, se ofreció al psicólogo responsable de los programas para participar en esos procesos. La respuesta del psicólogo-sistema fue sencilla:

> Tú eres una usuaria en este centro y esas cuestiones no te competen a ti sino a los profesionales y gerentes. Tú no estás capacitada para decidir sobre algo de lo que no sabes nada.

Carla, sin darse cuenta, había tocado una barrera infranqueable pero esa barrera no era social ni médica ni laboral ni de derechos, esa barrera era epistémica y agencial. La mente fronteriza de Carla estaba siendo des-plazada de los espacios de conocimiento porque ella no tenía la *igualibertad* necesaria para ser co-autora de ese tipo de decisiones. El resultado es una injusticia epistémica que toma la forma de lo que hemos denominado como colonialismo capacitista.

Ningún padre, ningún profesional (o muy pocos), ningún usuario si no tiene autoconciencia de sus potenciales va a exigir una reparación de esta injusticia en forma de reapropiación epistémica. Este asunto no es una urgencia social y, por tanto, no es una prioridad en las políticas sociales. Y, sin embargo, este asunto es importante porque en ese mirar nos estamos jugando una manera de entender a los seres humanos no solo como sujetos de dignidad o de derechos sino como seres agenciales y con valores epistémicos que desean ser reconocidos. No basta con los recursos ni con los apoyos ni siquiera con las elecciones que realizan, es necesario crear estructuras epistémicas de apropiación real de posibilidades de florecimiento humano para que las personas que usan un centro o unas instalaciones o una institución o un proyecto participen, desde sus impedimentos, en toda la trazabilidad epistémica del mismo. No vale con decir: no son competentes o carecen de destrezas. Existirán, claro está, casos concretos de imposibilidad de unos mínimos volitivos pero mientras existan estos mínimos, los seres humanos nos realizamos cuando se nos tiene en cuenta no solo para elegir, sino para decidir elegir. No es lo mismo que Carla elija entre dos opciones, cine o teatro, que a Carla se la considere una persona-agencial y pueda co-diseñar junto a otros usuarios y profesionales los planes de ocio o los menús o los recursos... Este "no-saben de estos temas" no es una buena respuesta a una pregunta que necesita ser contestada de otra manera:

¿Por qué, Carla, no te dejaron decidir?

Chema, no me dejaron decidir porque yo no sé apenas escribir, porque yo no comprendo esas palabras difíciles que se escriben en los libros donde hablan de los niños con autismo, porque yo no puedo entender cómo funciona el cerebro de un niño así pero yo sé y ellos lo saben también que cuando juego con los niños, cuando me comunico con ellos a mi manera, cuando les hago pensar a mi manera y dialogo con ellos como he aprendido en las clases de pensamiento libre, cuando hago todo eso, los niños y las niñas son más felices. Yo puedo hacer algo que ningún profesional sabe hacer pero esto que yo hago no vale para nada porque no sé decirlo con palabras técnicas, porque no sabría demostrarlo y porque es algo único. ¡Qué le vamos a hacer!

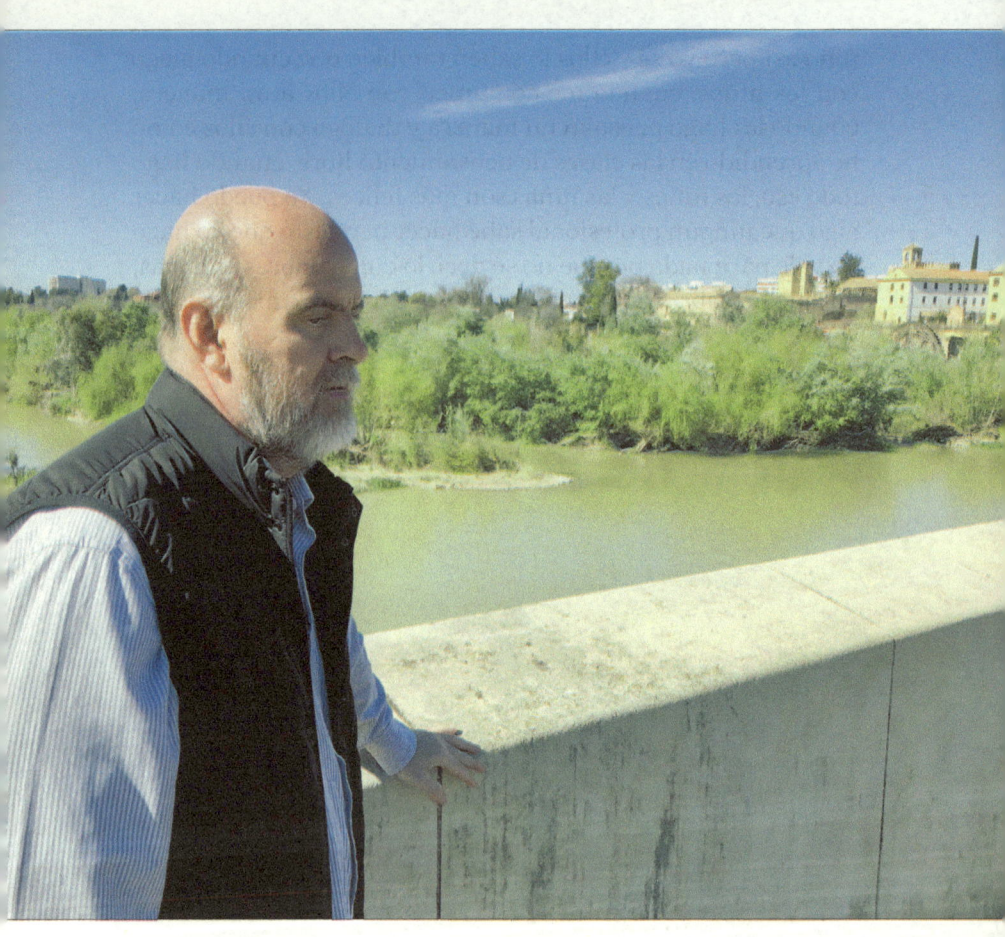

Juan Carlos Lago,
profesor de Filosofía
(Foto realizada por Iñaki Andrés)

Conversación con Juan Carlos Lago, un filósofo con Parkinson

Hablamos de pensamiento CUIDANTE cuando ampliamos la visión del pensar junto al actuar. Actuar en el mundo para mejorar las condiciones de vida. Es una forma de praxis. No es solo una cuestión ética, sino que es una relación que se establece entre los tres tipos de pensamiento: crítico, creativo y... cuidante.

JUAN CARLOS LAGO en "Diálogo sobre Pensamiento Cuidante" con Iñaki Garralaga, en el programa *El Puente Al Aire*, Radio Uniminuto, Colombia

Hoy empieza el mundo. Hoy, después de las largas conversaciones con el amigo enfermo, reenfoco mis propias ideas a la luz de las de este amigo filósofo y a la vez enfermo de Parkinson y que desea que ambos, juntos, desde la amistad y desde la complicidad filosófica, exploremos las posibilidades de esa relación entre filosofía y deterioro cognitivo.

Juan Carlos Lago Bornstein es un profesor de Filosofía de la Universidad de Alcalá de Henares. Ha dedicado su vida académica a reflexionar sobre la relación entre filosofía, exclusión social y comunidades de diálogo. Ha sido miembro fundador del Centro de Filosofía para Niños de España, desde esta militancia pedagógica, ha impartido cientos de conferencias y escrito libros imprescindibles para entender este movimiento de renovación pedagógica. Ha fundado también asociaciones donde la inclusión social de los colectivos más desfavorecidos ha sido su prioridad, como la Asociación

CANDELA y ha viajado por todo el mundo promoviendo esas ideas innovadoras en el campo de la acción social.

Juan Carlos Lago fue diagnosticado el año 2018 con la enfermedad de Parkinson y esta conversación reconstruye los diálogos que hemos tenido en los últimos meses antes de su fallecimiento el año 2022. En estas conversaciones, la enfermedad, por petición suya, es una parte esencial del diálogo porque quiere mirarla a la cara, sin esconderse y quiere a la vez como pensador hacer de ella el tema de su tiempo porque todo su tiempo convive con ella y ya está cansado de considerar lo que nos pasa como algo secundario cuando podría ser, y de hecho es, lo más importante.

Chema: ¿En qué situación se halla tu enfermedad?

Juan Carlos: Los expertos hablan de cinco etapas, yo estaría en una fase intermedia, una fase 3. Los medicamentos me mantienen con una cierta calidad de vida, aunque no acabo de acostumbrarme a ellos.

Chema: Por cierto, ¿te importa que llame enfermedad a tu situación?

Juan Carlos: Creo (ríe) que esto es parte de nuestro trabajo, o del tuyo como asesor epistémico. Quizá estaría bien que junto a este diálogo fuésemos construyendo algún relato donde podamos filosofar acerca de todo esto. ¿Qué opinas?

Chema: Genial. Me parece un reto magnífico. ¿Cómo quieres que procedamos? ¿Escribes tú esa narración y luego pensamos juntos sobre lo escrito? ¿Algo similar a lo que hacemos en la escuela de pensamiento libre o en la metodología Lipman de Filosofía para Niños?

Juan Carlos: Bueno, en este caso habría que adaptarlo. Yo ya no tengo paciencia a la hora de escribir. Prefiero hablar y tú escribes o tomas notas y luego lo reconstruyes siguiendo tu criterio. Como has hecho en alguno de tus libros. Creo que me vendrá bien trabajar de esta manera porque en el centro al que acudo me canso de los tratamientos psicológicos o logopédicos. Tengo una psicóloga muy maja pero las técnicas de intervención siempre buscan mejorar mis destrezas y mis destrezas cognitivas van a peor y si a través del diálogo socrático esa mejora no es lo prioritario estaré más a gusto.

Juan Carlos acude, como muchos otros enfermos, a su centro de referencia en Parkinson. Centros que realizan una labor imprescindible en el tratamiento de la enfermedad y en su visibilización social. Centros que poseen muchos recursos, desde médicos a fisioterapeutas pasando por trabajadores sociales o psicólogos. Juan Carlos lleva una pulsera en todo momento con la que pueda avisar de cualquier problema que surja. Él ha decidido seguir viviendo solo en su casa y tratar de mantener, dentro de los apoyos que necesita, el mayor nivel de autonomía posible. Y esto no es siempre posible porque la dependencia que genera la enfermedad es cada vez más visible.

Chema: ¿Qué te preocupa a ti con respecto a la propia evolución de la enfermedad?

Juan Carlos: Sin duda, el deterioro cognitivo. Yo he sido toda mi vida un gran lector y un investigador y ahora me siento impotente ante mis limitaciones. Trato de no dejar de leer para mantener mi mente en forma pero sé que no basta con entrenarme. Necesito seguir pensando y por eso quiero que pensemos juntos a partir de lo que ahora me pasa. Mi deterioro no es un telón de fondo de la escena. Es el protagonista mismo de la obra. ¿Qué te parece?

Chema: Las neuronas y sus conexiones sinápticas seguirán haciendo su camino inexorable. Seguramente no detendremos su avance pero las miraremos a la cara, les diremos: aquí estamos. Sabemos que vais a vencer pero en nuestra derrota está nuestra virtud. Aquiles, ese monstruo del poder absoluto, venderá al ser humano valiente, a Héctor. ¿Qué victoria o qué derrota ha sido más brillante? Todos, tarde o temprano, perderemos la cabeza y con ella este batallar de la vida. Tú eres quien decide cómo hacerlo. Nuestra propuesta filosófica no es un remedio ni un tratamiento, es un canto a tu propia mente florecida en medio del desierto vital. Para mí y para ti y para el mundo, tus pensamientos y tus emociones y tus esperanzas, ahora, desde tu propia fractura, sin evitarla, sin querer mejorarla, son lo más valioso. Y mandemos a pasear a las conexiones sinápticas. ¿Qué opinas?

Juan Carlos: ¿Cómo empezamos a hacer eso? ¿Cuándo? ¿Puede ser ahora mismo?

Chema: Por mí, adelante. Comencemos: ¿qué nombre querrías darle a tu relato?

Juan Carlos: El Diario de JC, por ejemplo.

Chema: ¿JC y tú sois los mismos?

Juan Carlos: Esta podría ser una de las bazas con las que jugar. Mi deseo sería separar a Juan Carlos, el enfermo, de JC, el que sabe que está enfermo pero quiere hacer eso que tú dices, seguir floreciendo.

Chema: Pues venga, adelante. ¿Te atreves a narrar en voz alta el primer capítulo? Por la misma estructura de este diálogo, convendremos en que el proceso sea oral en todo momento y que los capítulos sean cortos, incluso de una frase o incluso una palabra.

Juan Carlos: EL DIARIO DE JC

Cap. 1

Hola, soy JC. No, mejor me llamo JC. Soy un enfermo de Parkinson pero ¿soy un enfermo o estoy enfermo?

Chema: Me gusta el inicio. A partir de la narración *a posteriori* podríamos elaborar planes de discusión o ejercicios de clarificación. ¿Te animas con otro capítulo corto?

Juan Carlos: *Cap. 2*

Lo he pensado mejor: tampoco me llamo JC. Me llamo Juan Carlos y Juan Carlos sí sé que existe y que está de verdad enfermo. No me invento mi enfermedad, la tengo pero JC NO quiere estar enfermo, quiere ser como los demás. Juan Carlos acepta su enfermedad, quiere ser ayudado para seguir adelante. Y JC quiere escribir un relato donde muestre lo que puede pensar, sentir y esperar.

Chema: ¿Por qué un Diario de Pensamientos?

Juan Carlos: Porque soy un filósofo y a la vez un enfermo y porque quiero saber qué relación tengo con JC, este tipo que no es Juan Carlos.

Juan Carlos me pide que hagamos un receso. Le acompaño hasta su habitación; desea descansar un poco y darle un poco de tregua a su cabeza. Llevamos toda la mañana dando a luz ideas y palabras y el cansancio es mutuo. Juan Carlos desea seguir siendo un agente activo de conocimiento y esto implica reconocerlo como tal y no solo como una persona enferma. Él, sin prisa, cuando la vida se lo pida, podrá contarme por teléfono, en persona o a una grabadora sus pensamientos, sus emociones y sus esperanzas. Hemos diseñado ese plan de trabajo y florecimiento. No queremos que esto sea un ejercicio terapéutico sino un viaje, un proceso en sí mismo, una indagación kairológica. La vida se abre paso en medio de los desiertos, en medio de las fronteras de la cognición humana, en medio de las fracturas en las cuales habitamos. Saber escucharlas y colocarlas en el altar de las celebraciones debiera ser una posibilidad real que fuese parte de la vida misma de los centros e instituciones que trabajan con las fragilidades humanas.

JC

Temblabas
Temblábamos juntos
Tenías miedo de dejar de pensar
Pensábamos juntos
Caminabas despacio apoyado en mi hombro
Caminábamos juntos
Leías para no olvidar
Leíamos juntos
Me sumé a tus olvidos
Yo también
aunque no tiemble
aunque siga corriendo
aunque acuda a mi trabajo
aunque me valga por mí mismo
he olvidado muchas cosas valiosas
he olvidado a personas que conocí
he olvidado amores y pasiones
soy olvido
Inventémonos, JC, la memoria
juguemos juntos a ser otros

abandonemos nuestros nombres propios
vivamos como decía el poeta en los pronombres.
Yo, tu amigo filosofo,
Tú ahora eres dos letras: J y C
JC es el nuevo nombre donde habitan tus olvidos
donde las lagunas de tu memoria mojan de agua fresca las
palabras dichas

las palabras escritas en el WhatsApp
las palabras dictadas a los audios de los móviles
las palabras que otros escriben pero que tú dices
tú y tu nuevo ser de fronteras
JC
un habitante de los bordes de la línea
de la amplia raya fronteriza donde no hay ni memoria ni olvido
solo la invención de lo que todavía podemos ser
de ese entre dos tierras en el que deseamos seguir sembrando
flores

en el que deseamos seguir siendo escuchados
aunque las voces se hayan roto
aunque los discursos no fluyan
aunque las palabras tiemblen
No me importa, JC,
Ayúdame a no tener vergüenza de mis temblores
Temblemos juntos
Pensemos juntos
Te escucho
JC

Cuando la voz dejó de decir aquello que todavía podía ser escuchado, JC le pasó el testigo a su nombre real, Juan Carlos Lago Bornstein, y el nombre propio abandonó la vida para surcar los desiertos infinitos al sur de la frontera.

RIP

José Vicente Aparisi
y su búsqueda de la iluminación

Aparisi, como le gusta que lo llamen, es un usuario del CEEM Abadía, de Olocau (Valencia). Su diagnóstico psiquiátrico: trastorno bipolar. Su propia definición: una persona con mente profunda y mucha sensibilidad. Las siguientes reflexiones y pensamientos son solo una parte de sus cuadernos manuscritos en los cuales tiene como horizonte la búsqueda de la Sabiduría.

Llegar a comprender nuestro complejo universo sensorial supone un gran reto para el ser humano porque a nuestra cabeza le cuesta mucho encontrar las palabras que sean adecuadas para poder descifrar o interpretar el significado que contienen las captaciones sensoriales por las que nos vemos invadidos todos los días de nuestras vidas pero cuando por fin lo entendemos sentimos una placentera sensación que nos motiva y nos impulsa a querer más de lo mismo, mucho más porque sentimos que vivimos impulsados por el verdadero motor de la vida.

✳✳✳

El sentir es una forma de lenguaje que es universal porque sin pronunciar una palabra nos permite comunicarnos. Y ese sentir es muchas veces sufrimiento porque los desequilibrios psíquicos y emocionales suponen también una gran parte de lo que el ser humano sufre. Y muchas veces en este tipo de dolor no nos sentimos, porque cuando lo compartimos con nuestro semejantes se niegan a escucharnos y se nos dice que eso no son más que tonterías. Esta oscura incomprensión que tanto abunda entre nuestra especie es causa determinante de numerosos suicidios, que podrían evitarse tan solo con que la persona que sufre se sintiese apoyada aunque no fuera totalmente comprendida.

***

Los seres humanos siempre que lo deseemos podemos servirnos de esa extraordinaria capacidad para reinventarnos que todos nosotros poseemos, para poder crear una verdadera revolución en nuestra conciencia, que nos llene de una innumerable cantidad de buenísimas sensaciones, traducido esto en unas increíbles ganas de vivir. Las increíbles ganas de vivir que sentiremos irán tomando formas objetivas en nuestra mente como en nuestro corazón, mejorará nuestro lenguaje no verbal y el lenguaje oral, sentiremos tal magia en nuestras vidas que ya no nos pesará nada en absoluto nuestra condición de seres incompletos e imperfectos.

***

Hacer progresos en la búsqueda de la sabiduría no es como encerrarse en una biblioteca y coger un empacho de conocimiento; en este caso lo que conseguiríamos es inflar nuestra psique y no obtendríamos ninguna de las satisfacciones con las que tanto podemos llegar a sentir cuando nos iniciamos de verdad en la búsqueda, avanzando por el sendero y descifrando ese sutil mensaje que está oculto en todo pensamiento sabio. Recibir conocimientos cansa y aburre; en cambio, en la constante búsqueda de sabiduría a través de nuestro pensamiento libre todo lo que obtenemos son recompensas.

***

Hay muchas cosas básicas que aprender para poder alcanzar la madurez en la edad adulta. Tener voluntad para negar rotundamente los caprichos egocéntricos. Tener voluntad para decirle un sí rotundo a las cosas que son más valiosas de la vida. Y, sobre todo, aprender a distinguir entre lo absoluto y entre lo valioso.

***

Los seres humanos no hemos nacido para tener miedo, no hemos nacido para fracasar, no hemos nacido para vivir condicionados por malas sensaciones. El ser humano nace para

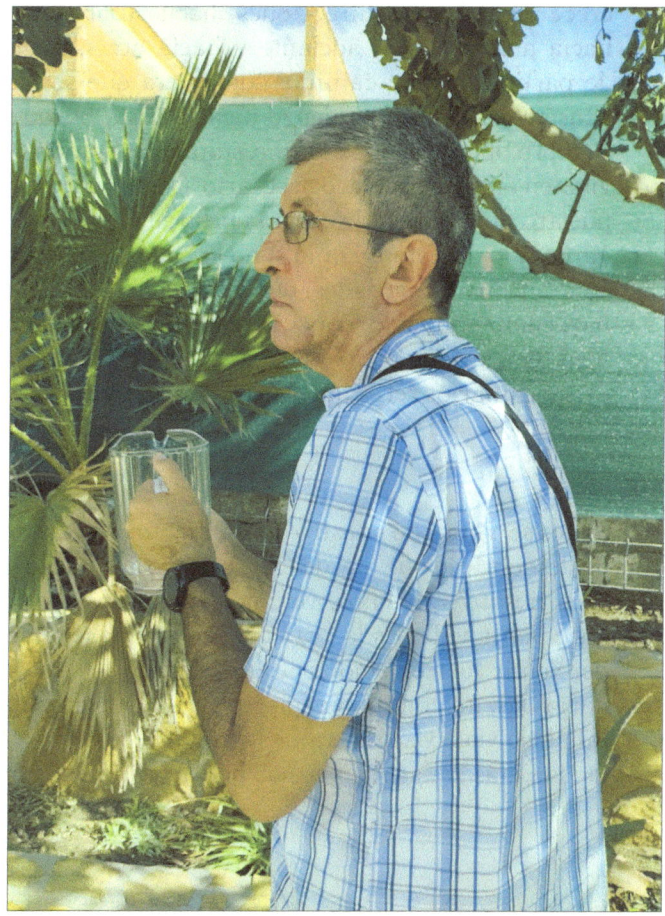

José Vicente Aparisi
y su jarrón filosófico
(Fotografía de José Vicente)

entusiasmarse buscando todo lo que le gusta y todo lo que desea, para sentirse fuerte y seguro, para relacionarse con amigos y familiares, para tener alegría, en definitiva, hemos nacido para buscar el cielo aquí en la tierra.

***

La vida en armonía se produce tras establecer contacto consciente con lo más valioso de nuestro ser, cuando entendemos lo que significa crecer. Crecer es cambiar de plano, es pasar de un nivel de entendimiento menor a uno mayor. Crecer se crece en todas las direcciones, hacia arriba, hacia dentro, hacia afuera, hacia adelante y hacia atrás, no hay puntos de partida en este camino, cualquiera que sea la cosa que pensemos será un comienzo ideal en esta búsqueda porque siempre obtendremos algún resultado mejorado. Para poder vivir en armonía se hace necesario aceptar que nunca en todo nuestro tiempo de vida cesará nuestra necesidad de aprender. Tanto si lo deseemos como si no lo hacemos, a todos nos toca conocer nuevas verdades, que con el paso del tiempo las iremos comprendiendo, conocimientos con los que nos comprometeremos y que poco a poco nos irán formando como a los extraordinarios seres que seguro llegaremos a ser.

***

Si nos servimos de nuestro pensamiento con la sana intención de descubrir lo que hay de extraordinario a nuestro alrededor y en nosotros mismos, veremos lo que incrementa nuestro goce por la vida. Es la gran capacidad que tenemos para poder sentir fuertes emociones positivas. Vivir es un continuo curiosear, un continuo explorar, es una gran aventura, es un fabuloso viaje y según vamos descubriendo más y más sobre la vida más ganas tenemos de poder vivir eternamente.

TERCER MOVIMIENTO DEL PENSAR EXPERIENCIAL:

LA ESCUELA DE PENSAMIENTO LIBRE DE VALENCIA

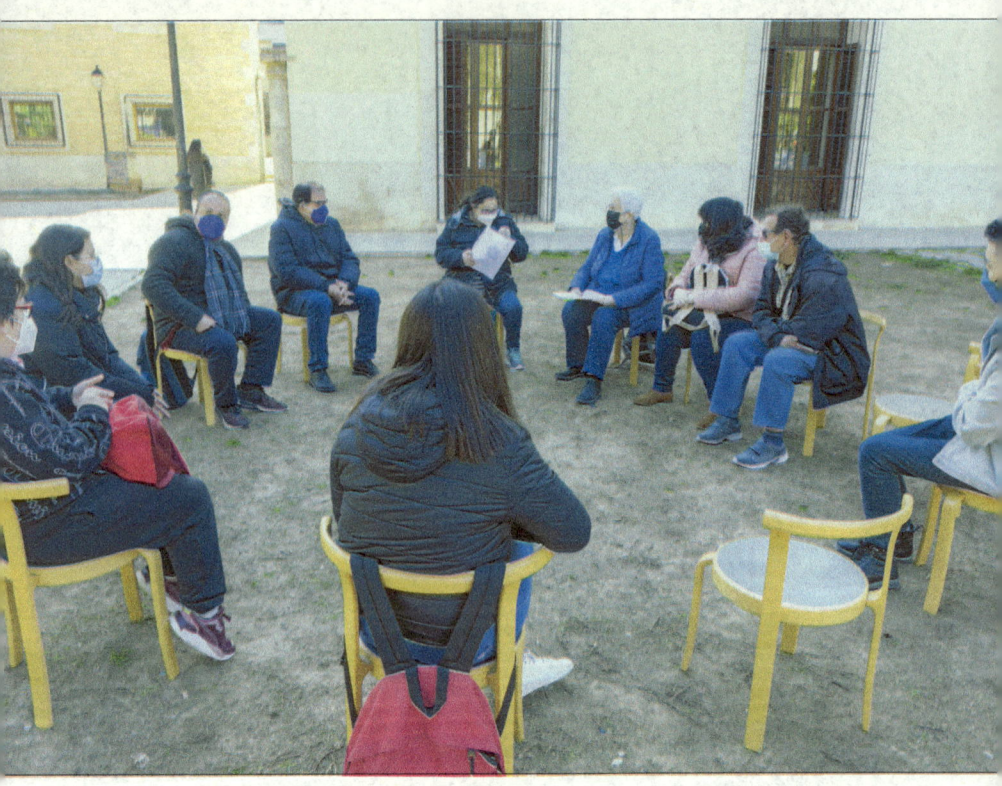

El alumnado de la Escuela de Pensamiento Libre filosofando en los parques, en las plazas, en el espacio público. Aquí, en los jardines de la Biblioteca Pública Pilar Faus de Valencia (Fotografía de Nathalie Lhuissier)

5

LA ESCUELA EN EL CONTEXTO DE PERSONAS CON DIVERSIDAD FUNCIONAL INTELECTUAL (FILOSOFANDO DESDE LA INTERDEPENDENCIA)

La ligera paloma, que siente la resistencia del aire que surca al volar libremente, podría imaginarse que volaría mucho mejor aún en un espacio vacío

KANT, *Crítica de la razón pura*

Si el horizonte final de un plan de resistencia epistémica y de florecimiento humano es crear una fraternidad epistémica en la cual las persona con desventajas cognitivas produzcan, distribuyan y usen el conocimiento necesitaremos poner en marcha una experiencia pedagógica situada de acogida, cuidadosa, una experiencia real sin la cual ese plan no sería posible.

Esa experiencia pedagógica tiene un nombre: escuela de pensamiento libre (EPL). Sus protagonistas, un grupo de personas con más y menos desventajas cognitivas que han decidido autonombrarse a sí mismas maestras y maestros socráticos o *epelianos* y *epelianas* (acrónimo de las mismas siglas EPL). Para la sociedad de las marcas cognitivas: personas con y sin discapacidad intelectual (o diversidad funcional intelectual) que participan en una escuela alternativa donde practican una pedagogía cuidante en el marco de una comunidad de indagación inclusiva no expropiadora de posibilidades agenciales. Su resistencia pedagógica comunitaria ha consistido en ese apropiarse de otros nombres más auténticos con los cuales denominar esas posibilidades. Cuando en la escuela de pensamiento libre nos nombramos como maestras y maestros socráticos o *epelianos* y *epelianas* estamos mostrando una ventaja epistémica que surge precisamente de la *autoinsuficiencia*. Un *epeliano* es un ser libre y pensante no porque sea autónomo e independiente sino porque, desde sus carencias y desventajas, produce y distribuye sus pensamientos, sus emociones y sus valores. Estamos ideando un espacio comunitario *igualibertario*, una escuela de florecimiento humano en la cual los formadores son personas con y sin desventajas cognitivas. En ese espacio comunitario no existen usuarios sino maestros y maestras, y las experiencias pedagógicas (las clases) son el corazón de la comunidad porque a esas clases acuden ciudadanos que desean aprender de otra manera, contagiándose de conocimiento, de emociones y de valores. El corazón, pues, de una *zona liberada de epistocracia* es una experiencia pedagógica comunitaria abierta a toda la ciudadanía, con o sin desventajas cognitivas.

A lo largo de esta historia, me decantaré por la primera persona del plural porque en ese 'nosotros' está incluida mi propia participación como agente activo y co-fundador de un proyecto que es el ejemplo de una teoría epistemológica que estoy tratando de desarrollar de una manera híbrida, uniendo la reflexión y la acción en ese activismo filosófico del que hablamos en la primera parte de la obra.

En las siguientes líneas iremos, de esta manera mestiza, mezclando las historias, vivencia reales y testimonios de los protagonistas de esta escuela con las reflexiones teóricas necesarias que salpican nuestra experiencia pedagógica.

La reflexión sin la acción está vacía pero la acción sin la reflexión está ciega.

Sus historias y vivencias son las historias de otros, de otras, de otres...

Son las historias de Marina, de Luis José, de Jorge, de Máxim, de Fátima, de Juan Carlos... un ejemplo de las cientos de personas que han pasado por esta comunidad epistémica.

Son las historias de personas con y sin desventajas cognitivas que están en proceso de tejer una experiencia pedagógica y vital revolucionaria en el contexto de las mentes fronterizas: la escuela de pensamiento libre.

5.1. La escuela de pensamiento libre, una utopía posible

5.1.a Un contexto concreto: discapacidad sí pero no intelectual

Una u-topía, por in-definición, es un no-lugar. Un no-lugar es un sitio que todavía no existe y, es muy probable, que no exista nunca pero sin cuyo horizonte estaríamos menos vivos. Una utopía es también una posibilidad abierta para reparar una ignominia histórica. Trataremos de imaginar algo que es ahora real como experimento-isla pero que solo en el siglo que viene, el siglo XXII, será posible: a saber, el reconocimiento epistémico de las posibilidades agenciales de las personas a las cuales ahora denominamos discapacitadas intelectuales. Las siguientes líneas tratarán de exponer esa posibilidad a través de las historias de personas entre personas, de maestras socráticas que, desde hace unos años, desde 2015, en Valencia, están demostrando que otra manera de entender la discapacidad sin discapacidad es posible.

Imaginamos la utopía posible de una escuela de pensamiento libre como un espacio construido por las comunidades de las voces rotas. En esa escuela existen personas y todas ellas son maestras del pensar humano. Es tan maestro el filósofo de la cátedra como el que ha fracasado en la escuela tradicional.

En este tercer movimiento del pensar, pues, de mi historia solo me queda hablar de personas entre personas; muchos de ellos comenzaron siendo personas con discapacidad intelectual y ahora son nada más y nada menos que maestras, quienes están inventando otra forma más humana de educar. Ellas, las personas, son las que le dan vida a esta experiencia, las madres de la palabra-herida, son las portadoras de la antorcha que alumbra con su parto doloroso una nueva utopía imperfecta, una utopía de seres vulnerables autoinsuficientes e interdependientes, ese no-lugar donde los seres humanos, todas, somos cristales a punto de rompernos y la misión esencial de la humanidad es cuidar esa fragilidad humana de la que estamos constituidos.

Entre nosotros no existen problemas al reconocer que algunas personas poseen desventajas cognitivas y que necesitan apoyos. Y estas personas, las protagonistas del aprendizaje, son maestras y maestros en primer lugar y después personas con discapacidad. En el día a día de la escuela de pensamiento libre, la metodología está orientada a buscar aquello humano que nos identifica a todos como seres iguales y libres dispuestos a aprender en comunidades de indagación cuidadosa y practicando la ayuda mutua, pero al igual que en el caso de hombres y mujeres, blancos y negros, indígenas u homosexuales, necesitamos encontrar una identidad gramatical que, desde esa diferencia, persiga la igualdad. Algunas personas, querámoslo o no, han tenido en su trayectoria vital anomalías de tipo neurológico o cromosómico y los efectos de tales anomalías se concretan en esas desventajas. Partimos de un hecho pero este hecho es solo eso, un punto de partida, nunca de llegada y ni siquiera es un punto del camino. Aunque sí es un punto de partida. En la lotería cerebral existen personas que a lo largo de su vida, nos guste o no, tendrán unos niveles de abstracción y de inteligencia más bajos. Ellas comienzan el juego con una clara desventaja cognitiva. Esta desventaja es evidente y no es solo pura diferencia o diversidad, sino que es una limitación clara y patente. Un niño o niña que nace niña no tiene esta desventaja; tiene una diferencia de género a través de la cual podrá ser, en el proceso de su vida, discriminada o no. En cambio, una niña con síndrome de Down nace ya con una desventaja porque sus cromosomas no son los habituales. El color de la piel no es un fruto de una irregularidad cromosómica (en el siglo XIX sí se consideró como una anomalía). La trisomía del cromosoma 21 o que a un cerebro le falte oxígeno al nacer y ello cause un deterioro cognitivo importante sí son anomalías que provocan un efecto al que denominamos desventaja cognitiva inicial y al que, en nuestro contexto, le ponemos el nombre de discapacidad. Los movimientos de defensa de las personas con discapacidad que refutan incluso el punto de partida de la discapacidad ponen el acento en la diferencia o diversidad negando en todo momento que esa diferencia sea una limitación. Nos parece excesiva esta defensa de la diferencia por la diferencia. En nuestro caso, la escuela de pensamiento libre no niega esa desventaja; más bien al contrario, al reconocerla, esa desventaja juega a nuestro favor en tanto se convierte en ventaja epistémica. Esto implica también una filosofía de los límites entrelazada con una filosofía de las *capabilities* tal y como hemos explicado. Decirle a alguien con necesidad de apoyos que todo aquello que pueda desear es posible nos parece una ingenuidad e incluso una falta de respeto. Tampoco a alguien sin esa desventaja deberíamos decirle algo así. A nosotros nos gusta decir: tú eres un ser lleno de posibilidades y podemos explorarlas juntos. Estar lleno de posibilidades, o potencialidades como también nos gusta decir, no es lo mismo que invitar al idealismo más desencarnado que a veces tiene el nombre de independencia absoluta. Al igual que no es posible la libertad absoluta tampoco es posible la independencia absoluta. Somos, todos y cada uno de nosotros, en tanto seres humanos, seres limitados, frágiles e interdependientes. *Autoinsuficientes* lo hemos denominado también siguiendo la estela del maestro Etxeberria Mauleon (2008). La paloma vuela, decía Kant, porque supera el límite de la resistencia del aire; en un cielo sin resistencia, en medio del vacío, no podría volar. No renunciamos en ningún momento al lenguaje de los apoyos que, sin duda, nos parece mucho más humano y conectado con el otro que el lenguaje de la carencia de vínculos. La libertad, es cierto, puede entenderse como independencia, pero nosotros queremos entenderla como participación activa en la sociedad en la cual vivimos para transformarla. Quizá el sueño de la independencia solo pueda ser disfrutado por Robinson Crusoe en su isla desierta, justo antes de encontrarse al indígena Viernes y tratar de adoctrinarlo.

Si el término discapacidad puede ser analizado de esta manera, unirlo al calificativo intelectual nos parece un sinsentido que no hace sino remachar con un eufemismo el calificativo anterior; aquel mental (aplicado al retraso) es el mismo de ahora, intelectual (aplicado a discapacidad). Incluso peor: si la mente como un todo fue objeto de retraso en la anterior acepción, en este caso cualquier capacidad intelectual ha sido anulada por el adjetivo discapacitante. La Real Academia Española (RAE) define el adjetivo latino *intellectualis* como perteneciente o relativo al entendimiento. Y el entendimiento es tanto la razón humana (tercera acepción de la RAE) como una potencia del alma en virtud de la cual alguien concibe las cosas, las compara, las juzga, e induce y deduce otras de las que ya conoce (primera acepción). A saber, tener discapacidad intelectual es como decir que un ser no está dotado de racionalidad. O que, en la misma terminología medieval y teológica del diccionario, carece de las tres potencias del alma, el entendimiento, la memoria y la voluntad. Y todo ello no es baladí porque al anular ese tradicional uso de razón, eliminamos también la capacidad civil de las personas. La razón, entendida como un todo, es el intelecto, el entendimiento, es decir, la inteligencia. En sentido estricto, la desventaja cognitiva en este contexto de mentes fronterizas con discapacidad se refiere justo a esto, a la inteligencia entendida de una determinada manera, una inteligencia basada en niveles de abstracción y en resolución de problemas para los que es necesario poseer esos niveles de abstracción. Pero la racionalidad humana, decimos, es mucho más que inteligencia abstracta; la racionalidad humana entendida como la entienden muchos filósofos en la actualidad es una red compleja de relaciones en la que habita no solo la lógica abstracta, sino también la lógica informal, el pensamiento divergente, la creatividad, el lenguaje, las emociones, los valores y los vínculos, las relaciones humanas en las cuales los problemas se solucionan utilizando fórmulas no individualistas sino comunitarias, grupales, colectivas. Todo esto es también facultad humana y potentia (en el sentido de potenciales) del alma (es decir, del espíritu humano). Todo ello es, por tanto, intelectual.

En la escuela de pensamiento libre, indignados con ese estigma gramatical, hemos elaborado todo un plan pedagógico y de desarrollo humano basado precisamente en la demostración práctica de que las personas con limitaciones de la inteligencia abstracta están dotadas de facultades intelectuales inexploradas y que tienen que ver con todo aquello que no es medible de una manera cuantitativa. Esas facultades o potenciales son los horizontes pedagógicos en los que se mueven las personas; esos horizontes están impregnados de una racionalidad cordial y nos hablan de la medida humana, nos hablan de la lógica de la vida, de los sentimientos con los cuales atrapamos el mundo, de los valores éticos expresados en deseos y en anhelos de realización personal; esos horizontes son el espacio en el que se desarrollan las mentes fronterizas de una manera vivencial; es el logos (la *ratio*) compartido, es decir, el diá-logos, la palabra, el argumento (no solo lógico sino narrativo, porque todo argumento es un discurrir relacional de un relato); es la filosofía de la vida, del ser y de la búsqueda de nuestro lugar en el mundo (una filosofía

que toma como base no el conocimiento humano, sino el dolor del
otro); en definitiva, es la razón entendida como un logos no clasifi-
catorio (la *ratio*, en su origen latino, deriva de la clasificación, de la
medida, de la proporción) sino como la palabra que nos configura.
La racionalidad narrativa de la que hablamos es la de los seres dotados de palabras con las cuales nos comunicamos y filosofamos.
He aquí el eje, la clave de nuestra manera de entender la racionalidad en la escuela de pensamiento libre: seres humanos a los cuales
la tradición, la educación formal y la sociedad en la que viven les
han arrebatado la palabra. En un horizonte distinto, en un espacio
alternativo donde estamos dispuestos a explorar conjuntamente las
posibilidades del otro, esa palabra cobra todo su esplendor en forma de escucha activa, de toma de conciencia de lo que somos, de
búsqueda de la verdad, de la inclusión y de la justicia, de reconocimiento; una palabra que no es respuesta a las preguntas del profesor (véase sistema educativo tradicional) sino que es palabra propia,
y esa palabra propia tiene la forma de pregunta, de cuestionamiento
del mundo, de lectura de la realidad; porque esa palabra, ese logos
con el cual me hago preguntas, no es una cesión del que tiene la
última palabra, sino que es una facultad inalienable que todos poseemos por el hecho de ser seres racionales y libres.

Por tanto, en la escuela de pensamiento libre no existen personas
con discapacidad intelectual. Estas historias son una invitación a
volar pero no desde la fantasía desarraigada, sino desde la resistencia al vuelo, que es la misma realidad sin abandonar la idea de
transformarla. Como la paloma de Kant.

5.1.b Orígenes de la escuela de pensamiento libre

¿Cómo comenzó nuestra historia?

Año 2008. Una mañana de otoño, en un pueblo con mar del
Mediterráneo, más de doscientas personas con lo que los expertos
denominan 'discapacidad intelectual' se juntaron para pasar una
jornada de convivencia. Aquella mañana, el responsable del programa de Autogestores de FEAPS–Comunidad Valenciana (ahora Plena
Inclusión), la federación de personas que los defiende, Juan Carlos
Morcillo, un trabajador de las palabras como herramientas de acceso a la mente de las personas, invitó al 8° encuentro autonómico

de grupos de autogestores nada menos que a un filósofo para que impartiese una charla a personas con *retraso mental,* tal y como las calificaban los expertos en aquellas fechas. El cambio de denominación científica del término retraso mental a discapacidad intelectual estaba a punto de producirse fruto de la reciente Convención de la ONU a favor de los derechos de las personas con discapacidad de 2006. Todavía no se había inventado la denominación diversidad funcional intelectual.

¿Por qué aquel hombre, aquel profesional, aquel responsable de una federación prestigiosa tuvo esa temeraria idea? Trascendiendo su sólida formación psicológica, Juan Carlos Morcillo había emprendido de manera autodidacta una revisión crítica del concepto de inteligencia. En su búsqueda de pedagogías alternativas que pudiesen cristalizar sus ideas en la práctica, contactó con el filósofo. Y así fue como en el acto central de la mañana, rodeado de los dirigentes de la federación, de los profesionales de apoyo y de esas más de doscientas personas con la denominada discapacidad intelectual, lo anunció diciendo simplemente: "Os presento a Chema Sánchez Alcón, profesor de Filosofía". No pudo añadir nada más porque nada sabía él del contenido de aquella extraña ponencia. Qué podía decirle un filósofo, un pensador, un conocedor de las ideas intelectuales a personas con retraso que han sido calificadas por los expertos como 'deficientes intelectuales'. Un *intelectual* que iba a poner en cuestión lo *intelectual.* La expectación era máxima. Aquel hombre, después de la presentación, se colocó en medio del grupo sin decir nada. Llevaba una gorra puesta y portaba en sus manos un jarrón. Quizá no era él. Es posible que se hubiese equivocado de sitio o que el conferenciante no hubiese llegado todavía. Iba vestido de una manera informal y parecía de todo, menos un profesor de Filosofía. Los dirigentes de la federación miraron al responsable y se miraron entre ellos. Nadie decía nada hasta que el filósofo comenzó a hablar:

–Me han dicho que todos vosotros sois tontos.

Y se calló. Miró el jarrón. La gerente de la federación, Vicen Castillo, que había apoyado la actividad desde el principio, estaba expectante y sorprendida. Juan Carlos se mantenía a la espera de lo que podía suceder y observaba la reacción del público. El filósofo continuó:

–Sócrates también debía ser tonto porque después de meditar sobre el pensamiento humano dijo que solo sabía que no sabía nada. Descartes era más tonto aún porque, en medio de las trincheras, consideró que el pensamiento era duda y que la duda era la única forma de saber que existíamos. La filosofía, es verdad, es un saber de naturaleza abstracta al cual solo una élite de elegidos han podido acceder pero, por suerte, la filosofía es también una praxis, un hacer, una manera de estar en el mundo, un atrevimiento que consiste, como decía Kant, en atreverse a pensar por uno mismo. La filosofía no es, ni mucho menos, un sistema cerrado al cual solo acceden los habitantes de las torres de cristal del intelecto, sino que es un estado de curiosidad y de asombro perpetuo para el que están dotados hasta los mismos niños y niñas. La filosofía es parte del ser humano porque, he aquí nuestra aportación, todos los seres humanos llevan un filósofo dentro. Un filósofo dormido que necesita despertar. Y, vosotras, queridas amigas, a pesar de vuestras limitaciones cognitivas, sois seres humanos dotados de dignidad pero no solo de dignidad, sino que sois seres pensantes, seres racionales y seres capaces intelectualmente. El problema lo tengo yo, lo tiene él, lo tienen otros, lo tiene la sociedad entera al no reconocer en vuestras desventajas y dificultades una fuente para explorar vuestros propios mundos, vuestras ideas, vuestros pensamientos, sentimientos y valores.

Las personas allí reunidas se miraban emocionadas. Los dirigentes de la federación vieron las caras de expectación y de asombro de los allí presentes y quisieron saber cómo iba a acabar aquello y, sobre todo, por qué aquel hombre decía todo eso sin soltar el jarrón. Fue entonces cuando levantó en alto el jarrón y sentenció, cual Sócrates moderno:

–Vuestras mentes NO son este jarrón vacío que hay que llenar. Vuestras mentes están llenas ya de ideas, de vida y de valores que es necesario extraer, es necesario explorar, es necesario descubrir y, sobre todo, comunicar delante de los otros, en grupos humanos que compartan lo que son, lo que sienten, lo que piensan.

Al instante, aquel grupo humano de personas a las que los expertos denominan 'retrasados mentales' (ah, la sempiterna sustantivación de los adjetivos) comenzaron a parir ideas: Luisa se levantó de su silla y dijo:

–Yo creo que soy libre pero no me dejan serlo.

Alberto aplaudió a Luisa y el resto mantuvo el aplauso. Andrés se levantó de su silla y espetó:

–Yo no quiero ser un jarrón, quiero que los demás conozcan lo que pienso de todas las cosas.

Julio replicó:

–Tengo casi cincuenta años y me tratan como si fuese un niño.

Carmen alegó:

–Yo tengo cuarenta y tres años y no soy ninguna tonta, y no quiero solo que me cuiden sino que me escuchen.

Carlos, con muchas dificultades en el habla, tardó varios minutos en decir una sola frase:

–Yo–quie–ro–ser–un–fi–ló–so–fo.

Un silencio sepulcral reinó en el abarrotado salón. El psicólogo respiraba satisfecho. Aquella charla estaba siendo lo que él había soñado: un revulsivo, una pequeña revolución, una toma de conciencia de las posibilidades de las personas con discapacidad intelectual nada menos que a través del hilo de la filosofía entendida de otra manera. Todavía no había acabado la charla y el final terminó de impactar a los asistentes. El filósofo, ayudado por algunas personas, arrojó con todas sus fuerzas el jarrón contra el suelo rompiéndolo en mil pedazos. Era la muerte simbólica de una manera de entender a las personas con discapacidad que aquellos dos colegas, el psicólogo y el filósofo, Juan Carlos y Chema, Chema y Juan Carlos, tanto monta monta tanto, no estaban dispuestos a admitir.

El resto de la mañana, se formaron círculos de diálogo filosófico para tratar de digerir aquellas ideas. Era el comienzo de lo que hemos denominado una comunidad de indagación inclusiva. El filósofo utilizó relatos e historias que inspiraron a los asistentes y les pidió a las personas de apoyo que fuesen como Sócrates, que no enseñasen nada a los demás, que no explicasen nada, que solo fuesen Una Gran Oreja y que, sobre todo, buscasen la manera de que aquellas personas expresaran lo que sentían y pensaban. Y les pidió que, en cada grupo, apuntasen las preguntas y con todas aquellas preguntas, les prometió, comenzarían entre todos a recorrer un camino, un largo camino, un camino sin meta, un proyecto que lleva años construyéndose y que seguirá en perpetua construcción, un camino hacia otra manera posible de entender la educación y la formación de personas adultas con eso que los expertos denominan discapacidad intelectual. Ese camino, desde entonces, tiene un nombre: escuela de pensamiento libre. Este nombre es, sobre todo, un símbolo, incluso diría, un canto, o un grito, grito que encierra en su interior una explosión de vida que afecta a cientos de personas con "discapacidad intelectual" que han pasado de recibir una charla en aquella mañana de otoño a convertirse en maestras de una escuela diferente, una escuela donde pensar es un ejercicio de libertad y donde la vida y las ideas se dan la mano en el contexto de una nueva pedagogía cuidante.

Año 2015. Había llegado el momento, unos años después de aquella mañana de rotura de jarrones, de dar un paso decisivo. Pasar de las charlas, ponencias o talleres al empoderamiento mismo, a que las orejas fueran muchas, a que la escucha la ejercieran las mismas voces subalternas. Era el momento de fundar una escuela donde las maestras fuesen personas con y sin discapacidad. El día 14 de mayo del año 2015 los termómetros de la ciudad de Valencia se dispararon llegando a superar los 40°, cifra insólita; las únicas referencias de tamañas temperaturas en un mes de mayo databan del año 1869, allá por el siglo XIX. Los expertos no encuentran explicaciones lógicas para este calentamiento inusual de la ciudad pero nosotros, Juan Carlos y yo, los fundadores de la escuela de pensamiento libre, sí la tenemos y es la siguiente: en los locales de FEAPS, la federación, en pleno casco histórico, ese mismo día, está ocurriendo algo, en eso estamos de acuerdo con los meteorólogos, del todo ilógico: casi treinta personas con lo que otros expertos han denominado 'discapacidad intelectual' están filosofando, pensando, dialogando sobre lo bueno y lo malo, verbalizando su mundo emocional, destapando su mente fronteriza dormida para dejar fluir pensamientos y más pensamientos. Nadie espera que personas con un historial de fracaso escolar y con limitaciones en su inteligencia abstracta estén filosofando en la recién inaugurada escuela de pensamiento libre que, después de siete años de rodaje, abre por primera vez sus puertas como experimento pionero en el empoderamiento intelectual y vital de personas en riesgo de exclusión social y cognitiva.

Las desventajas cognitivas, por fin, dejan de ser marcas con estigma incorporado y devienen en ventajas epistémicas.

Este mismo mes de este mismo año, por cierto, hacía 100 años murió el fundador de la Institución Libre de Enseñanza, Giner de los Ríos. Sin ánimo de compararnos a tan influyente institución, convenimos en querer mantener aquel espíritu libre y crítico de esas y otras instituciones que han sido para nosotros un norte hacia el cual caminar.

Y al final del primer curso, apareció ella, la maestra y profesora de Filosofía que en los años sucesivos iba a tener un papel fundamental en esta intrahistoria: Fátima Álvarez. Convertida en coordinadora pedagógica del proyecto y *alma mater* del día a día de la escuela, su capacidad de organización y de dinamización han sido clave para que esta sencilla semilla plantada en Valencia se haya diseminado como esporas por el resto del territorio. Su buen hacer y sus dotes formativas han ampliado el espectro de una experiencia local hasta darle una dimensión estatal e incluso internacional. Trabajadora incansable, imparte formación en la metodología de la escuela en aquellos lugares que lo soliciten. Junto a estos tres fundadores es necesario nombrar también a otras dos profesoras que, estando ya jubiladas, han donado su tiempo para seguir, al estilo *epeliano*, impartiendo clases en este territorio fronterizo: nos referimos a Ana María García y a Teresa Oduña. Su constancia y entusiasmo ha contagiado desde el primer momento al alumnado de esta escuela alternativa.

Con el paso del tiempo, la experiencia pedagógica devino en una entidad legalmente constituida, en la Asociación EPL a la que se han incorporado nuevos fichajes que son parte de la historia del proyecto como Nathalie (la alumna eterna que siempre desea repetir curso), Alejandro (persona de apoyo conocedora de primera mano de la realidad) y Carmen (la profesional comprometida siempre dispuesta a cualquier tipo de asesoramiento). Junto a ellas y ellos, las personas con discapacidad, cada curso en permanente rotación, forman parte de cada uno de los órganos de decisión del proyecto: desde la Junta Directiva de la EPL (a la que pertenecen Máxim y Mauricio) hasta el claustro de profesoras y profesores que cada jornada coordina las sesiones de indagación inclusiva (como Susana, Jorge, Luis

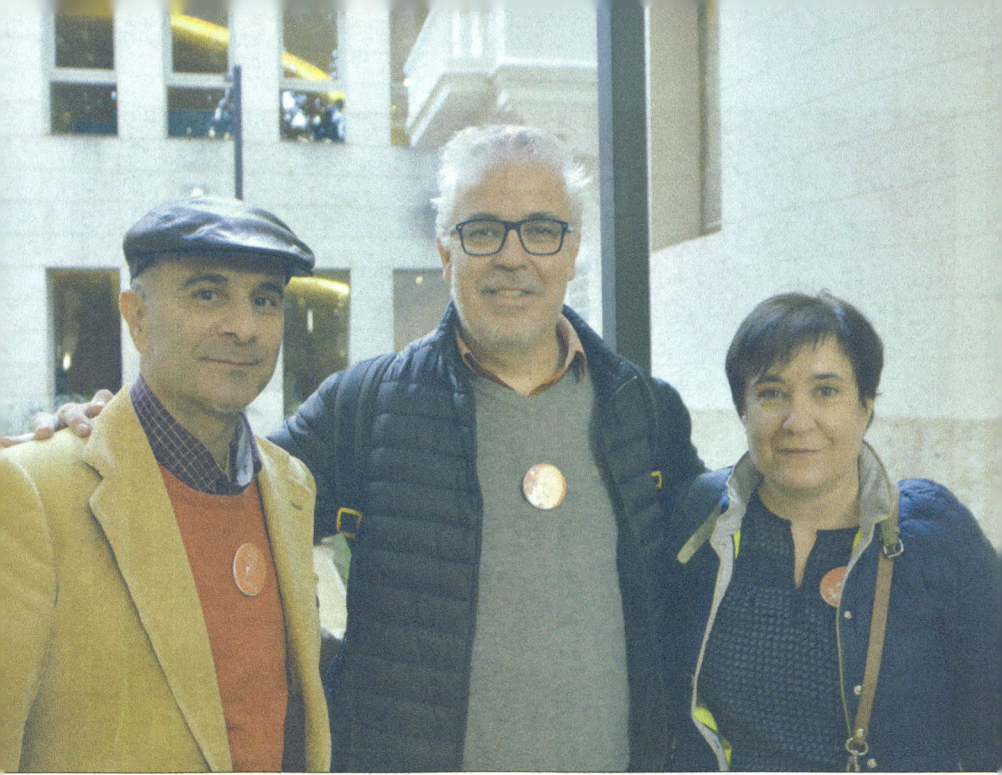

Chema, Juan Carlos y Fátima, co-fundadores y coordinadora
pedagógica de la Escuela de Pensamiento Libre
(Fotografía de Nathalie Lhuissier)

José, Máxim, Pilar, Lorena o Mireia, entre otros). Actualmente, la
escuela, con un espíritu itinerante, se reúne en la sede de STEPV–Intersindical Valenciana, una organización que ha apostado también por la inclusión social y laboral de colectivos en riesgo de exclusión social. Asimismo, la EPL, a lo largo de estos años, ha establecido alianzas con entidades pública o privadas, como bibliotecas (la Pilar Faus de Valencia o la Pública de Llíria han sido pioneras), museos o ayuntamientos. Uno de los hitos de la EPL ha sido la presentación, en 2023, de la película del proyecto, donde se recogen su génesis y sus valores. Titulado *Naturaleza de lo extraordinario,* el documental está producido por Nakamura Films y dirigido por Ligia Pájaro y Vicente Navarro. Se presentó públicamente en el Festival Internacional de Documental de Valencia, DOCS València, donde se alzó con el premio especial del Público.

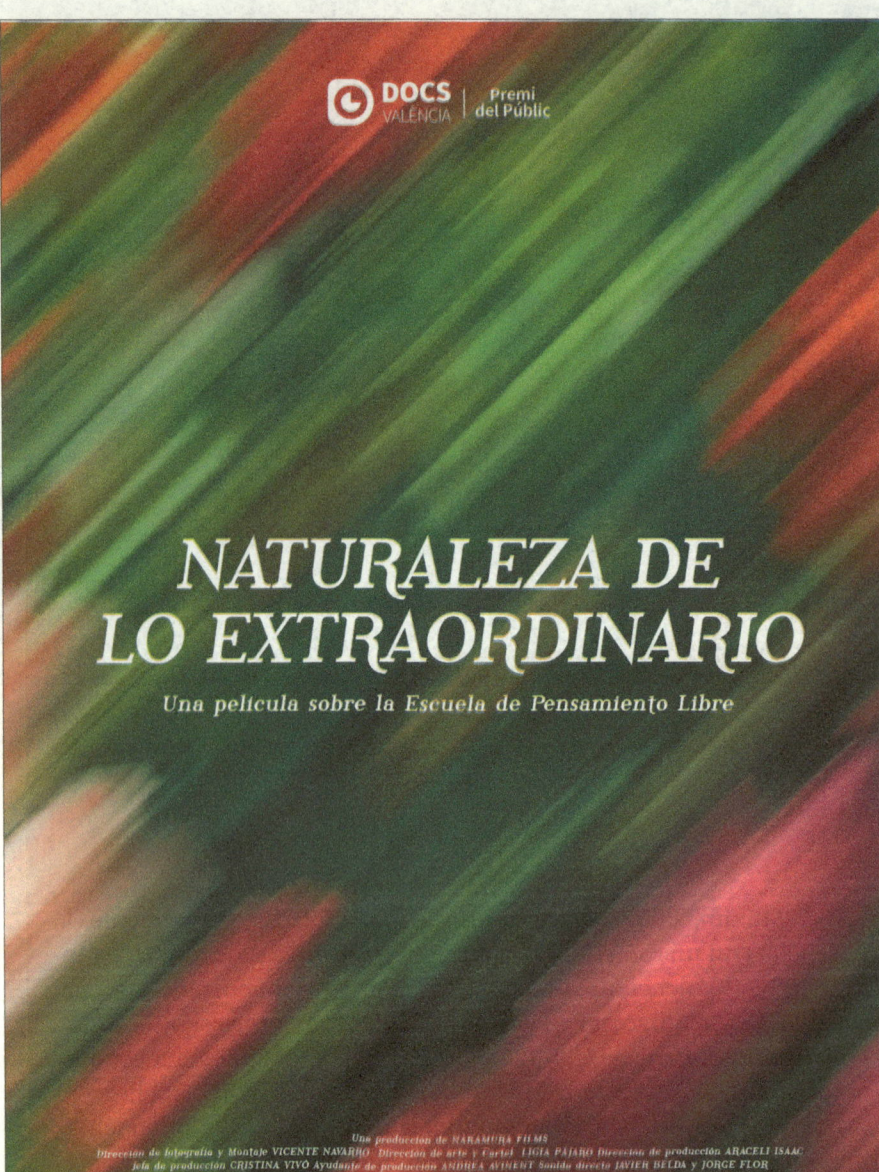

Cartel de la película *Naturaleza de lo extraordinario*, donde se cuenta
la historia de la Escuela de Pensamiento Libre de Valencia
(Cesión de Nakamura Producciones)

Este breve relato es la historia de la escuela de pensamiento libre, la historia de los horizontes pedagógicos cuidantes que deseamos abrir con esta brecha, de las ideas que defendemos en torno a la educación de las personas adultas con limitaciones en su inteligencia abstracta; es la historia también de una experiencia de aprendizaje novedosa en comunidades de indagación inclusivas donde personas con y sin discapacidad intelectual aprenden el arte de la autodeterminación desde la *autoinsuficiencia* e interdependencia; y es la historia, sobre todo, de Marina, de José, de Amparo, de Rafa, de José María, de Luis José, de Jorge, de personas de carne y hueso, personas concretas, los habitantes de esa escuela cordial de empoderamiento en la que no existen ni alumnos ni profesores, en la que ellas, personas con un historial de estigma y de fracaso escolar, son las maestras de otras personas que, a su vez, son las maestras de otras personas, con y sin discapacidad; porque, después, de todo, si existe un final del camino, ese final será la utopía posible, una utopía en la cual no exista *con* o *sin* y donde todas las personas, seres libres, iguales, con carencias (no autónomos) seamos capaces de convivir y crecer, unos con más rapidez y otros con más lentitud; una utopía social en la cual, con los debidos apoyos (¿quién es tan independiente que carece de apoyos?), las personas con desventajas cognitivas sean ciudadanos y no tontos, retrasados o discapacitados. Mientras ese momento llega consideramos que nuestros proyecto, el proyecto que comenzaron dos personas atrevidas y que ahora han hecho suyo cientos de quijotes, es no solo un proyecto necesario sino una urgencia social y educativa, porque hablar de derechos humanos de todas las personas, hablar de empoderamiento (entendido como apropiación de posibilidades agenciales), de calidad de vida, de autodeterminación y no hacer nada para ponerlo en práctica es, como mínimo, un ejercicio de cinismo intelectual. Reconocer que las personas con discapacidad intelectual son ciudadanas y convertir esas máximas en declaraciones universales nos parece un buen paso en la dirección correcta pero el camino diario, cotidiano de cada persona está en las libertades e igualdades reales que proporciona el *educere*, es decir, la educación entendida no como una mera transmisión de conocimientos, sino como ese camino, ese proceso, que conduce a las personas de un lugar a otro.

Y, por ello, defendemos, la educación de las personas adultas con discapacidad no es solo un complemento a sus ocupaciones diarias o a sus trabajos (si los tuvieren) sino una praxis, un aprendizaje cotidiano donde cada persona pueda exponer y explorar lo mejor de sí misma. La educación en pleno siglo XXI, entendemos, no es solo una forma de acceder a un empleo o la recepción pasiva de unas destrezas, sino que es una forma de evitar la expropiación epistémica de las posibilidades humanas en una sociedad dominada por el colonialismo capacitista. Es, por tanto, una cuestión de educación y de justicia social y epistémica.

Hasta llegar a donde estamos el camino ha sido largo y lleno de dificultades. Las personas con discapacidad intelectual son uno de los colectivos que más estigma social han sufrido. No podemos olvidar que hasta hace apenas unos años la exclusión de los sistemas educativos era total sin posibilidad alguna de integración social. En la actualidad, como decimos, los principios son otros pero la realidad sigue siendo mejorable. Los modelos curriculares y los estándares competenciales hacen que muy pocas de ellas acaben sus estudios ordinarios. La mayor parte cuando terminan su etapa infantil son derivadas a centros especiales donde las pedagogías son más flexibles e inclusivas. Es el mal menor, pero la utopía debe ser otra y esa utopía es la inclusión educativa real.

Nuestra escuela, en todo caso, no forma parte del sistema de educación formal sino del no formal, que inventa un modelo que el sistema no tiene: una comunidad de personas adultas con y sin discapacidad que deciden colaborar desde el apoyo intelectual mutuo para seguir educándose a lo largo de su vida, una escuela de ciudadanía que no depende de ningún organismo oficial público ni es fruto caritativo de la iniciativa privada, un invento nacido de las comunidades de personas que deciden realizar una experiencia de inteligencia colectiva libre, sin peajes estatalistas o responsabilidades corporativas empresariales.

De ahí que en nuestra escuela de adultos no existan las típicas asignaturas donde muchas personas han tropezado. Las materias son experiencias de aprendizaje basadas en la educación emocional, en el pensamiento crítico o la ética entendida como el trabajo con los valores y derechos de cada uno. En definitiva, la idea del filósofo del jarrón (como algunos comenzaron a llamar a Chema), era y es explorar la dimensión filosófica de cada ser humano. Y la dimensión moral. Hemos incidido especialmente en esta obra en las *capabilities* morales de las personas con discapacidad intelectual que tradicionalmente han sido calificadas como seres amorales en la misma línea que los animales o los vegetales. No cualquier tiempo pasado fue mejor y, aunque nuestra época tampoco es el mejor de los mundos posibles, consideramos que, con las nuevas ideas sobre la autodeterminación de las personas con discapacidad intelectual, estamos en el buen camino para acceder a las utopías posibles y necesarias.

No está de más repetir que nuestra comunidad, la escuela de pensamiento libre, sigue la senda abierta por el denominado modelo social, un modelo que va más allá de los déficits y que defiende la inclusión de personas con discapacidades. Somos enanos a hombros de gigantes. Le debemos mucho a las ideas que surgieron en los años 70 acerca de los derechos civiles de las personas con discapacidad (aunque, desde nuestra humildad, el lugar de enunciación epistemológico es una novedad que deseamos aportar). Le debemos mucho también a los modelos de la pedagogía crítica, a tradiciones educativas del siglo XX que ya pensaron y aplicaron estos ideales, aunque en contextos diferentes. Le debemos mucho también a pensadores de la actualidad que conciben la naturaleza humana desde la interdependencia y no solo desde la autonomía. Y le debemos también mucho a autores (muy pocos) con discapacidades intelectuales diversas que se han atrevido a escribir y pensar sobre estos temas, incluso algunos de ellos, como Alexander Jollien (1999), dialogando con uno de nuestros maestros y referencias intelectuales, el filósofo Sócrates.

Así pues, estamos preparados, las sandalias abrochadas y las alforjas ligeras (ligeros de equipaje), para hollar el camino que anda y desanda por los territorios fronterizos de la naturaleza humana y en concreto por este territorio que los expertos denominan discapacidad intelectual. Este movimiento del pensar experiencial estará lleno de esos pensamientos de las mentes fronterizas; sin esas ideas, sin esas palabras de los protagonistas, de las personas, de las maestras, con y sin, que son parte de nuestro relato, este movimiento sería meramente especulativo y desea ser vivencial. Con ellas, con estas mentes fronterizas en funcionamiento, con sus miradas, con sus ideas, con sus aportaciones iremos avanzando en las jornadas del camino pero, arrieros somos, y si esta obra queremos que sirva para algo es para ser reproducida, copiada, recreada, caminada... La vocación de la escuela de pensamiento libre es no ser madre sino matrona de cuantas escuelas y talleres quieran poblar nuestras ciudades y pueblos porque si existe la escuela es que existe la posibilidad y si existe la posibilidad es que existe el sueño y la utopía posible de que todas las personas, con y sin, podamos ser libres e iguales en una sociedad más justa e inclusiva.

5.2. Historias y vivencias: Luis José, el compañero, y José María, el que mira la lejanía

> Caminante, son tus huellas el camino y nada más;
> no hay camino, se hace camino al andar.
>
> ANTONIO MACHADO

Luis José es un tipo alto, fuerte, ágil, casi un gigante y cada día llega a la escuela acompañando a José María, una persona mayor, ciega. Ambos entran caminando despacio, al paso lento del que no ve con los ojos físicos. Luis José sienta a su compañero en la silla y después él se sienta en la suya; abre un cuaderno donde tiene escritos sus pensamientos, historias que él se inventa y escribe, y espera. José María no dispone de cuaderno pero sus preguntas no caen en el vacío sino en el regazo del amigo Luis José que toma nota de lo que le inquieta a su amigo. Ambos caminan de la mano y se apoyan en todo lo necesario para aprender en común en este nuevo caminar de la escuela. Ellos nos han enseñado una lección metodológica inestimable: Luis José nos ha enseñado el arte de la lentitud y José María, ciego de nacimiento, a mirar lejos porque ambos son dos maestros activos en sus intervenciones afectivas (*inter-afecciones* nos gusta llamarlas), en sus inquietudes, en sus sentimientos compartidos. José María afirmó en una ocasión, tajante, entusiasmado: "Este lugar es el único sitio del mundo en el que me siento valorado".

En ese preciso momento en el que habló José María, la escuela de pensamiento libre dejó de ser un proyecto y nació como una utopía posible. Los creadores del cuerpo del proyecto, Juan Carlos y yo, supimos entonces que el fin de todo aquello que estábamos creando era la ausencia de objetivo final y que lo más importante de todo era el acompañamiento en el caminar hacia un horizonte abierto a las posibilidades. Luis José, con su lentitud, acompañando al amigo, tenía la clave y José María, con su saber mirar desde la ceguera, la brújula para orientarnos en nuestro quehacer.

Un horizonte es un no-lugar. Es una tendencia pura. Una posibilidad. Un horizonte no es un sueño quimérico, sino que es visible porque allá, a lo lejos, existe ese no-lugar donde se juntan la tierra y el cielo, lo real y lo ideal, lo humano y lo divino.

En el lenguaje psicopedagógico un objetivo es una meta, un resultado, una respuesta, algo que debe conseguirse. El objetivo del curso es que el educando aprenda a sumar, aprenda a leer, aprenda a… Estamos satisfechos cuando conseguimos los objetivos que nos hemos marcado y avanzamos a la búsqueda de metas de mayor dificultad. El aprendizaje humano deviene en una competición y en un reto para subir a la montaña más alta, a la cumbre más difícil, al lugar más recóndito. Todos los objetivos en un sistema educativo son siempre objetivos curriculares, es decir, ítems que deben ser superados en un proceso de aprendizaje cuyo fin son los resultados concretos. Todo aquello que no se consiga no existe. El camino solo importa si nos lleva a algún lugar determinado o, peor, predeterminado.

En nuestra escuela no queremos ir a ningún sitio, no queremos llegar a ningún lugar; en todo caso no a ese no-lugar donde siempre alguien nos esperará para decirnos: no es aquí donde había que llegar. Solo Luis José y su amigo José María pueden ayudarnos a descifrar el enigma en el que se ha convertido el camino. En cierta manera, ellos representan lo más valioso de este no-lugar que hemos inventado, el uno porque sabe ser pequeño siendo tan grande y el otro porque sabe mirar lejos estando ciego. En muchas ocasiones, José María nos ha contado todos los proyectos que le quedan por hacer, entre otros escribir, traducir al lenguaje braille algunos textos que utilizamos en la escuela o dar charlas a sus compañeros acerca de la importancia de la filosofía en la vida de los seres humanos. Ellos nos están enseñando el valor del acompañamiento filosófico y pedagógico.

Renunciamos en nuestra experiencia educativa a elaborar una serie de objetivos ni generales ni concretos que deseamos alcanzar. Quizá porque no están a nuestro alcance. Quizá quedase bonito en algún papel destinado a la lectura de los expertos en burocracia decir que deseamos mejorar las habilidades lógicas o lingüísticas de los usuarios del proyecto, pero solo sería palabrería psicopedagógica. La autenticidad de este no-lugar llamado escuela de pensamiento libre es poder dejar que ese hombre alto y grande y ese señor ciego y lúcido puedan tener un espacio para pensar, para ser, para sentir en comunidad de diálogo cordial en la cual no sean usuarios de nada.

Renunciar a la elaboración de unos objetivos curriculares no nos impide establecer unos *horizontes* por los cuales queremos transitar, por los cuales queremos caminar. Algunos de esos horizontes son el desarrollo del pensamiento crítico, la inmersión en el mundo de las emociones (educación emocional) o la exploración del universo de los valores éticos. Siguiendo el símil anterior, las maestras que comparten las experiencias de aprendizaje de la escuela no son montañeras buscando la cima, sino paseantes en medio de un paisaje envolvente que no dejamos de contemplar. Los maestros son acompañantes en ese caminar en medio de la belleza del paisaje y la dirección que llevamos, el norte que nos guía no es otro que disfrutar de la contemplación del paisaje a pesar de nuestra ceguera, a pesar de que andemos a tientas, a pesar de que nos perdamos a veces horas y horas conversando sobre los detalles. Es cierto que caminamos tratando de atrapar el horizonte porque buscamos esa línea que une la tierra y el cielo pero cuando llegamos a ese no-lugar ya sabemos lo que intuíamos desde el principio, que la única verdad es que el camino es lo importante, la compañía amigable, la buena conversación, la ausencia de prisas, el descubrimiento de la amistad y del placer de caminar, la falta de retos que superar porque el mayor reto del caminante es no tener prisa, es poder desandar lo andado, poder pararse y perderse, poder sentarse, poder perder el tiempo, saber que no hay un lugar en el que acaba el camino. Y en ese caminar hay piedras, poyos (apoyos) en los que podemos sentarnos para almorzar o para observar las alas de una mariposa. Y en ese caminar hacia el horizonte vivimos experiencias de aprendizaje natural junto a los otros caminantes, con las otras mentes fronterizas, con cada uno de nosotros convertidos en seres fronterizos. Aunque uno de los placeres individuales más intensos sea caminar en soledad y en comunión con la naturaleza, en nuestro caso el caminante nunca va solo, sino en grupo, va junto a otros, no muchos pero sí suficientes para poder compartir el pan, el vino, las viandas, la conversación y la amistad intelectual; la humana medida del mundo. No hay nada más bello que las palabras compartidas con otro ser fracturado (autoinsuficiente) que me escucha y que me valora tal y como soy; ningún espectáculo es más emocionante que sentirse amado y valorado por el otro que, de verdad, me apoya y reconoce mi valor. Ninguna cumbre es más alta que esa, ningún objetivo curricular supera a esa estima que algunos denominan autoestima, pero que es el reflejo del afecto que nos muestran los demás. Somos seres sociales pero la sociedad colonial capacitista que hemos creado ha eliminado esa condición para convertirnos en seres domesticados por objetivos inhumanos que debemos conseguir; porque los seres humanos, en un ansia de superación por la superación, hemos tratado de explotar todos los paisajes y desbrozar todas las selvas y explorar hasta el último rincón todos los secretos, misterios que han dejado de ser contemplados para ser analizados, medidos, y, por fin, vendidos al mejor precio. Somos seres sociales, sí, pero ya tenemos nuestro propio modelo de simbiosis social: la lentitud de Luis José que puede ir rápido, pero que siempre va lento para acompañar a su amigo José María que no ve pero que cada día nos enseña ese horizonte lejano por el que él quisiera pasear. Ese horizonte lejano que envuelve los horizontes de los que venimos hablando podría ser la filosofía entendida como pensamiento y entendiendo el pensamiento como función vital (Ortega y Gasset, 1976). El despliegue de esas posibilidades del pensar humano en cuanto pensamiento simbólico (más allá de la abstracción) es el espacio donde quisiéramos estar, cual hogar que nos cobija, cual *ethos-casa* que nos habita, cual concepto (*concapio*) que nos acoge. Sería presuntuoso por nuestra parte decir que hacemos filosofía entendida esta como una actividad académica y como un sistema de conocimientos que la tradición nos ha legado. Aspiramos a emular la praxis filosófica y hacer de ella una referencia imprescindible. Referencia no implica consecución de los objetivos perseguidos porque, como decimos, en nuestra pedagogía cuidante no existen objetivos predeterminados.

Filosofar en nuestro modelo metodológico es algo importante, pero no es algo que podamos enseñar a nadie. Ningún profesor, aunque lo digan sus objetivos, enseña a pensar a ningún alumno. Queda bien decirlo y suena bien en la programación, pero no es verdad que alguien, desde fuera, nos enseñe a pensar. Nos puede enseñar a leer o a dibujar o a restar, pero no a pensar. A filosofar se aprende si se dan una condiciones previas, condiciones ambientales, condiciones externas y ecoemocionales. Filosofar no es un verbo que se conjugue en imperativo. Como tampoco amar. Y tampoco debiera conjugarse en imperativo leer. La filosofía se despliega cuando se dan las condiciones de posibilidad del pensamiento entendido como donación de lo que somos. Sin esas condiciones de posibilidad, aquello que llamamos pensamiento es otra cosa pero no pensamiento. En nuestro caso, esas condiciones de posibilidad se dan cuando juntamos en una comunidad de indagación inclusiva a diferentes personas con y sin desventajas cognitivas que están dispuestas a hacerse preguntas no predeterminadas y a contestarlas utilizando el diálogo-palabra-rota como herramienta de trabajo. En ese horizonte en el cual nos internamos y que llamamos filosofar ,un grupo de seres humanos lee una historia y esa historia, esa narración, ese texto que nos habla a nosotros, que habla de lo que somos, que hace referencia a nuestras heridas, ese texto es un espacio abierto al horizonte a partir del cual podemos hacernos preguntas que nadie ha dicho que deban ser formuladas. Esas preguntas no las hace el profesor ni son fruto de un interrogatorio, sino que son parte del pensar humano entendido como cuestionamiento y problematización de lo real, no como un sistema de dudas que son respondidas por los expertos en la materia. Me niego como maestro a enseñarle nada ni a José María ni a Luis José. Ellos, como los demás, el primer día esperaban, expectantes, que, como siempre, alguien les indicase el camino a seguir, la meta, que alguien les ayudase a *mejorar* sus habilidades cognitivas. Oh, vanidad de

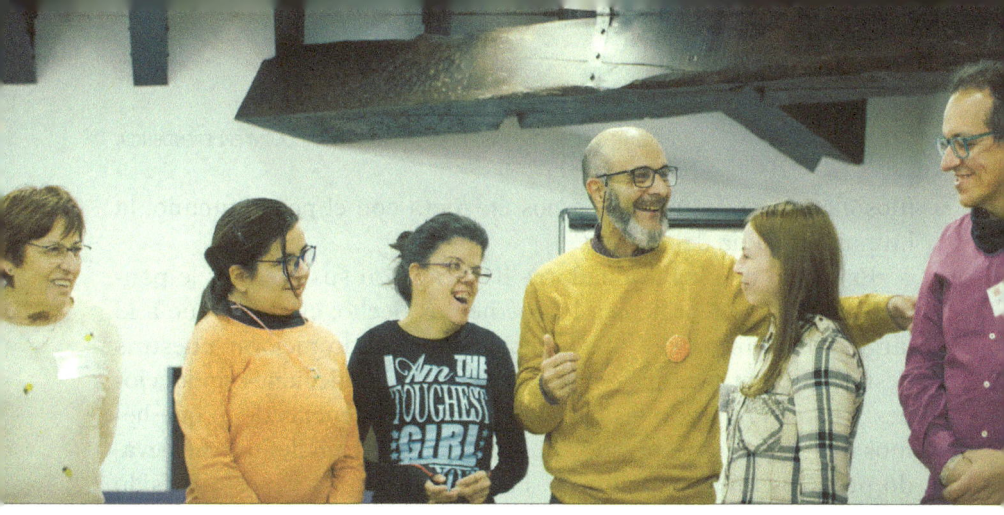

Diálogo de Chema Sánchez con maestras y maestros de la Escuela de Pensamiento Libre (Fotograma de la película *Naturaleza de lo extraordinario*. Cesión de Nakamura Producciones)

vanidades, presunción altiva y desmedida. Ellos, José María y Luis José, ya saben pensar y saben sentir y saben amar. Posiblemente mejor que yo, mejor que nadie. Nuestra experiencia de aprendizaje consiste en abrir la puerta de esas experiencias de amor y pedagogía y transformarlas en pasión compartida. ¡Enseñar a pensar! Como mucho, aprender a pensar de otra manera junto a ellos, desde ellos, con ellos, con el arte de vivir que nos brindan y que la sociedad, amiga de las etiquetas y de los estigmas, se ha negado a mirar. ¿Cómo estamos aprendiendo todos en ese caminar hacia el horizonte lejano que José María nos ha dicho que existe? El despliegue del pensar en el camino hacia el horizonte del pensamiento es la pregunta, una herramienta con la que estamos en condiciones de transformar nuestra experiencia de aprendizaje. Y en ese horizonte hacia el cual tendemos nos topamos de bruces con el camino del diálogo como única forma de respetar al otro, dándole la palabra. ¿Hacia dónde nos lleva el diálogo en nuestras escuelas de diálogo? Sabemos que deseamos explorar las preguntas que nos hacemos como seres humanos, preguntas filosóficas o cotidianas, preguntas que nos permiten contemplar la palabra del otro y valorarla. No tenemos prisa en avanzar. Sabemos que el pensamiento así entendido es un ejercicio de lentitud. En un mundo de prisas y de competiciones, donde la inteligencia es valorada por su agilidad y rapidez mental, defendemos la lentitud de la palabra y de la conversación filosófica como la única que nos enfrenta con el paso humano, la humana medida del mundo.

Es cierto que los evaluadores llegarán con sus tablas y le pondrán nombres científicos a lo que hemos hecho; cierto es que a lo largo del camino del diálogo hemos conseguido mejorar nuestras destrezas comunicativas, hemos realizado deducciones, inducciones y hemos buscado las causas y las consecuencias de lo que hemos dicho; hemos realizado analogías y hemos, en definitiva, elevado nuestros niveles cognitivos. Pero, insistimos, todo esto ha sido sin querer, no hemos ideado ningún plan de estudios centrado en ninguna habilidad o destreza que deseemos mejorar sino en la ventaja epistémica que es el horizonte pedagógico más relevante. No tenemos ningún empacho ni vergüenza en decirlo; el claustro de maestras socráticas no se reúne para diseñar los objetivos curriculares sino para encontrar la forma de seguir creando las condiciones de posibilidad para que Luis José y José María sientan que se encuentran en el mejor lugar del mundo: una escuela donde el pensamiento es libertad, donde todas las preguntas de todos los asistentes son relevantes e importantes, y donde no hay prisas porque cualquier anhelo, cualquier inquietud de cada uno de los maestros que componen la comunidad de diálogo es motivo de que el tiempo se pare y el mundo gire de nuevo en torno a esa brizna de hierba que el viento mece. Somos muy cuidadosos con las palabras y a pesar de que entendemos que toda experiencia de aprendizaje debe ser evaluada, consideramos también que deben desarrollarse otros modelos evaluativos y narrativos que eviten cosificar todos los procesos de aprendizaje; en nuestro caso, el proceso, no es que sea más importante que el resultado, es que es el resultado mismo. No dialogamos en comunidades de personas entre personas para mejorar ninguno de los niveles de inteligencia que la comunidad internacional dictamine, no dialogamos y nos damos la palabra para conseguir integrar a ciudadanos en riesgo de exclusión social, ni siquiera dialogamos con el objetivo de entrenar en la conciencia los derechos que cada uno tenemos como ciudadanos, dialogamos porque somos seres libres y porque deseamos compartir la experiencia de ser (horizonte viene del griego *horizontos*, el *ontos*, el ser que nos dirige), uno de nuestros derechos fundamentales, el derecho a ser y a sentirnos desde la autenticidad de la cercanía que establece la palabra-herida y el diálogo acerca de lo que somos. Tampoco sabemos con seguridad si esos términos manidos de exclusión o inclusión o discriminación, etc. son propios del lenguaje que debemos utilizar en la escuela. Cada vez que miro a José María y a Luis José no veo esas marcas cognitivas, no veo seres excluidos, no veo seres oprimidos, no veo seres dependientes. Veo voces subalternas con grandes ventajas epistémicas que otros deben aprender a valorar. Allí sentados en su silla, pensando el mundo, hablando de lo divino y de lo humano, mirando lejos con su mente abierta, solo veo dos seres humanos como yo, perdidos, frágiles sí, vulnerables sí, con carencias sí, con limitaciones sí, como las mías, como las tuyas, como las de los que se denominan normales y no pueden volar o ser inmortales. La única diferencia es que José María y Luis José respiran por una herida abierta y sus palabras no nacen del lenguaje gramatical, sino del mismo ser que supura razón impura.

La escuela de pensamiento libre es una escuela de humanidad florecida donde lo esencial es el ser humano entendido en su dimensión integral más filosófica, y es por ello por lo que decimos que todo pensar humano, en definitiva, es un pensar filosófico, un pensar que no es útil ni inmediato ni aporta soluciones concretas, sino que es un pensar reflexivo que divaga y que se pierde en realidades no tangibles. En nuestra escuela hablamos de la vida y de la muerte. Queremos saber quiénes somos, queremos buscar nuestro sentido de la vida e incluso de la trascendencia, nos interesan las creencias y la espiritualidad que habita en todo ser humano y no renunciamos a la dimensión metafísica. Así es como entendemos la ciudadanía activa que es una dimensión básica de la escuela. Seres humanos que filosofan a partir de lo que son y que, en algunos casos, terminan reivindicando sus derechos civiles y políticos. O no. Pero ese camino, hasta ese camino que les llevará a ellos a reivindicar sus derechos humanos, derechos que están siendo pisoteados, lo deben andar y desandar ellos, sin falsos paternalismos, con lentitud y a la vez con seguridad; con los años, los movimientos de derechos civiles y políticos de las personas con discapacidad serán uno más de los movimientos de emancipación social que se desplieguen en nuestras sociedades complejas... Mientras tanto, nuestra ocupación en la escuela de pensamiento libre no será empujar a nadie al agua para que aprenda a nadar o se ahogue; nuestra tarea, nuestra única y humana tarea, siempre un paso más acá de lo establecido, será acompañar a Luis José en su caminar lento, acompañarlo porque José María, desde su ceguera, está esperando esa mano tendida para que él pueda decirnos que en este lugar se puede respirar mejor porque los valores humanos no se enseñan, incluso es posible que ni siquiera se aprendan, sino que, como mucho, se contagian partiendo de focos de contagio. La escuela de pensamiento libre es justo eso, un foco de contagio. Ellos nos han contagiado esta manera de mirar el mundo, la educación y el pensamiento. Carecemos de la ambición pedagógica suficiente para proponer retos de mayor calado, objetivos de altos vuelos intelectuales. Las metodologías, sí, nos sirven y nos resultan útiles para ponernos en marcha pero en medio de ese caminar, durante las más de ocho horas que pasamos juntos las jornadas en las que abre sus puertas la escuela de pensamiento libre, en ese caminar por el diálogo de seres a los que antes no se les había puesto en estas condiciones de posibilidad, ninguna prisa, ninguna razón no dada, ningún argumento inconcluso ninguna habilidad no desarrollada puede ser un impedimento para pararnos, detener el tiempo y esperar a que la mirada de un ciego como José María nos interpele y nos haga pensar a todos en la pregunta que nos hace y que Luis José, su apoyo, escribe por él en la pizarra: ¿Yo también soy un maestro?

5.3. Una sesión real de la escuela de pensamiento libre

Texto escrito por Fátima Álvarez, licenciada en Filosofía y coordinadora pedagógica de la escuela de pensamiento libre de Valencia

"¡Venga, una foto, que os parecéis mucho!"; "No, no me parezco"; "Sí, pero tú más joven"; "Sí, sí que se parece"... "¡Colócate delante de la pantalla!" Las voces fluyen por la sala, entre risas, al término de la sesión mientras Juan Carlos dispara el dispositivo atrapando la sonriente imagen de José junto a la del autor cuyas fotografías les han tenido ocupados.

–Pues parecían esclavos –afirma Julio.

–Sí, a mí también me lo parecían –dice Alicia–. Aunque, por otro lado, no me cuadraba porque eran fotos y la fotografía es una técnica relativamente reciente.

–Parecían esclavos –asevera Julio–. Cargando piedra para... Para una catedral.

–¿De dónde sacaste tú lo de la catedral? Aquello era una mina, eso estaba claro. Lo dijimos todos. ¿A que sí, Fátima? –pregunta Dani mientras Fátima está recogiendo el material que han utilizado para la sesión.

–Sí, sí que lo dijisteis –le contesta ella.

–Además, en la foto que a nosotros nos tocó analizar se veía el hoyo de la mina ¡Muy grande! –añade Jorge.

–Y las escaleras por las que subían –puntualiza Dani.

–Pero podrían haber cargado piedra para una catedral, eso quién lo iba a saber –insiste Julio– porque en la foto que le tocó a mi grupo, que era una foto de cerca, se notaba que los sacos eran muy pesados.

Todos se están levantando y recogiendo sus cosas para ir a comer juntos en El Paraís, que así se llama el bar al que acuden los días de jornada de la escuela. Al grupo se acerca Marina, con su bolsa al hombro y con la chaqueta negra que era de su abuela y que en tanta estima tiene.

–Chicos, lo que hemos visto es que las cosas no son lo que parecen. Porque yo estaba convencida de que trabajaban en esa mina obligados. ¿Quién iba a querer trabajar en esas condiciones? –señala Marina.

–Y, sin embargo, parece ser que estaban voluntariamente –añade Celia–. Eran buscadores de oro, estaban en la mina porque querían. Es lo que hablábamos, puede parecernos que no es un trabajo digno, pero ¿quién determina la dignidad en un trabajo?

Fátima también ha terminado de recoger y se suma al grupo para ir a comer.

–Esa es precisamente la cuestión sobre la que dialogamos –puntualiza Fátima– ¿quién o qué determina si un trabajo es digno, el trabajador que lo ejerce o las condiciones de dicho trabajo?

–Ese trabajo en esa mina no era digno –señala Marina–. Había sufrimiento. ¡Y peligro!

–Bueno... Si, tal como parece, lo hacían voluntariamente eran ellos los que determinaban la dignidad –remarca Celia.

–Es como el ejercicio que hicimos tras las fotos. Cuando comparábamos trabajos para ver si considerábamos unos más dignos que otros... –dice Jorge.

–Y había que decir por qué –apostilla Víctor.

–Pues a veces tienes claro que uno es más digno que otro pero cuesta explicarlo. O escuchas a un compañero y sus argumentos te hacen cambiar de opinión. A mí me ha pasado –explica Jorge.

–Venga, id saliendo y vamos a comer que es la hora. Que os liais y volvéis a empezar. Hay que echarle gasolina al cuerpo para seguir pensando –dice Julio tocándose el abdomen.

Cuando están saliendo del local, Nathalie se acerca a Fátima para pedirle la frase del fotógrafo de la mina de Serra Pelada. La que les había leído al final de la sesión.

–Ah, sí. Te la paso. Sé que termina diciendo: "No eran esclavos, salvo, en cierto modo, esclavos de su propio deseo de enriquecerse".

Todo el grupo camina por una calle del casco antiguo de Valencia hacia "El Paraís". Fredy le pasa el brazo por el hombro a José para decirle:

–¡Pues sí que te tiras un aire a Sebastião Salgado!

Vuelven las risas.

"¿Por qué su mundo y el nuestro está dividido?" es una pregunta literal de Vanesa, una chiquita de veintidós años llena de inquietudes, con una sensibilidad exquisita, bloguera, escritora, pero a ojos de muchos fundamentalmente –o casi únicamente– una persona con discapacidad intelectual. Vanesa habla desde su día a día donde las dificultades se agrandan porque las miradas ajenas son a menudo miradas sesgadas. Pero Vanesa no es solo los ojos que la miran, sino los ojos que miran y ella mira al mundo mientras se declara feliz y llena de proyectos.

El peso de esas miradas focalizadas en una condición, en una etiqueta, la de la discapacidad intelectual, es un lastre con el que caminan las personas que llegan a la escuela de pensamiento libre. Llevan una vida arrastrando esa bola de preso, a veces más cansados y a veces más ligeros; según el día, según el ánimo o según aquellos que se cruzan en el camino. Porque nos hacemos humanos

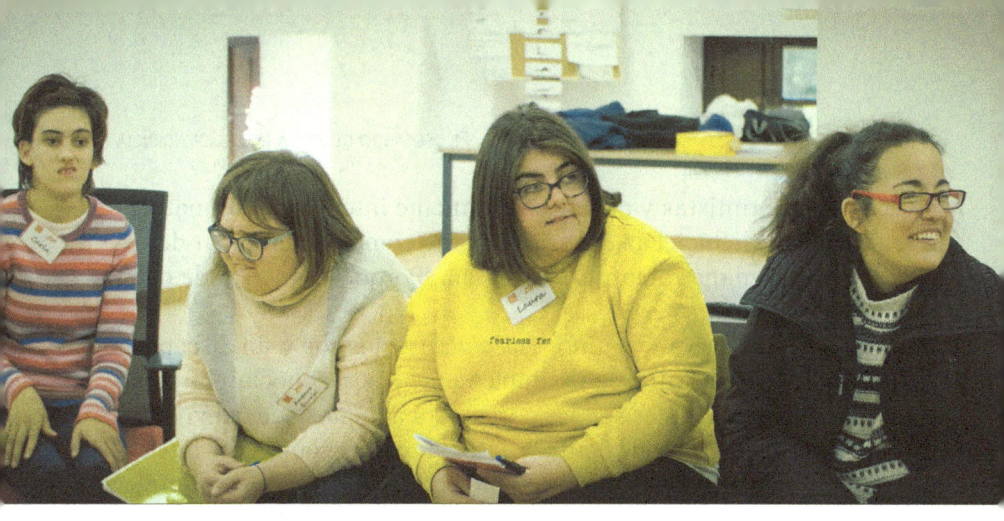

Alumnas de la Escuela de Pensamiento Libre durante una sesión de diálogo filosófico
(Fotograma de la película *Naturaleza de lo extraordinario.*
Cesión de Nakamura Producciones)

entre humanos, porque somos seres sociales que necesitamos sabernos queridos, sentirnos valorados. En lo esencial tan iguales y empeñados en construir un *ranking* con nuestras diferencias. Y como la historia del elefante encadenado de nuestras sesiones en la escuela, si nos sueltan las cadenas no nos atrevemos a andar porque nos han dicho tantas veces que no podemos hacerlo que nos lo hemos creído. Y entonces, que alguien crea en nosotros, nos ayuda a dar el primero de muchos pequeños pasos que nos pueden llevar muy lejos, hasta el infinito y más allá.

Este es el misterio de nuestra escuela, la escuela de pensamiento libre, algo en principio muy simple: abrir la mirada a la totalidad de la persona, no detenerse en un coeficiente de inteligencia porque ni tú ni yo somos un número, fijarse en lo que podemos hacer y no en lo que resta, en las potencialidades y no en los déficits, ver el vaso medio lleno en vez de medio vacío. El vaso es el mismo, pero la mirada es otra.

Y la mirada se educa. Yo llevo dos años trabajando y aprendiendo con las personas con discapacidad intelectual y mi mirada comenzó a educarse ya de niña porque mi primera maestra fue mi hermana. Tres años mayor que yo, con sus enormes ojos para atisbar el mundo desde aquella atalaya a la que nos costaba acceder diagnosticada como estaba en aquel entonces de subnormal profunda. Pero era ella y eran todos los otros niños de la comarca, con diagnósticos a veces más optimistas y miradas igualmente intensas. Y tan natural era turnarme la bicicleta con mi hermano como ayudar a dar de comer a mi hermana mientras ella se reía. Porque cuando yo le daba de comer siempre se reía.

No creo que fuéramos niños *especiales*, niños con y sin discapacidad. Todos éramos niños que simplemente nos reconocíamos como tales. Y así de normales son las cosas para aquellos que convivimos o hemos convivido con alguna persona con discapacidad intelectual, con personas a las que queremos porque son nuestra familia, porque son nuestros compañeros, nuestros amigos. Nunca fue tan cierto aquello de "el roce hace el cariño". Por eso es tan necesario que nos conozcamos, que nos perdamos el miedo, que nos mezclemos, que nos riamos juntos, que valoremos nuestras diferencias. Porque como dice Luis José –una persona con discapacidad intelectual y maestro socrático de la escuela de pensamiento libre–: "si todos fuésemos iguales sería un lío". ¡Y claro que sería un lío! Porque entonces no podríamos distinguirnos, no sabríamos ni quiénes somos porque nos reconocemos como personas precisamente entre los otros, sabiéndonos igualmente valiosos pero distintos.

Hay que conocerse para re-conocerse, de ahí que sea tan importante que las personas con discapacidad intelectual sean cada vez más visibles, que formen parte activa de la sociedad, que ejerzan su condición de ciudadanos, que hagan oír su voz, que participen, opinen y argumenten. En esta recuperación de la voz trabaja la escuela de pensamiento libre. No es una escuela al uso, sino al desuso porque en nuestra sociedad no hay costumbre de darle a la persona con discapacidad intelectual ese espacio necesario para atreverse a pensar, para identificar sus emociones, para expresar sus valores; ese espacio para aprender con los otros y los otros con ellos, personas con y sin discapacidad intelectual juntas construyendo una comunidad. Un aprendizaje que nada tiene que ver con la historia de fracaso escolar que arrastran en su paso por la enseñanza reglada, basada tradicionalmente en la transmisión de contenidos, sino un aprendizaje en el que se valoran las diferencias; es más, en el que la propia metodología se nutre de ellas.

Los alumnos de la escuela de pensamiento libre son personas adultas, algunas muy jovencitas –como nuestra escritora Vanesa– y algunas de avanzada edad, pero todas cuentan una historia repetida: las trabas de un sistema educativo donde no encajaban y el peso de la mirada de los otros niños. Fueron víctimas de *bullying* antes de que adoptásemos el término inglés. Lo que llama especialmente la atención es que en estas historias de acoso –compartidas en los momentos de descanso de nuestras jornadas en la escuela– recalcan que fue una liberación pasar del colegio de su barrio a un Centro de Educación Especial. Por primera vez, entonces, no se burlaban de ellos; por primera vez no estaban solos en las excursiones ni eran los mayores de clase, por primera vez eran uno más. Algunos compartieron pupitre en la infancia y recuerdan con risas las anécdotas escolares. Los que estuvieron en los dos sistemas declaran que fueron, sin duda, más felices en el Centro de Educación Especial.

¿Qué ha pasado entonces? ¿Sigue sucediendo? Abogamos por una educación inclusiva, por una sociedad inclusiva, por mezclarnos, por no crear guetos, porque el mundo es para todos. Abogamos por esa inclusión que, si no es plena, ya no es inclusión. Pero nada tiene sentido sin educar la mirada. Nada tiene sentido hasta que aprendamos a mirar al otro desde el mimo del cuidado. De ahí la importante labor de los docentes, de todos esos profesores que se encuentran en sus aulas con un colorido abanico de diferencias, entre ellas con niños con necesidades educativas especiales. De todos esos docentes que, ya desde la Educación Infantil, son guías de obras de arte.

Una maestra de maestros, mi querida Carmen Loureiro, nos enseñó a muchos compañeros de Filosofía para Niños a distinguir 'la mirada *flash*' de la 'mirada *zoom*' ante una creación artística. La mirada *flash* es esa mirada rápida de cuando circulamos ligeros por las salas de un museo. La mirada *zoom* es la mirada atenta, reveladora de matices, plena de sugerencias. Es la mirada que se va posando en las distintas partes de una obra de arte para descubrirlas, pausada de una parte a otra sin quedarse anclada, hasta abrir el cuadro. De forma que cuando volvemos a alejar el objetivo y a contemplar el conjunto lo redescubrimos mucho más rico, lleno de historias que nos ha contado, de olores que hemos oído, de sonidos que hemos saboreado.

Cada profesor es el guía de valiosas obras de arte, de cada uno de los alumnos que le miran y a los que tiene que educar en mirarse.

Dice Marina –otra de nuestras maestras socráticas en la escuela de pensamiento libre– que "la educación es herramientas más cariño". El docente tiene las herramientas que le aporta su formación, ha de tener cariño por las obras de arte que le han sido encomendadas, ha de educar desde ese cuidado y en ese cuidado, ha de enseñar a pasar de la mirada *flash* a la mirada *zoom;* de forma que, cuando esos niños miren a nuestra querida Vanesa –o a muchas posibles pequeñas Vanesas– vean a una persona creativa, alegre, ¿con discapacidad intelectual?, ¡también!, divertida, con la que compartir buenos momentos. Es decir, que al mirar la obra de arte que es el otro, cambien la mirada sesgada por la mirada educada.

Mientras eso sucede, los alumnos de la escuela de pensamiento libre avanzan en la recuperación de su propia voz. En ese caminar conjunto llegamos a Córdoba en octubre de 2016. Córdoba, una ciudad variopinta como nuestro propio grupo. Allí se celebró el I Encuentro de Prácticas Admirables de Plena Inclusión, la organización que representa en España a las personas con discapacidad intelectual o del desarrollo. En ese encuentro había catorce prácticas finalistas en el mundo de la discapacidad intelectual, seleccionadas por un jurado de expertos entre un total de casi trescientas, que optaban al premio de Práctica Excelente. Entre ellas, nuestra escuela.

A ese encuentro profesional, donde –junto con la presentación de las prácticas finalistas– se podía disfrutar de interesantes ponencias, asistieron cuatrocientas personas. De esas cuatrocientas personas, aquellas con discapacidad intelectual se podían contar literalmente con los dedos de las manos. Una de esas manos era de *librepensadores*. Profesionales, técnicos, líderes de buenos proyectos desplegando datos, hablando de las personas con discapacidad intelectual sin las personas con discapacidad intelectual. Solo en la presentación de tres de las prácticas finalistas participaron ellas. Solo en tres de las prácticas finalistas se escuchó directamente su voz. Una de esas tres prácticas fue la nuestra. Mostrar en vez de demostrar. Cuando eso ocurre, el efecto es potente y contagioso. Los maestros socráticos tomaban la palabra para preguntar a sus compañeros. En medio de aquella sala repleta de cuatrocientas personas resonaban sus voces, sus opiniones, sus observaciones. Las

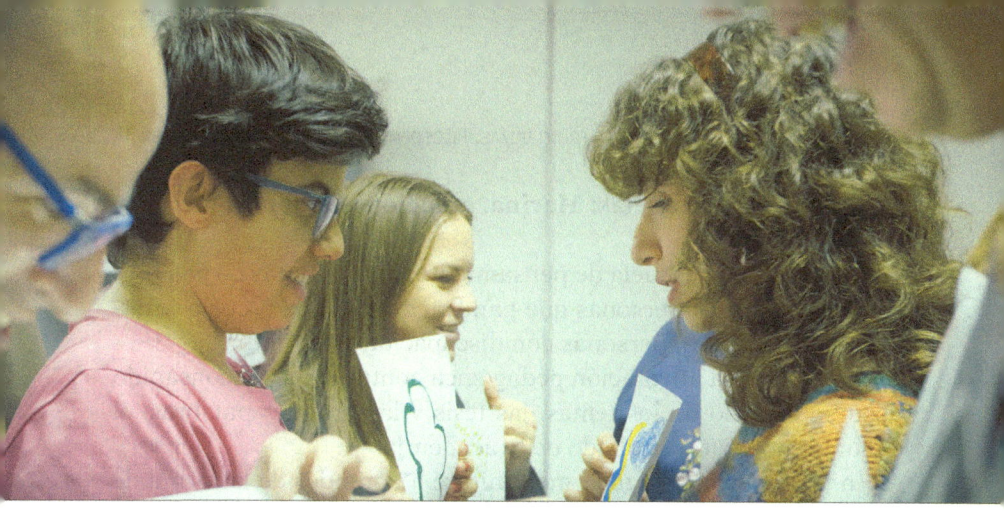

Actividad dialógica entre personas normativas y personas con desventajas cognitivas
(Fotograma de la película *Naturaleza de lo extraordinario*.
Cesión de Nakamura Producciones)

voces de aquellos que ya saben que tienen voz y la hacen oír. No hay nada tan poderoso como el ejemplo, como verse reflejado al mirar al otro, a aquel que está en el escenario hablando de sí mismo, de sus vivencias, de sus pensamientos. No hay nada tan poderoso como saberse valioso y digno por derecho propio de hablar ante cuatrocientas personas. Y eso hizo Rafa –gran maestro socrático– hablar claro con su entrecortado lenguaje al presentar la escuela de pensamiento libre y al recoger el Primer Premio a Práctica Excelente.

Los premios son reconocimientos, primero te conocen y luego te re-conocen. Este premio es de todos, de todas y cada una de las personas que forman la escuela y de todas y cada una de las personas que la apoyan. Es el fruto de mucho trabajo y de mucha ilusión. Como dice Mireia –alumna de la segunda edición de la escuela y que formará parte del claustro en la edición 2017–: "este equipo ha ganado porque tenemos tres cosas: lucha, humildad y capacidad". Este premio es de todos porque hubo dos personas que nos abrieron la mirada, que supieron ver más allá de la etiqueta, que contagiaron su entusiasmo a profesionales de la discapacidad intelectual que hoy también son maestros socráticos, que embarcaron en esta aventura a profesionales de Filosofía para Niños, que convirtieron la escuela de pensamiento libre en una utopía posible. Mi agradecimiento a Chema Sánchez Alcón y a Juan Carlos Morcillo, fundadores de la escuela de pensamiento libre, a todos y cada uno de los librepensadores de la escuela y a mi hermana, por educar mi mirada.

5.4. Historias y vivencias: Marina, emociones a flor de piel

La finalidad de la escuela de pensamiento libre es dotar de posibilidades agenciales a personas que han fracasado en la escuela tradicional, en este caso, personas con discapacidad intelectual.

Hasta aquí, la afirmación pedagógica contundente, el consabido discurso externo de los temas, las tesis y las grandes palabras, el lenguaje completo y acabado de la academia.

En las líneas que siguen me limitaré a aprender de la forma de hablar y sobre todo de mirar de Marina, una de las maestras socráticas de la escuela, formada en la metodología crítica y emancipadora que propugnamos.

Marina, en su centro ocupacional, es la colaboradora, es la maestra que ayuda a educar a otras personas con discapacidad intelectual (como ella). Solo ella es capaz de conectar con el silencio doloroso de algunas personas marcadas por la profundidad de su retraso. Valiéndonos de aquella temible expresión de retrasado profundo, nadie sabe qué ocurre en los insondables abismos de algunas personas que jamás han poseído la palabra, el logos.

Las anomalías neurológicas no son la única causa de la ausencia de palabra de los silenciosos profundos. El silencio de algunas personas es un síntoma de la incapacidad de los detentadores del logos para reconocer las posibilidades del otro. Solo Marina, que procede del mundo de las carencias, es capaz de entenderlo porque ella es una Gran Oreja Autoinsuficiente. Ella se acerca a Álvaro, lo escucha mirándolo y dice: "Habla, no tengas miedo, yo te escucho". El resto de los profesionales siempre atendió bien a Álvaro, un niño autista, le asistió e incluso le dio cariño pero acceder a su mente, a su yo, a su naturaleza humana eso era ya otro cantar. Los profesionales realizan intervenciones. Marina no solo hace esto, hace algo más desde su no-poder: realiza *interafecciones,* es decir, lo educa; literalmente, saca lo mejor que tiene dentro Álvaro (*educere*), sus potenciales humanos, su palabra, su lenguaje, su pensamiento. Álvaro, al lado de Marina, ha comenzado a hablar, con su palabra-rota pero con su palabra, sin ser sustituido por otro. Álvaro lleva varios meses avanzando en la oscuridad de su abismo porque ella se ha negado a enseñarle nada; Marina lo acompaña en el trayecto hacia la luz con sus preguntas y con su forma de mirar. Álvaro comienza a desear expresar lo que piensa. Álvaro piensa porque Marina lo ha pensado primero reconociendo su potencial de pensamiento. Los test de CI jamás entenderán los potenciales de Álvaro y seguirán enviando al pozo profundo de su retraso a este hombre joven desahuciado, descatalogado, desalojado del logos racional de nuestra sociedad epistocrática. Una sociedad con la que no está de acuerdo el logos acogedor en forma de poder, el poder de Marina que lo mira más acá de las anomalías y de los déficits.

¿Qué ha ocurrido en el proceso de aprendizaje de Marina? ¿Tiene ella alguna habilidad innata incomunicable e intransferible? No necesariamente. Ocurre simplemente que ella conoce ese otro lado y decidió acudir a nuestra escuela para formarse en la manera de poder acceder a la mente de otros. Marina quiso saber siempre más de los potenciales humanos y de la manera de acceder a ellos. Cuando llegó a la escuela era un chica más, interesada y curiosa pero, como muchos de ellos, pasiva, a la espera de que nosotros le enseñáramos algo; pronto averiguó que en la escuela de pensamiento libre no se enseña nada sino que al lado de las maestras, personas con y sin discapacidad, se aprende y se aprende a ser lo que ya se es, a saber, una maestra de la palabra-rota. Este es el no-lugar desde el que trabajamos, la utopía posible que es la esencia de un invento, el invento de la educación. Nadie puede ayudar a otro desde fuera del otro. El otro soy yo. No hay sujetos ni objetos en las experiencias de aprendizaje.

La escuela de pensamiento libre, deudora de las ideas de genios de la educación como Freire o Giner o *Juan de Mairena,* no habla el mismo lenguaje acabado de los grandes relatos educativos, tendentes a homogeneizar y estandarizar a las personas. La escuela quiere hablar el mismo lenguaje de Marina, el lenguaje de los protagonistas de esta experiencia de aprendizaje mediado con personas con discapacidad.

Hay una cierta y fatal lógica en la escuela tradicional cuando, incapaz de manejar las diferencias, no sabe qué hacer ni con los niños de altas capacidades ni con los niños con deficiencias cognitivas. En este sentido, a pesar de los novedosos planes de diversificación curricular seguimos instalados en el nudo gordiano del siglo XIX cuando se crearon los sistemas de escolarización masivos y los test de inteligencia que servían para incluir y excluir del sistema.

Entregamos derechos y, oh paradoja, anulamos capacidades. El derecho hizo lo mismo, entregó derechos (capacidad jurídica) y anuló capacidades (capacidad de obrar). Excelente ejercicio de doble moral, políticamente correcta y a la vez humanamente nefasta. En la escuela de pensamiento libre nos gusta comenzar por lo segundo: preferimos hablar de *capabilities* y de potenciales antes que de derechos y deberes que, en todo caso, irán siendo descubiertos por cada persona desde su circunstancia.

Una persona con discapacidad intelectual necesitada de un alto nivel de apoyos, un autista severo o alguien con disfunción grave de su inteligencia es una persona, no solo dotada de mera existencia, sino de consistencia. No existe como existe una planta o un grupo de células, sino que consiste, posee estructura ontológica que le dota de posibilidades para la comunicación (aunque no hable jamás), para los sentimientos (aunque jamás se emocione), para el pensamiento (aunque carezcan de inteligencia) y del sentido de lo moral (aunque jamás emita un juicio moral ni lo enuncie). ¿Cómo sabemos esto?, me dirán con toda la razón del mundo.

A la espera de los estudios empíricos y neurocientíficos, no podemos olvidarnos de que lo que somos no es solo determinado por los científicos, sino que existen otras disciplinas como la filosofía o las ciencias humanas que tienen mucho que decir. Y ha sido la filosofía la que ha elaborado profundas visiones del ser humano como complemento de los avances científicos. Un ejemplo, el término vida... ¿Qué es la vida?, nos preguntamos como seres humanos y, guiados por la fuerza de los discursos dominantes, abrimos un libro de biología donde nos informamos sobre las células, los cromosomas y el ADN. Todos estos conocimientos son, sin duda, imprescindibles, son necesarios pero ¿son suficientes para definir un concepto de acogida? Si así lo hiciésemos caeríamos en la trampa de lo que los filósofos denominan reduccionismo, a saber, reducción del todo a una de sus partes. ¿La vida es solo aquello que dicen los manuales de biología? Es solo una parte del problema como es una parte del problema decir que un síndrome de Down es su trisomía 21. La cuestión de la vida ha sido tratada por psicólogos, teólogos, filósofos e incluso poetas, y todos ellos tienen algo que decir sobre el asunto. Si a nosotros, como seres vivos, seres pensantes y seres fronterizos, nos tranquiliza saber que somos un conjunto de genes y de pares de cromosomas, podemos aceptarlo pero otros seres humanos, no conformes con esta respuesta, siguen explorando: ¿qué es la vida?, ¿tiene sentido?, ¿no lo tiene? La vida es, pues, una categoría definible desde el todo y no solo desde la ciencia. Por eso nos interesan, de un modo excepcional, los matices que a lo largo de la historia del pensamiento han realizado los filósofos. La vida de una mosca no es lo mismo que la vida de un ser humano aunque, a nivel genético, sean muy parecidas. El valor de una vida no lo determinan sus genes. Los genes son necesarios para explicar pero no son suficientes para comprender. Queremos saber más de la vida de la mosca y decimos, después de acceder a su cerebro, que carece de conciencia moral, por ejemplo. Sus emociones son muy primitivas y su pensamiento es inexistente. La mosca, pues, no es una piedra porque existe pero carece de consistencia. La mosca carece de potencialidades para desarrollar todo lo anterior aunque pasen años sobre ella. En cambio, un bebé de unos pocos días o incluso un feto en el líquido amniótico de su madre no solo existe como ser vivo, sino que consiste, es, está lleno de potencialidades que pronto desarrollarán el ambiente o su propia evolución. ¿Qué ocurrirá si ese bebé, a causa de su nacimiento o de un grupo de genes, vía genética o neurológica, acabase sumido en un pozo profundo? ¿Dejaría por ello de tener consistencia como ser? ¿O solo existiría como individuo humano al que debemos respetar y cuidar pero no escuchar? Si decimos que todos los seres humanos son iguales en valor y en dignidad porque son y no solo porque existen, no podemos arrebatarle el ser a aquellos que lo tienen. Si lo hacemos, seamos consecuentes y arrebatemos también su humanidad y su dignidad. ¿Tienen o no derecho a ser? Desde que los cuidamos y los alimentamos y les dimos incluso derechos civiles y políticos está claro que les concedimos (nosotros, los seres racionales e inteligentes) el derecho a existir como ciudadanos (podría haber sido peor, en otras épocas acabaron arrojados por el monte Taigeto o exterminados) pero si queremos hablar de apropiación de posibilidades agenciales debemos tener en cuenta que con existir no basta, ni siquiera con alcanzar una dosis básica de bienestar; es necesario consistir, reconocer esas posibilidades.

"Vivir es ocuparse; vivir es hacer; vivir es practicar", nos dice García Morente, un filósofo de la vieja escuela en sus *Lecciones de filosofía* (2007). La vida auténtica es la de un ser que se va haciendo. La vida es acción, praxis, ocupación. La verdadera ocupación de un Centro Ocupacional es hacer que la vida auténtica del otro crezca en su totalidad más allá de los necesarios cuidados. Cuidar, sí, como algo necesario pero no suficiente. Lo importante es el riesgo de vivir no el bienestar de existir. Y ese riesgo supone un cierto empujón hacia la incomodidad, hacia la inseguridad. Vivir es atreverse a ser, a pensar, a sentir, a tomar conciencia de que todo esto son potencialidades del ser humano, posibilidades estructurales, esenciales. Lo accesorio, lo accidental, lo secundario es la apariencia, es el diagnóstico que provoca pronósticos y tratamientos, es lo que hago ahora, es lo que dicen que no puedo hacer, es lo social, lo legal.

El verdadero y nuevo poder de la persona con discapacidad intelectual consiste en ser capaz de ser. Marina sabe esto y por eso es una maestra socrática. Marina ha sido formada en un determinado estilo pedagógico y, después, desde su libertad y voluntad, ha tomado la decisión de ser formadora de otros con más desventajas cognitivas que ella, tratando de acceder a esos mundos profundos y misteriosos situados en la mente de los otros. Marina, en la escuela, ha ganado confianza en sí misma porque otros maestros, pigmaliones educativos, han depositado su confianza en ella. Es posible que muchos analistas tilden a esta experiencia en positivo del aprendizaje con calificativos diversos como ingenuo, idealista o directamente menosprecien esta aventura intelectual calificándola como impracticable en contextos formales. Y tienen razón. No siempre la razón es la que gana la partida. Bien sabemos que ningún sistema formal adaptará en sus currículos una metodología destinada a no enseñar nada. Sería el suicidio del sistema porque todo sistema, por el hecho de serlo, está compuesto por unas estructuras metafísicas universalizables y replicables, estructuras que configuran rutinas donde la creatividad es lo de menos porque esa creatividad, entendida como lateralidad, es siempre divergencia del sistema mismo y de sus estructuras de referencia. Marina jamás podrá enseñarle a nadie lo que hace con sus compañeros de centro para acceder a sus mentes fronterizas; con Marina solo se podrá aprender desde la experiencia, estando a su lado, aprendiendo de lo que hace y de lo que dice. Si un profesional, psicólogo, experto, educador titulado dice que sabe más que Marina tendrá siempre razón pero, si solo dispone de un saber bancario que no desemboca en la praxis, su saber solo será pura retórica hueca. La *virtus* de un buen profesional o maestro no es saber mucho, sino disponer del poder para que el otro pueda aprender a su lado. La apropiación epistémica es, pues, no una habilidad que se enseñe sino una vivencia que se contagia, la vivencia de una posibilidad, la posibilidad de bailar sin piernas.

5.5. Reflexiones teóricas: reconocimiento de identidades narrativas contextualizadas o la posibilidad de autodeterminarse maestros socráticos

Un modelo, nos recordaba Kuhn en la famosa *Posdata* de 1969, unos años después de escribir la primera edición de su obra, es un valor compartido en el cual existen ejemplos compartidos y que presupone una constelación de compromisos del grupo (Khun, 1971).

Esta expresión (compromiso), como casi todos los términos que venimos utilizando, habita en la frontera de la ambigüedad. Un compromiso puede ser una adhesión inquebrantable o una afinidad ética cuyo horizonte sea el florecimiento humano. Las siguientes líneas tratarán de desarrollar una serie de compromisos metodológicos relacionados con esta idea del reconocimiento como paso anterior a la distribución del conocimiento.

La comunidad de indagación inclusiva que hemos denominado escuela de pensamiento libre se reconoce a sí misma como una comunidad de maestras y maestros socráticos. En la comunidad de indagación no existen profesores o alumnos o discapacitados o no discapacitados. En las interafecciones pedagógicas todos somos maestras y maestros socráticos.

¿Cuáles son los tres compromisos básicos de la escuela de pensamiento libre?:

Primer compromiso: reconocer posibilidades agenciales epistémicas

Te reconozco, mente fronteriza, como un ser pensante y libre, es decir, como un ser con posibilidades epistémicas.
Te reconozco, mente fronteriza, como maestra o maestro socrático aquí y ahora, en esta escuela de pensamiento libre que hemos inventado, en esta comunidad local de *epelianos* y *epelianas*.

En uno de sus último artículos, José Medina, uno de los epistemólogos de la resistencia ya citados, expone que la injusticia epistémica se deriva, *ab initio*, de un acto de no-reconocimiento:

Los significados y la credibilidad de uno se ven oscurecidos cuando su subjetividad está sometida a discursos y estructuras de no reconocimiento. Este fallo en el reconocimiento produce disfunciones de credibilidad e inteligibilidad, esto es, injusticia testimonial y hermenéutica. (Medina 2018: 12)

La comunidad de indagación inclusiva apropiadora de posibilidades se funda a sí misma como una constelación de compromisos pedagógicos vivenciales.

No te reconozco, mente fronteriza, como una persona con discapacidad o una persona con necesidades educativas especiales o como una persona con retraso de su inteligencia sino que te reconozco, de antemano, como un ser libre y pensante.

Esta identidad narrativa no es hija del deterioro, ni hija del déficit, ni hija de la dificultad o la desventaja, sino de la posibilidad entendiéndola desde su valor de agencia.
Esta nueva identidad no es una categoría prefijada por la sociedad colonial capacitista o por los modelos psicológicos o sociológicos o educativos sino que, desde su poder hermenéutico, no performa la personalidad o el carácter o fija una identidad social. Estos calificativos, ser pensante o maestro socrático, van más allá de lo metafórico, su valor es hermenéutico, epistemológico y ético. Es

aquí y ahora donde yo te reconozco y ese tú, ese yo y ese nosotros que nos entregamos mutuamente puede o no ser reconocido por otros modelos con un alto poder performativo.

Entender esto es clave para comprender la pedagogía cuidante de la escuela de pensamiento libre porque la confusión metodológica podría abocar a la praxis voluntarista del 'tú eres capaz de hacer lo que te propongas, si quieres puedes, que nadie te ponga límites'... La idea de *capability* que defendemos es la idea de *igualibertad*, no la idea de entrenamiento cognitivo. Desde el *standpoint* hermenéutico que defendemos para reconocer al otro como ser pensante no es necesario demostrar las competencias que emanan de la mayor o menor inteligencia de una persona. La *igualibertad* distribuye *capability* e igualdad: es igual en capacidad una persona con un impedimento cognitivo que una persona provisionalmente no impedida. La diferencia aparece en el uso del conocimiento, es decir, en la reproducción, la última fase de lo que hemos denominado trazabilidad epistémica.

Esta fase de reconocimiento, a nivel comunitario o institucional, no se da cuando alguien se sienta en la comunidad de diálogo con el objetivo de tomar la palabra, dialogar o realizar actividades cognitivas o de desarrollo emocional o moral. Es una fase anterior al diálogo en sí. Podemos sentar en la mesa de diálogo a una persona con una desventaja cognitiva y realizar una integración comunitaria; le podemos dar la palabra y escucharlo pero el resto del tiempo carece de poder de agencia real dada su desventaja epistémica que consiste en estar presente sin participar en la toma de decisiones. En los espacios de diálogo de su centro, una persona con limitaciones de su inteligencia está presente pero al levantarse de la silla, en las estructuras de la comunidad de aprendizaje, es una usuaria que está subordinada a lo que los profesionales decidan. Pueden ofrecerle elecciones pero no pueden ofrecerle *igualibertad*. No pueden ser iguales ni tener igual capacidad un experto que un usuario porque los unos manejan el conocimiento y los otros no. El equívoco, de nuevo, está en la confusión entre capacidad y competencia. De ahí que nosotros, como venimos haciendo, hayamos preferido no traducir el término *capability* evitando así el sesgo cognitivo que conlleva. Existen constructos psicológicos que lo utilizan como sinónimo pero, en nuestro enfoque, nuestro propósito ha sido justificar que si queremos profundizar en la idea de democracia inclusiva, desde una teoría de la agencia defendida pero no inventada por nosotros, sino por originales pensadores actuales, es necesario diferenciar entre esos conceptos para poder iniciar procesos de autodeterminación no soberana que no sean meros ejercicios voluntaristas y buenistas. Esto, obviamente, no es fácil pero los análisis deben ser lo más certeros posible para saber desde dónde queremos mirar sin caer en las injusticias que pretendemos evitar.

Por tanto, a la hora de plantear espacios de encuentro donde queramos constituir unas comunidades de indagación no expropiadoras que no estén solo basadas en la fase dialógica del uso del conocimiento, debemos tener en cuenta el antes y el después, es decir, aquellos espacios comunitarios que podemos controlar como facilitadores de procesos de autodeterminación. No siempre el facilitador tiene este poder porque lo que se le pide es que realice sesiones de diálogo donde las personas, cual entes desencarnados, opinen, valoren o expresen sus emociones. De qué sirve una comunidad así si no existen estructuras que la sustenten, si no existen posibilidades de demostrar en la vida de las organizaciones ese aprendizaje de la *igualibertad*.

Dado que no controlar toda la trazabilidad del proceso no evita nuestra responsabilidad como educadores, sostenemos que es un deber ético del educador ser consciente de esta dificultad a la hora de poner en marcha programas y metodologías que prometan lo que no pueden cumplir. No basta, pues, con dialogar. Reconocer una voz subalterna como ser pensante conlleva una responsabilidad consistente en que la trazabilidad epistémica del proceso se cumpla. No es un ideal que perseguimos; no es una idea regulativa; es una estructura material que debemos implementar.

Vienen al caso las palabras de Dewey:

> La materia de estudio del currículo, por muy importante que sea, por muy juiciosamente que haya sido seleccionada, está vacía de contenido moral definitivo hasta que sea realizada en base a los términos definidos por las capacidades de los individuos, los hábitos y los deseos. (Dewey 1997: 89)

En nuestro caso, los actores protagonistas de nuestro aprendiza-je son personas con importantes desventajas cognitivas pero sobre todo epistémicas en lo referido a la todopoderosa inteligencia. No se trata de que la persona con discapacidad mejore su desempeño en cuanto alumno que aprende, sino que desarrolle su sentido de la apropiación en cuanto ser activo, libre y creativo.

Copiamos una expresión deweyana y la hacemos nuestra: la es-cuela de pensamiento libre, en tanto experiencia pedagógica in-novadora, reproduce en su seno una sociedad embrionaria que no existe en la sociedad real, sujeta a las leyes de la exclusión educa-tiva y cognitiva. Ningún estado moderno reconocerá lo que hace esta escuela: conceder titulaciones de maestros a personas que ca-recen de los estudios académicos elementales. La escuela tradicio-nal está planteada como un sistema de selección de personas desde el mismo momento de su concepción. Y los planes de estudios de cualquier lugar del mundo son fruto de un merecimiento basado en las pruebas de superación personal para las que es necesario poseer una inteligencia estandarizada. Aquellas personas que han sufrido esa desventaja inicial, en la mayoría de los casos, con los currículos estandarizados tradicionales, simplemente no podrán mantenerse en la lucha por la supervivencia educativa. Podrán ser apoyados, diversificados o tolerados pero la institución estatal de-nominada escuela no permitirá una manera alternativa de otorgar o reconocer titulaciones que no sean las mismas para todos. Los gritos de la sociedad biempensante serían atronadores: nosotros estudiamos cientos de libros y pasamos cientos de exámenes para demostrar nuestra valía y ellos, los retrasados, no tienen exáme-nes y además sus notas son siempre excepcionales. En la escuela *epeliana* no hay exámenes ni hay notas ni hay competitividad, solo cooperación y emociones compartidas. Por eso es una utopía, un no-lugar, por eso está fuera del mundo real; por eso, tarde o tem-prano, cerrará sus puertas o simplemente será ignorada. Es posible que en el futuro la educación cambie y sea de otra manera y se dedique a trabajar con las capacidades de las personas, pero ese momento no ha llegado. La educación no es una meta que alcanzar sino el trayecto, el camino por el cual transitamos, un camino que no llega a ninguna parte que no quieran llegar los participantes en el proceso. Existe una brújula y unos indicadores pero el norte está siempre inventándose.

Dejemos escrito en el frontispicio de la escuela de pensamiento libre ese aforismo de Dewey que aparece en su obra *Mi credo pedagógico* (2010):

> La educación es el arte de dar forma a las capacidades humanas.

Segundo compromiso: provocar una anagnórisis narratológica

> Te reconozco, mente fronteriza, como un ser dotado de una identidad narrativa no prefijada por los modelos, una identidad en proceso de construcción que, en el seno de una comunidad de indagación no forclusiva, puede (o no) ser revelada.

Metodológicamente, echaremos mano de un concepto de acogida poco utilizado en pedagogía y que proviene del campo de la dramaturgia como es la anagnórisis narratológica.

Aristóteles, en su *Poética*, define la anagnórisis como "un cambio de la ignorancia al re-conocimiento" (Aristóteles 1992: 30). La anagnórisis no es un proceso racional-intelectual como puede serlo la gnoseología o teoría del conocimiento. El prefijo an- implica un dejar de ignorar lo que uno es para emprender el camino de buscar la propia identidad fruto de la peripecia en la que estamos inmersos. Conocer, pues, es reconocerse como sí-mismo (Ricoeur), como sujeto narrativo que no está definido. Es un momento de verdad entendida como *aletheia*, como revelación. Y este cambio, en ocasiones es el origen de la tragedia, del drama del ser humano perdido. Los casos de anagnórisis más estudiados se refieren al ámbito del teatro y también del cine, donde los personajes comienzan siendo unos y tras esa revelación inician otro camino, un cambio que, en muchas ocasiones, es fatal. A Edipo se le revela su identidad después de haber matado a su padre, haberse casado con su madre y haber estado sumido en la ignorancia de su estado de hijo adoptivo. En el caso del cine moderno, la *anagnórisis* más famosa es cuando en el episodio V de *Star Wars* (1980, *El imperio contraataca*), Darth

Vader, dirigiéndose a Luke Skywalker, le dice: "Yo soy tu padre". Esta revelación es clave para la comprensión del *jedi* y el poder de la fuerza. El antiguo *jedi*, Anakin Skywalker, es ahora la oscuridad en la que quiere sumir a la luz.

En la anagnórisis es necesaria una circunstancia, la *peripetia* (peripecia) que define Aristóteles como "el cambio de un estado de cosas a su opuesto el cual concuerda con la probabilidad o necesidad de los acontecimientos" (Aristóteles 1992: 22-24).

Nos encontramos casi ante el famoso "yo y las circunstancias" orteguiano en el cual ambos se co-implican. Como reza la segunda parte del aserto: "Si no la cambio a ella no me cambio a mí".

En nuestro caso, desde una visión pedagógica de este proceso, la analogía con la escena teatral o cinematográfica nos parece significativa ya que el personaje-sujeto, las personas u ontologías que participan en la comunidad de indagación, desean precisamente esto, indagar, están en posición de cambiar sus peripecias, descubrir quiénes son y quiénes desean ser sin que sean las circunstancias las que manden, las que los arrojen al ruedo de la vida con unas definiciones ya dadas de sus identidades. Si en el teatro estas revelaciones suelen ser momentos cruciales en los cuales el drama llega a su culmen porque el yo es devorado por la peripecia, el propósito de una revelación desde lo narrativo es que esa tensión dramática entre lo que nos dicen que somos y lo que deseamos ser se produzca desde la fluencia, el diálogo y el cuidado de la fragilidad humana.

Si para el mundo del cine o del teatro, esta fórmula narrativa nos pone frente a lo inesperado, en la comunidad de indagación nos coloca también ante un espejo opaco que no nos devuelve imágenes, sino que nos enfrenta a lo desconocido. El giro de la escena cuando se produce esta revelación dota de interés a la obra; el giro de nuestra cabeza (casi como aquel giro del prisionero de la caverna platónica) dota de interés a nuestras peripecias vitales porque, en el seno cuidadoso de una comunidad de indagación no-terapéutica, en cierta manera, con nuestras posiciones abiertas y fluidas, narrativas, estamos dispuestos a iniciar este camino *anagnorético* que, junto a otro, nos permita, cual moscas dentro de las botellas, salir, volar, adquirir esa libertad que nos da el reencuentro con los sí-mismos que nos conforman.

En un mundo donde las identidades sociales están tan marcadas y los colectivos sociales desean formar parte de estas nuevas hegemonías que destilan poder, los individuos, desde esta visión narratológica, desde este estar arrojados a la existencia, siguen deseando buscar sus propios caminos.

Sostenemos, pues, que todo proceso de indagación en el cual usemos la palabra y el diálogo debe tener como horizonte, entre otros, este momento en el cual el maestro socrático coloca delante de las ontologías un espejo deformante, un espejo que no refleja la realidad tal cual es sino que, como decía Cocteau, reflexiona antes de devolvernos las imágenes.

Tercer compromiso: comprendernos desde los impedimentos

Te reconozco como un ser con impedimentos que no son defectos. En la escuela *epeliana* los impedimentos cognitivos son ventajas epistémicas.

En el mundo real, lo roto debe ser arreglado y las heridas deben ser curadas. En nuestra particular cruzada por el camino de las metáforas transgresoras, queremos preguntarnos: ¿Y si dejásemos de arreglar aquello que está roto? ¿Y si las heridas no necesitasen ser curadas y pudiesen cicatrizar por sí mismas sin desaparecer nunca de los surcos de nuestra piel?

En el mundo de las personas que se parecen a las cosas y por ello se cosifican, los seres-rotos son entendidos como anomalías del ser entero. El ser entero es una reminiscencia, por cierto, del ser eterno. El ser-roto es un *in-fermus*, un enfermo, alguien que carece, según la etimología, de firmeza suficiente para ser autosuficiente; el ser-roto es un ser lleno de carencias, un ser incompleto que debe ser arreglado, mejorado, curado, normativizado, normalizado. ¿Integrado? ¿Incluido?

El ser-roto es la de-formación del ser y deviene monstruo porque carece de forma; es un ser deforme, sin forma, sin idea, sin esencia, materia pura sin forma que le informe. De ahí que el ser entero sea siempre anterior porque nos remite a la perfección de la forma, de la idea, de la identidad; el ser entero es perfecto, completo y está bien hecho.

En el mundo de las cosas no tendría sentido que algo se nos rompiese, fuésemos a arreglarlo y nos lo devolviesen aún más roto. Todo lo que se rompe debe ser arreglado. ¿Y si en el campo de las personas y de las nuevas metáforas con las cuales queremos definir lo que somos esta lógica metafórica de la perfección no tuviese sentido? No se trata, claro está, de defender que los seres humanos, cuando tienen una herida, no sean curados pero aquí, recordad, no hablamos de heridas reales, sino de heridas que a la vez son metáforas que tienen el atrevimiento de considerar que existen seres humanos que son anormales, enfermos, locos o bobos y que esa es su condición humana. Es una cuestión que apunta directamente a nuestra consideración de la naturaleza humana. Si entendemos que esta debe ser definida con la metáfora de la racionalidad esa misma razón será la creadora de los monstruos y, por tanto, la metáfora ya se nos va de las manos y pasa a la realidad más real porque todo monstruo debe ser o bien aniquilado, o bien curado.

Si entendemos la naturaleza humana desde las carencias y desde las heridas, no hablaremos de defectos o de roturas; no existen seres rotos, sino seres partidos, seres carentes, seres incompletos, y esa propiedad no es del otro, sino que es del yo, del yo entendido como otredad. Nuestra manera de adaptar esa verdad es reconstruir el discurso de la discapacidad: la deficiencia, la limitación, las anomalías, las carencias no son atributos de seres-rotos que están marginados y excluidos de nuestras sociedades ordenadas y limpias, sino que son nuestra carta de presentación en tanto seres-partidos. Es, pues, una diferencia originaria lo que nos desdibuja y no una identidad ideal. Nuevas metáforas y nuevos seres humanos que se definen por lo que no son, por su devenir, por sus condiciones de posibilidad y, por tanto, por sus potencialidades. En nuestras sociedades hiperracionales, los padres de las taxonomías, en su afán de identificar y ordenar el caos con la *ratio* han sido los causantes de algunas de las mayores discriminaciones y estigmas. No ha sido la ignorancia del vulgo la que eliminó el alma de los salvajes o la que incapacitó a la mujer o la que inventó la enfermedad del idiotismo o mongolismo o subnormalidad. Bien es cierto que nuestro carnet de identidad civilizado nos ha impedido arrojarlos por el monte Taigeto; nos hemos limitado a calificarlos como subproductos desprovistos hasta hace poco de dignidad humana.

Hoy día, el discurso de la discapacidad ha avanzado con respecto al pasado. La misma OMS o el DSM–V están tratando de eliminar la relación entre discapacidad y patología pero la realidad sigue siendo tozuda y las metáforas no son fáciles de cambiar por otras nuevas y más inclusivas.

Si las palabras no estuviesen cargadas de sentido y las metáforas no hubiesen sido secuestradas, estaríamos tentados de decir que es precisamente la patología la mejor manera de entender la discapacidad; porque es precisamente ese pathos del logos lo que nos hace humanos, la palabra que padece, el ser que padece, un ser a la intemperie, arrojado al lodazal, ataviado con su corporeidad, un ser sin piel, sin garras, aterido de frío, tal y como lo encontró Prometeo antes de entregarle el poder de los dioses, el fuego eterno. Es entre esa miseria de nuestra inadaptación radical donde surge el pensar, el auténtico filosofar, un filosofar desde lo que nos acontece, un filosofar cuyo afán no es el saber, ni siquiera la curiosidad o el asombro sino la búsqueda del sentido con el que puedo vestir mi desnudez originaria.

Nos topamos de nuevo con el pensamiento libre de los seres que acuden a un espacio y a un tiempo en los que no hay prisas y los aromas de la lentitud están patentados. Es aquí, en este espacio nuevo lleno de metáforas nuevas, donde el pensar deviene en acontecimiento luminoso con el cual el ser-partido expresa, con su palabra-herida, el mundo. El lenguaje pobre, la agrafía del discapaz o su *alogía* no son un problema para ese pensar, sino una posibilidad de nuevas maneras de escuchar. Ese pensar-herido, pues, no debe ser normalizado sino reconocido y valorado. Son signos-heridos con los cuales reconocemos a seres con limitaciones cognitivas, incapaces en algunos casos de realizar inferencias lógicas pero deseosos, en tanto adultos y libres, de construir significados y abrir caminos que, como apuntaba el Gato de Cheshire, no vayan a ningún lugar predeterminado sino al sitio donde ellos quieren llegar. El sentido, pues, en este enfoque hermenéutico es el otro lado del símbolo y como todo símbolo (*sin-ballein*) está dotado de un elemento visible y otro invisible. Lo que nos falta en tanto animales simbólicos no es nuestra esencia perdida, sino la libertad de la cual poder disponer para reconocernos como seres con carencias sin que esas carencias sean nuestra maldición, nuestro estigma.

Los seres-partidos, los maestros y maestras de la palabra-herida, son, sostenemos, seres pensantes entendiendo por pensar (nuestra metáfora) una actitud (no una aptitud) que tome como punto de partida nuestra finitud y miseria y anhele, desee explorar el otro lado del símbolo, el sentido con el cual quiero inventarme como ser humano. Ese pensar radical sito en las raíces de mi ser es el origen del filosofar en esta experiencia pedagógica a la que hemos denominado escuela de pensamiento libre: una escuela alternativa donde el logos surge del *pathos* y desemboca en el *ethos,* una escuela donde todos los integrantes, personas con y sin discapacidad, en tanto seres humanos con carencias, deseamos buscar una salida al atolladero en el que estamos embarcados, una escuela donde las fracturas no son curadas ni las roturas arregladas, una escuela donde el dolor no se esconde pero donde no se hace terapia de grupo, una escuela donde nuestra indigencia no es vergonzosa, una escuela, en fin, de posibilidades; un no-lugar, una utopía posible que llevamos casi diez años tratando de construir en una ciudad del Mediterráneo, pongamos que hablo de Valencia. Por tanto, es posible inventar lugares concretos (ni universos, ni sistemas educativos), mundos particulares que filosofen desde las carencias.

5.6. Historias y vivencias: Máxim, Víctor, Dani, Guillermo y compañía, una comunidad cordial de conversadores perplejos

> ¿Hay algo, pregunto yo
> más noble que una botella
> de vino bien conversado
> entre dos almas gemelas?
>
> NICANOR PARRA

El gran poeta de la vida cotidiana Nicanor Parra encontraba poemas (o antipoemas) en los objetos más sencillos, en los gestos más ordinarios, en las palabras corrientes... Entras en el bar de tu barrio, ese bar de toda la vida donde un grupo de seres humanos se vuelca sobre un café calentito o sobre el diario de la mañana; de vez en cuando entablas una conversación intermitente con tu vecino y luego vuelves a sumirte en el silencio de tu soledad. "Hora del té, tostadas, margarina. Todo envuelto en una especie de niebla" vuelve a decir el poeta Nicanor Parra (2005). Ese bar donde se respira humanidad y donde desconectas del mundo del trabajo, ese café calentito y ese espíritu abierto al otro, es el alma del barrio. Entras en el bar escapando de varios frentes fríos, el frente frío del negocio, del *negotium*, del trabajo y el frente frío de la calle, del anonimato social que nos cosifica y nos anula como seres humanos. El bar es un espacio cordial donde una comunidad de personas conversa y vive a ráfagas, de una forma intermitente, hijos del desajuste de lo real.

Existen muchos modelos para pensar una escuela, otra escuela posible pero en la nuestra queremos buscar ese mismo espíritu del bar de barrio trabajando en un modelo pedagógico compuesto por personas entre personas, compuesto por seres concretos de carne y hueso: Marina, Dani, Víctor, Rafa, José María, Luis José, Jorge, un grupo de seres humanos que conforman una comunidad cordial de conversadores intermitentes y perplejos. La idea de comunidad proviene directamente de la idea pragmatista de Matthew Lipman que, en su metodología de trabajo con niños y niñas, plantea el aula como una comunidad de investigación. La escuela toma como modelo el laboratorio donde los científicos analizan y sintetizan el conocimiento. Analizar, inducir, deducir, establecer conexiones lógicas, argumentar y razonar son tareas imprescindibles en una comunidad de indagación en la cual un grupo de individuos persigue ese objetivo común. Una serie de destrezas son necesarias para adquirir esos niveles argumentativos con los que podrán mejorar sus niveles cognitivos e incluso de inteligencia. En una comunidad-escuela-laboratorio la exigencia intelectual es alta y los niveles de abstracción son precisos para poder pertenecer a este club de búsqueda. Nuestra escuela inclusiva no renuncia a esta búsqueda intelectual y algunos de nuestros maestros se interesan por el conocimiento y por la mejora académica de sus resultados. Nuestra idea de comunidad es más ordinaria (nuestra idea de lenguaje también es más ordinaria y nuestra idea de aprender también es más ordinaria).

La asamblea constituyente de nuestra comunidad está basada en la creación de un clima afectivo que es previo a cualquier tipo de deliberación, de argumentación o de debate; incluso anterior a la palabra misma. Es a esto a lo que denominamos comunidad cordial. Tomamos la expresión de la filósofa Adela Cortina que, en sus investigaciones éticas, sitúa la razón cordial a la misma altura filosófica que a la razón discursiva.

Cada día, antes de sentarnos a pensar y a conversar, la primera clase de la escuela es dinámica: un abrazo, una forma de colocarnos en círculo, algún ejercicio de respiración en común, o de escucha o de atención mutua; es el momento de hablar sin miedo a tener razón o buenas razones; es el primer espacio que pone entre paréntesis el mundo y suspende el juicio sobre lo real para recibir el primero de todos los afectos, el amor, amor entendido como estima de uno mismo, confianza en lo que somos y declaración de principios, los mismos que están en el frontispicio de la escuela de pensamiento libre: aquí y ahora, en este preciso momento de la historia, del presente, tú eres lo más valioso. Si el resto de la jornada sabes de antemano que no debes demostrar nada ni mejorar en nada ni siquiera decir nada porque eres dueño de tu silencio y de tus palabras, porque nadie querrá acabar tus frases o normalizar tu lenguaje, tú eres dueño de tu palabra-rota porque todas, aquí y ahora, somos vulnerables, como tú. En una comunidad cordial el primer principio, pues, es la ad-miración del otro y el re-conocimiento de la vulnerabilidad humana. En el espacio de aprendizaje, el maestro no despliega los ejercicios metacognitivos con los que mejorar los niveles intelectuales de los sujetos; el maestro, por ahora, es un facilitador de los procesos de pensamiento del otro y de las posibilidades inexploradas de la palabra-rota del otro.

Ese despliegue lingüístico se mueve en un horizonte, el horizonte de la conversación entre amigos y cómplices intelectuales. Toda conversación interesante, nos recuerda Rorty en la tercera parte de su obra *La filosofía y el espejo de la naturaleza* (2010), es un reconocimiento del paso humano como medida de todas las cosas, es un ejercicio de sano escepticismo y relativismo frente a los discursos de la verdad que ejemplifican los procesos de investigación. La conversación sobre las cuestiones humanas que nos interesan es, en nuestra comunidad de seres marcados por un estigma histórico, la mejor forma de ajustarnos a las realidades cotidianas de personas que, en la mayoría de las ocasiones, están sumidas en el silencio subalterno. La conversación no es un mero ejercicio lingüístico donde hablamos para mejorar nuestras destrezas. La unidad básica de la conversación es la palabra-rota; esta unidad en sí misma carece de sentido adquiriéndolo en el todo de la comunidad de personas que han tomado una determinación (autodeterminación): compartir sus palabras para crear una unidad mayor, el grupo, los grupos, una escuela donde se les considera pensadores. Una escuela así, doliente y que nace de las heridas sin cicatrizar de sus asistentes, es una institución cordial, amada, respetada y admirada. Es un no-lugar donde cualquiera desea ir pero esos cualquiera no son cualquier persona, sino ellas, vástagos del oprobio y del estigma histórico que ha aniquilado sus posibilidades para designarlos primero como enfermos y ahora como menores perpetuos a los que hay que asistir y cuidar. De nuevo, las palabras sinceras resuenan en nuestros oídos: la *escuela* es el único lugar del mundo donde me siento valorado.

Comunidad cordial de conversadores que filosofan desde la perplejidad. Para estas personas a las que se les ha arrebatado la palabra, el pensamiento, la ética y las emociones, la filosofía es la actitud vital que los inserta de lleno en su finitud. Es más, podríamos decir que es la actitud filosófica primordial; José, Máxim, Rafa, Amparo o Dani son seres asombrados que desean saber no por el saber mismo (conocimiento puro) sino porque sus deseos de saber son sus deseos de ser y descubrir su lugar en el mundo. Solo los seres desencajados, desorientados y perdidos necesitan de verdad la verdad; pero no una verdad última o una verdad trascendente sino una verdad humana, la verdad del aquí y del ahora, el sentido. Solo puede ser sabio quien se declara filósofo y el que se declara filósofo se declara ser lleno de anhelos, anhelos que son fruto de las carencias, de la imperfección e incompletud que somos. En definitiva, una comunidad cordial de conversadores perplejos que, desde la perplejidad, buscan el otro lado del símbolo, la clave, la llave que les lleve a ese lado del mundo donde se completan las carencias y que no es otro que el mundo de las capacidades, capacidades en cuanto realizaciones reales como la libertad, la igualdad, la *igualibertad* o en general los derechos humanos. Posibilidades sí y no solo derechos. Ellos saben de oídas que son ciudadanos poseedores de derechos pero la escuela no insiste en esta evidencia, sino que crea las condiciones de posibilidad para que cada uno, desde su lugar en el camino, pueda buscar y encontrar y reivindicar eso que les falta pero sin ser empujados ni arengados.

Los activistas puros se mostrarán impacientes ante esta falta de resultados prácticos y ante este enfoque filosófico de los problemas. Los epistemólogos puros se mostrarán decepcionados ante el experimento y exigirán a los conversadores que dialoguen filosóficamente porque mantendrán que sin diálogo filosófico no hay filosofía posible y que eso es otra cosa pero no filosofía porque ellos tienen la patente de las metodologías filosóficas. Y nosotros, desde este bar del espíritu, desde esta escuela de afectos, solo podemos prometer que no andaremos más deprisa que nuestros caminantes, hijos de la lentitud, hijos de la fragilidad, hijos de la medida humana del mundo. Esa es la niebla que, como dijo el poeta, se respira en el interior de ese bar de barrio.

5.7. Historias y vivencias: Eva viaja a Grecia para conocer a Sócrates

Eva tiene 43 años. Aquejada desde su nacimiento de una parálisis cerebral que la tiene postrada en una silla de ruedas. ¿Aquejada? ¿Postrada? ¿Parálisis cerebral?

Hace no mucho tiempo, en su centro de AVAPACE, en una sesión de pensamiento libre, utilizando el lenguaje aumentativo le presenté a Sócrates, a Platón, a Teeteto y a Alexandre.

En el centro donde Eva es atendida, las personas de apoyo consideran que poner en marcha el enfoque pensamiento libre en el contexto de personas con parálisis cerebral no es una barbaridad ni un lujo sino una necesidad. En cierta manera, poder estar pendiente de las mentes fronterizas en contextos de parálisis cerebral es entender el método socrático en todas sus dimensiones. Ese método, recordemos, en griego, era conocido como el arte de la mayéutica y ese arte era similar al que practicaban las comadronas al traer al mundo los hijos de otros. La misma madre de Sócrates, al parecer, era comadrona.

Le explico a Eva y a sus personas de apoyo cómo Platón, en la obra el *Teeteto* (circa 369-367 a.C.) nos cuenta con pelos y señales el arte que practicaba su maestro, el añorado Sócrates. ¿Sería un despropósito filosófico reescribir ese texto con otra mirada? Permítasenos la licencia señalada con letras cursivas:

Sócrates.– ¡Qué extraño que nunca hayas oído que soy hijo de una partera, una apacible y saludable mujer, llamada Fenarete!

Teeteto-Eva.– Lo he oído.

Sócrates.– ¿Te han dicho que yo también practico el mismo arte *y que ese arte se puede practicar con personas como tú, con desventajas cognitivas?*

Teeteto-Eva.– No, nunca. *Yo estoy acostumbrada a que nadie me haga demasiado caso.*

Sócrates.– Sin embargo, es verdad; pero no divulgues mi secreto. No se sabe que yo poseo esa habilidad, y es así que los ignorantes *de verdad, los de verdad, no a los que califican como tales, esos que se creen sabios e inteligentes,* me describen como un excéntrico que reduce a las personas a una perplejidad sin esperanza. ¿Te han dicho eso?

Teeteto-Eva.– Sí.

Sócrates.– ¿Quieres que te diga la razón?

Teeteto-Eva.– Sí, por favor.

Sócrates.– Considera, entonces, lo que ocurre con todas las parteras. Lograrás así comprender lo que quiero decir.

Teeteto-Eva.– Por supuesto.

Sócrates.– Todo esto, pues, cae dentro del campo de la partera; pero sus logros son inferiores a los míos. No es propio de las mujeres el dar a luz unas veces a criaturas reales y otras a meros fantasmas, de manera que resulte difícil distinguir a los unos de los otros. Si llegara a suceder semejante cosa, la más elevada y noble tarea de la partera consistiría en distinguir lo real de lo irreal. ¿No es cierto?

¿Qué pasaría si Teeteto le hubiese respondido como sigue y, a su vez, el maestro socrático Sócrates le hubiese seguido respondiendo?

TEETETO-EVA.– Naturalmente, *pero eso, estimado maestro, ¿qué tiene que ver conmigo y con mi ausencia de inteligencia, como dicen todos?*

SÓCRATES.– Mi arte, al que llamo mayéutica, es, en general, como el de ellas, las parteras; la única diferencia es que mis pacientes *son toda clase de personas, incluidas las personas con algo que llaman en el siglo XXI discapacidad* y que mi trato no es con el cuerpo sino con *la mente como cabeza viviente,* que está en trance de dar a luz. Y el punto más elevado de mi arte es la capacidad de probar por todos los medios si el producto del pensamiento de una persona es un falso fantasma o está, en cambio, animado de vida y verdad. Hasta tal punto me parezco a la partera, que yo mismo no puedo dar a luz sabiduría, y el reproche usual que se me hace es cierto: a pesar de que yo pregunto a los demás, nada puedo traer a luz por mí mismo, porque no existe en mí la sabiduría. De modo que por mí mismo no tengo ninguna clase de sabiduría ni ha nacido nunca de mi descubrimiento alguno que fuera criatura de mi alma. Algunos de quienes frecuentan mi compañía parecen, al principio, muy poco inteligentes; pero, a medida que avanzamos en nuestras discusiones, todos los que son favorecidos por el cielo hacen progresos a un ritmo tal que resulta sorprendente tanto a los demás como a sí mismos, si bien está claro que nunca han aprendido nada de mí; las numerosas y admirables verdades que dan a luz las han descubierto por sí mismos en sí mismos. En otros términos, quienes buscan mi compañía tienen la misma experiencia que una mujer con su hijo: sufren los dolores del parto y, tanto de noche como de día, están llenos de padecimientos mucho mayores que los de una mujer; y mi arte tiene el poder de producirlos o de evitarlos. Eso es lo que les pasa a algunos; otros, en cambio, Teeteto, pienso que en sus mentes nunca han concebido nada. (Platón 2013: 57-68)

Platón mismo dispone de uno de sus textos más conocidos, la *Alegoría de la Caverna*, que podría ser interpretado desde esta mirada inclusiva. ¿Y si los que miran lo que siempre han visto de una manera normal girasen su cabeza y descubriesen una nueva manera de mirar la naturaleza humana? ¿Y si el sol fuese la anhelada inclusión y no la perfección platónica al uso?

¿Y si esos hombres y mujeres atados fuesen las mismas personas con desventajas cognitivas que han sido allí encerrados para evitar el despliegue de sus posibilidades?

Es entonces cuando le cuento a Eva el mito más famoso de la historia del pensamiento:

> Compara con la siguiente escena el estado en que, con respecto a la educación o a la falta de ella, se halla nuestra naturaleza. Imagina una especie de cavernosa vivienda subterránea provista de una larga entrada, abierta a la luz, que se extiende a lo ancho de toda la caverna, y unos hombres que están en ella desde niños, atados por las piernas y el cuello, de modo que tengan que estarse quietos y mirar únicamente hacia delante, pues las ligaduras les impiden volver la cabeza; detrás de ellos, la luz de un fuego que arde algo lejos y en plano superior, y entre el fuego y los encadenados, un camino situado en lo alto, a lo largo del cual suponte que ha sido construido un tabiquillo parecido a las mamparas que se alzan entre los titiriteros y el público, por encima de las cuales exhiben aquellos sus maravillas (...) Examina, pues, qué pasaría si fueran liberados los prisioneros de sus cadenas y curados de su ignorancia y si, conforme a naturaleza, les ocurriera lo siguiente. Cuando uno de ellos fuera desatado y obligado a levantarse súbitamente y a volver el cuello y a andar a mirar a la luz y cuando, al hacer todo esto, sintiera dolor y no fuera capaz de ver aquellos objetos cuyas sombras veía antes, ¿qué crees que contestaría si le dijera alguien que antes no veía más que sombras sin sentido y que es ahora cuando, hallándose más cerca de la realidad y vuelto de cara a objetos más reales, goza de una visión más verdadera, y si fuera mostrándole los objetos que pasan y obligándole a contestar a sus preguntas acerca de qué es cada uno de ellos? ¿No crees que estaría perplejo y que lo que antes había contemplado le parecería más verdadero que lo que entonces se le mostraba? Y si se le obligara a fijar su vista en la luz misma, ¿no crees que le dolerían

los ojos y que se escaparía, volviéndose hacia aquellos objetos que puede contemplar y que consideraría que estos son realmente más claros que los que ahora se le muestran? Y si se lo llevaran de allí a la fuerza, obligándole a recorrer la áspera y escarpada subida y no le dejaran antes de haberle arrastrado hasta la luz del sol, ¿no crees que sufriría y llevaría a mal el ser arrastrado, y que una vez llegado a la luz, tendría los ojos tan llenos de ella que no sería capaz de ver ni una sola de las cosas que ahora llamamos verdaderas? (*República VII*; Platón 2011: 105)

Si Alexandre Jollien se atrevió a dialogar, desde su circunstancia vital, nosotros, en un *tour de force* inédito, seguiremos atreviéndonos a tejer una racionalidad acogedora con la ayuda de prestigiosos pensadores.

¿Y si la ignorancia fuese una forma de conocimiento?

Las actuales epistemologías de la ignorancia defienden esta tesitura y son críticas con la noción de conocimiento científico que inferioriza a las personas que no-saben. No está de más recordar la leyenda filosófica contada por Platón de un Sócrates buscándose a sí mismo. Jollien nos habla de que esa misma divisa délfica fue la que despertó en él el deseo de filosofar.

He aquí la historia según la cuenta su discípulo Platón en la obra la *Apología de Sócrates:*

Le preguntó al oráculo si había en el mundo alguien más sabio que yo. Y la pitonisa le respondió que no había otro superior. Cuando yo fui conocedor de esta opinión del oráculo sobre mí, empecé a reflexionar:

–¿Qué quiere decir el dios?, ¿qué significa este enigma? Porque yo sé muy bien que sabio lo soy, ¿a qué viene a proclamar que lo soy? Y que él no miente, no solo es cierto sino que incluso ni las leyes del cielo se lo permitirían.

Durante mucho tiempo me preocupé por saber cuál eran sus intenciones y qué era lo que en verdad quería decir. Más tarde, y muy a desagrado, me dediqué a descifrarlo de la siguiente manera:

Anduve mucho tiempo pensativo y al fin entré en casa de uno de nuestros conciudadanos que todos tenemos por sabio, convencido de que este era el mejor lugar para dejar esclarecido el vaticinio, pues pensé: Este es más sabio que yo y tú decías que yo lo era más que todos. No me exijáis que diga su nombre; haya bastante con decir que se trataba de un renombrado político. Y al examinarlo, ved ahí lo que experimenté: tuve la primera impresión de que parecía mucho más sabio que muchos otros y que, sobre todo, él se lo tenía creído pero en realidad no lo era. Intenté hacerle ver que él no poseía la sabiduría que él presumía tener. Con ello, no solo me gané su odio sino el de sus amigos (...).

Tras los políticos, acosé a los poetas. Me entrevisté con todos. Así pues, escogiendo las que me parecieron sus mejores obras, les iba preguntando qué es lo que querían decir. Pues pronto descubrí que la obra de los poetas no es fruto de la sabiduría y muchas veces lanzan mensajes sin darse cuenta de lo que están diciendo. Para terminar me fui en busca de los artesanos plenamente convencido de que yo no sabía nada y que en estos encontraría muchos y útiles conocimientos. Y ciertamente, ellos entendían de cosas que yo desconocía, por tanto, eran más expertos que yo. Pero pronto descubrí que los artesanos por el hecho de que dominaban bien una técnica y realizaban bien un oficio cada uno de ellos se creía entendido no solo en esto sino en el resto de las profesiones aunque se tratara de cosas muy complicadas.

Estaba hecho un lío, porque intentando interpretar el oráculo, me preguntaba a mí mismo si debía juzgarme tal como me veía, ni sabio de su sabiduría, ni ignorante de su ignorancia. (Platón 2014: 98)

¿Y si este *desaber* socrático fuese una esperanza filosófica para las personas con desventajas cognitivas? ¿Y si el filosofar mismo fuese una ventaja epistémica inexplorada?

Al final de nuestra conversación le presento a Alexandre Jollien. Este maestro socrático suizo es un autor de éxito que mezcla la filosofía y su propia experiencia vital como persona con parálisis cerebral. A nuestro juicio Jollien es una bella voz rota, una mente fronteriza que ha generado conocimiento y ha desarrollado sus posibilidades agenciales escribiendo libros como *Elogio de la debilidad* (1999), *Viva la libertad* (2019) o *Abecedario de la sabiduría* (2020), estos dos últimos en colaboración con Christophe André y Matthieu Ricard. Junto al director y actor de cine Bernard Campan ha protagonizado la película *Mentes maravillosas* (2021), ganadora del Premio del Público del Festival de Málaga 2022. Esta película y toda su obra en general no tienen como tema central la discapacidad sino la celebración de la vida. Alexandre Jollien es un caso de florecimiento humano sin renunciar a su desventaja inicial.

Alexandre Jollien nos ha transmitido algunas reflexiones sobre el pensamiento y la libertad como la que abre esta obra y que aquí reescribo:

En mi espíritu magullado las preguntas se multiplican disparadas como cohetes: ¿qué es la libertad? ¿Hacer lo que queremos? ¿No encontrar trabas, cero obstáculos? Por encima de todo me preguntaba por el margen de maniobra que le quedaba a un chico con discapacidad neuromotora cerebral que huía ya de un destino trazado de antemano (...) Sabiduría y libertad van de la mano. ¿Y si el primer paso consistiera en detectar con toda tranquilidad una necrosis en nuestra vida cotidiana para a partir de ahí redescubrir una relación más lúcida y alegre con nosotros mismos y con el mundo, y dejar así de ser una marioneta y confiarle al primero que llega el mando a distancia que rige nuestro estado mental? (...) Erasmo decía que el hombre no nace sino que se hace. ¿Y si esto fuera aplicable a la libertad? (...) Con nuestros traumas, con nuestras heridas, con nuestras disfunciones internas, con nuestras lagunas y carencias pero también con una multitud de recursos insospechados, se nos invita a estrenar esta libertad. Las pruebas, las frustraciones, las fragilidades no son frenos a nuestro avance, sino que configuran el terreno del que puede brotar una existencia sin psicodramas, sin trabas mentales. (Jollien 2020: 9)

Eva, que no ha escrito ningún libro y que no es independiente ni autónoma, ha descubierto junto a sus personas de apoyo que es posible el florecimiento humano sin renunciar a esa desventaja inicial. Eva, Alexandre, Sócrates, Teeteto y Platón son habitantes de las fronteras cognitivas. Unos poseen mentes normativas y otros fronterizas pero todos ellos se han reunido en ese espacio, en esa tierra de nadie que ahora es de todos, de todas, de todes...

5.8. Historias y vivencias: Rafa o las maestras de la palabra-rota

El logos puede decirse de muchas maneras. Una de ellas es la *ratio*, la razón moderna, la ración clasificadora, lógica, argumentativa. Otra de ellas, menos explorada, es el logos entendido como palabra-rota, un lenguaje no del todo estructurado lógicamente y que nos inserta en universos simbólicos apenas inexplorados. Escuchando las palabras entrecortadas de Rafa, una de las personas con parálisis cerebral (como si el cerebro pudiera paralizarse) que asiste al primer curso de la escuela de pensamiento libre, y tratando de entender sus giros gramaticales insospechados percibo con total claridad y distinción (aquel viejo criterio de verdad cartesiano y por tanto racional) una evidencia: lo que Rafa intenta decir no es posible decirlo utilizando las palabras corrientes del alfabeto porque esas palabras para él son solo la expresión de una impotencia, aquella que apela a lo no-dicho, al deseo de expresar una verdad doliente, carnal y humana que es la otra cara de la palabra. Cuando Rafa habla, su lenguaje está lleno de sentidos que solo pueden ser descifrados si tenemos en cuenta algo que va más allá de la lógica: el símbolo. Un símbolo en la antigüedad era un objeto partido en dos que se completaba con otra parte que estaba en otro lugar; el símbolo es, pues, una contraseña que se lanza (*sin-ballein*, del griego lanzar), mejor, que se arroja sobre el otro y que el otro debe completar.

El logos, pues, es también la palabra de las personas a las que el discurso dominante ha arrebatado la palabra porque estas no eran lógicas, no eran inteligibles, no eran legibles.

En la exégesis bíblica los procedimientos interpretativos suelen ser de tres tipos: alegóricos, tropológicos y analógicos. Podemos denominarlos a todos ellos como simbólicos basados en la poética de la traducción. Traducir un texto sagrado e interpretarlo sin caer en la simplicidad es tener en cuenta el diálogo entre lo sagrado y lo profano. Cualquier intento puramente materialista de interpretación deriva en la anulación del texto, legítima anulación para un nihilista que aniquila cualquier intento de diálogo pero simple en cuanto que olvida esa manifestación del ser tremenda y fascinante que conlleva todo misterio.

Esa palabra del otro que no está dotado para la palabra (en este caso, el ser que apenas lee o escribe pero que se expresa) es asimismo una palabra sagrada; su origen sacro no es la divinidad, sino la humanidad entendida como precariedad, como carencia, como herida por la que supura un dolor sin nombre; un ser doliente que busca y anhela el reconocimiento de esos seres a los cuales se les ha dado la normalidad y la inteligencia pero se les ha negado la sabiduría para entender la simbología de las palabras no dichas, el otro lado de las apariencias.

El logos-roto, la voz rota, aspira al reconocimiento y este solo puede surgir cuando esa contraseña que nos lanzan las personas cuyo lenguaje no es inteligible es recibida por nosotros desde la escucha, la atención, el respeto y, sobre todo, la responsabilidad de la respuesta a las preguntas del otro con nuestras propias preguntas, con nuestras propias palabras, inteligibles sí, más claras quizá pero no necesariamente más auténticas, necesarias, vivas. Cuando otras palabras se funden con las de Rafa surge, misterio tremendo y fascinante, el diá-logos, el encuentro último donde todos hablamos como Rafa, hablamos desde la verdad y desde las heridas que supuran, donde las personas se encuentran y conversan desde lo que son y desde lo que sienten; originando así una comunidad-rota, a saber, un grupo de personas incompletas, vulnerables, cuyas carencias son completadas por el otro en procesos de diálogo cordial donde no existen metas ni objetivos predeterminados (como por ejemplo desarrollar la competencia lingüística) sino que existen horizontes a los cuales tender y experiencias de aprendizaje por las cuales transitar, sin olvidar ese descubrimiento esencial que Rafa (y otros como él) nos ha puesto ante los ojos. Un diálogo así no persigue (aunque a veces lo consiga) necesariamente mejorar ningún nivel cognitivo de la persona. Mejorar ese mismo lenguaje no articulado es renunciar a la interpretación que conlleva y entender esa expresión como defectuosa. Ese defecto no es tal cuando es herida por la que habla el logos vulnerable de los seres que piensan de otra manera diferente al pensar sin riesgo de los poseedores de la mal llamada normalidad.

La palabra de ese ser vulnerado y vulnerable es herida simbólica que no ha sido producida por una desventaja epistémica de nacimiento sino por una *exclusión cognitiva* del oyente, del otro que se niega a interpretar un lenguaje alterado. La palabra, como decía Aristóteles, es aquello sin lo cual no somos seres sociales completos y para estar completos necesitamos que el logos sea compartido. El tradicional receptor del mensaje de Rafa, aquejado de una necesidad de comunicación no entiende el farfulleo de Rafa y su interpretación inconsciente es la consideración del hablante como un ser alógico, como un ser irracional que no está dotado de la competencia lingüística adecuada y que, por tanto, es incapaz de comunicar. Su fractura en este caso es pura patología que puede ser tratada por un logopeda o por un gramático que le enseñe a hablar y a escribir; mientras no esté dotado de esa competencia, Rafa será excluido cognitivamente de la comunicación y condenado a la incomunicación. A Rafa se le considerará, faltaría más, un ser humano dotado de dignidad y al que hay que proteger bla bla bla pero, dada su falta de aptitud comunicativa, su voz subalterna será silenciada sin que nadie, por cierto, le ordene callar. El silencio de Rafa no es el manantial del que nacen las palabras sino el resultado final de una exclusión cognitiva inconsciente de los que están dotados de la aptitud de escucha y no la ejercen. La exclusión de las voces subalternas en el marco de una sociedad colonial capacitista. Este pecado de la inconsciencia no disculpa ni mucho menos al otro, el que tiene el poder de otorgar la palabra. La inconsciencia, recuerdo a Orwell en *1984* (1949), esa distopía de la incomunicación, es nuestra peor ortodoxia. En este mismo sentido, el remedio de la sociedad para el alógico es la ortopedia social de la ortografía o de la logopedia o de la pedagogía terapéutica que cura las heridas y trata de restaurar el orden preestablecido. Pero Rafa no necesita que nadie cure su palabra-rota porque las palabras de Rafa no están enfermas ni carecen de sentido, ni siquiera son irracionales. Rafa más que hablar transpira, respira, piensa desde su carencia y por eso su discurso no es mera gramática, sino ideas entrecortadas, ideas filosóficas, señales que nos lanzan hacia aquello que somos y que en algún momento del discurso-sistema hemos perdido. Es posible que no sea él sino nosotros, con nuestro discurso acabado, bello, bueno, unido, coherente, argumentado, lógico, bien presentado, con este discurso nuestro que brilla y que es admirado en forma de gran oratoria o de retórica, ejerciendo con las palabras el arte de la fascinación y a la vez del engaño; es posible, como digo, que seamos nosotros los que hemos domesticado el lenguaje para manipularlo y utilizarlo, útil y herramienta que lanzamos al otro no como misterio que es necesario descifrar sino como golpe con el que deseamos agredir. La palabra-rota de Rafa es un *mysterium tremendum et fascinans* que solicita a voces ser descifrado, como el lenguaje sagrado de la exégesis bíblica pero en este caso el origen del misterio no se encuentra en la trascendencia sino en la más feroz de las inmanencias, en la imperfección, autoinsuficiencia y fragilidad del ser humano, del ser demasiado-humano.

Si el pensamiento, más acá del razonamiento y de la inteligencia, es, como dijo Ortega, una función vital, como respirar o caminar, la palabra no es la expresión externa de ese mundo interno y mental, sino una grieta, una brecha, esa herida abierta de la tierra por la que transpira nuestro deseo de ser. Ser, pensar, hablar y dialogar debieran ser estructuras óntico-tectónicas que discurren sin solución de continuidad y desembocan en ese mar de los afectos que es la comunicación humana. Bien es cierto que no siempre las palabras tienen este origen porque las palabras también son máscaras detrás de las que nos escondemos, o razones con las cuales conquistamos territorios o son ejercicios de banalidad que vendemos al mejor postor o productos con los cuales traficamos.

Rafa, como ser humano, es también un ser complejo y sus palabras rotas tienen todos los defectos de la comunicación humana, pero cuando Rafa se encuentra en un contexto adecuado y en ese espacio de encuentro existen personas que hablan y se escuchan, Rafa transpira verdad a través de su voz rota. Y Rafa, durante los días que ha acudido a la escuela de pensamiento libre, ese lugar que a la vez es un no-lugar, un *utopos*, una utopía posible, en ese espacio de encuentro donde no tratamos de mejorar las habilidades ni las competencias ni las destrezas de las personas, en ese lugar donde podemos compartir todos las palabras-heridas, en esa isla social donde no prejuzgamos a los otros por sus buenas razones, convincentes y coherentes, ordenadas y pertinentes; en ese espacio, como decimos, en esos días, Rafa se ha sentido un ser pensante, libre y capaz. Y nosotros, contagiados con su entusiasmo, el día de nuestra despedida, sabiendo que en el próximo curso de la escuela ya no estará él pero habrá otros Rafas, todos nosotros, con y sin discapacidad, porque todos hemos aprendido de él a no tener miedo de nuestra vulnerabilidad y a saber que cuando hablamos y los otros nos escuchan estamos siendo partícipes de una comunidad cordial de personas dotadas de unas palabras muy especiales, las palabras-heridas que nos colocan en nuestro sitio, en nuestro lugar en el mundo, un lugar que nos convierte no en voces subalternas e invisibles, sino en maestras del pensar humano florecido y expandido.

5.9. Historias, vivencias y reflexiones teóricas: un ruso perdido en la escuela

¿Hubiera sido lo mismo la historia de los derechos de las personas con desventajas cognitivas si no se hubiese escrito esta frase?

El ser humano ha nacido libre y, sin embargo, en todas partes se encuentra encadenado (...). Despojarse de la libertad sería despojarse de la moralidad. (Rousseau 2012a: 34)

Estas palabras del "Libro Primero" de la obra *El contrato social* (1762), de Jean-Jacques Rousseau sintetizan de una manera iniguala-ble los deseos y anhelos de vida realizada de las personas a las que la sociedad epistocrática ha expropiado de sus posibilidades agenciales epistémicas.

Ximo es un sujeto subalterno al que nadie toma en serio. Su trabajo consiste en cuidar garajes de grandes ciudades y mata el tiempo pintando. Tiene varios hermanos, todo ellos con trabajos y sueldos dignos. Él es un trabajador precario y una mente precaria. Abandonó los estudios y sabe lo justo de letras y de números. Los amigos le tratan como si le faltara un hervor y a veces lo llaman tonto. Ha tenido pareja pero nunca se ha casado. En el bar, sus opiniones nadie las toma en serio porque vienen de un sujeto subalterno. Hasta que un día entró en un taller de pensamiento libre donde filosofar y dialogar sobre lo divino y lo humano no es propiedad de ninguna mente privilegiada sino de todas, de todos, de todes... Y allí escuchó esa frase. Y allí conoció a ese filósofo, a Jean-Jacques Rousseau. Y, craso error, en una comida familiar con sus hermanos, Ximo les comentó que estaba acudiendo a un centro en el cual se impartía un taller de pensamiento libre.

–¿Y cómo has dicho que se llamaba ese hombre? –le preguntó su hermana, con la mosca detrás de la oreja.

–*Rusó* –respondió él.

La cosa no quedó ahí. Al día siguiente, la hermana llamó al teléfono del centro donde le habían lavado el cerebro a su hermano con ideas raras y pidió hablar con aquel ruso que había venido a España para corromper la simplicidad mental de su hermano. Después de pedir que se pusiera al teléfono aquel ruso y escuchar que allí no había nadie de ese país nos espetó a los organizadores:

–Y los rusos mejor que se queden en su país y no metan en líos a nuestros nacionales.

No somos libres porque podamos elegir, sino que podemos elegir ya que somos libres. La libertad no es una situación circunstancial que se tiene, sino que, al estar dotados de humanidad, esa libertad es condición necesaria para aquella. El ejercicio de esta libertad, su puesta en práctica, es la tarea de las organizaciones que trabajan con las personas con desventajas cognitivas, de los educadores y de las mismas personas implicadas; poner en duda su existencia solo porque no se lleva a la práctica es como darle la razón a todos aquellos que, en nombre de la ausencia de normalidad, de inteligencia o de capacidad legal anulan también la voluntad, la libertad y el pensamiento.

Despojarles de su libertad implica despojarles de su humanidad. Una consecuencia de esta premisa la expone Rousseau en sus *Discursos sobre el origen de la desigualdad entre los seres humanos* (1755). El ser humano, dice, en estado natural, carente de socialización y de conocimientos, posee una bondad natural que se manifiesta en la piedad. La piedad es la compasión que siente una persona ante otra cuando la ve sometida a algún sufrimiento. Una persona con más limitaciones cognitivas y una intensidad generalizada de los apoyos (un autista severo, por ejemplo) podría poseer intacta esa piedad natural aunque no pudiera manifestarla. Sostiene Rousseau:

> Si estoy obligado a no hacer ningún daño a mis semejantes no es tanto porque sea un ser que razona sino porque soy un ser que siente. [¿En qué se manifiesta esa capacidad sintiente anterior a toda reflexión?] La fuerza de la piedad natural [es] un sentimiento que nos pone en el lugar del que sufre. (Rousseau 2012b: 56).

Es más, a medida que el ser humano se socializaba, esta compasión va desapareciendo en nombre de algunas ideas y costumbres que hacen del otro un objeto o cosa. El mismo filósofo argumenta que la piedad no es solo una actividad puramente moral, sino que "colabora para la conservación de la especie".

> En lugar de esta máxima sublime de justicia razonada, haz con otro lo que quisieras que hagan contigo, inspira a todos los seres humanos esta otra máxima de bondad, mucho menos perfecta pero quizá más útil que la precedente: haz el bien tuyo con el menor mal posible de otro. En una palabra, en ese sentimiento natural, mejor que en los argumentos, es donde hay que buscar la causa de la repugnancia que todo ser humano debería sentir hacia el mal, incluso independientemente de las máximas de la educación. (Rousseau 2012b: 87)

El filósofo se desmarca de las tradiciones morales intelectualistas que sostienen que la virtud y la moral se adquieren mediante el razonamiento y que la ignorancia es la madre de todos los males.

Uno de los descubrimientos neurocientíficos más espectaculares de los últimos años, comparado por algunos al del ADN, es el de las neuronas-espejo del científico italiano Giacomo Rizzolatti en 1996. Experimentando con macacos, Rizzolatti y sus colegas de la Universidad de Parma localizaron en el área F5 de la corteza prefrontal estas neuronas que se activan de forma natural cuando se percibe el dolor ajeno, siendo su activación semejante a la que provoca el dolor propio.

Ya en los años 90, el equipo del neurólogo portugués António Damásio (2018), de la Universidad de Iowa, había estudiado esa zona prefrontal en la que localizó algunas emociones básicas para la configuración de nuestro mundo emocional; sin esas neuronas, la personalidad cambiaba pudiendo originar algunas psicopatías (carencia de conciencia moral). Esta conexión de lo emocional y la compasión o empatía moral ha desconcertado a algunos filósofos racionalistas que no pueden admitir bajo ningún concepto que pueda existir un instinto moral o sentido *protomoral* anterior a los juicios morales normativos, conscientes, argumentativos y prescriptivos. ¿Por qué no admitir que existen diferentes estadios de moralidad en una persona, partiendo de lo biológico y llegando a lo filosófico? Las ultimísimas investigaciones neurocientíficas apuntan cada vez más a la existencia de una gramática moral universal donde el ser humano y otras especies de homínidos, por instinto, tendencia, felicidad o conservación han desarrollado un área de moralidad al igual que existe un área de Broca que estructura el cerebro lingüísticamente antes de la utilización o no de lenguas concretas. En 2007, los neurocientíficos Iacoboni, Fried y colaboradores de la Universidad de California en los Ángeles (UCLA) estudiaron en personas esa actividad cerebral del área F5, con las neuronas-espejo funcionando en tiempo real y corroboraron lo que les ocurría a los macacos: las neuronas se activaban cuando observaban situaciones de dolor ajeno. Ramachandran, director del Center for Brain and Cognition de la Universidad de California en San Diego (UCSD), observa: "Decíamos, usando una metáfora, 'siento el dolor del otro', pero ahora sabemos que mis neuronas espejo pueden sentir, literalmente, tu dolor". El neurólogo, que las llama neuronas de empatía, escribe: "esencialmente, la neurona es parte de una red que te permite ver el mundo 'desde el punto de vista de otra persona', de ahí el nombre: 'neurona espejo'" (Ramachandran 2010: 235).

¿Y si esta tendencia natural a ayudar, esta piedad natural, nos hubiera hecho humanos, como sostienen también algunos etólogos prestigiosos? Es el caso de Frans de Waal que, en su obra *Bien natural* (1996), defiende la moralidad como "herencia del comportamiento". O el biólogo Marc Hauser que, en *La mente moral* (2008), disecciona las bases biológicas del altruismo: la evolución seleccionó el rasgo de la empatía porque la cooperación entrañaba más posibilidades de supervivencia que el egoísmo. Ya en 1899, en su breve ensayo *La moral anarquista*, el geógrafo y filósofo ruso Piotr Kropotkin sostenía, siguiendo la línea roussoniana, esa tesis: la ayuda mutua como instinto moral es más conveniente para el mundo que la competencia capitalista (Kropotkin 2014).

La activación de estas neuronas-espejo dispuestas a ayudar conecta también con regiones del cerebro cercanas al placer, en el sistema límbico, con lo cual volveríamos a una de las intuiciones de algunos pensadores: la moralidad es una fuente de felicidad en contra de lo que pudiera parecer. Los neurólogos del equipo de Koenigs (2007) han vuelto a señalar la zona prefrontal (ventromedial dicen ellos) para localizar esa fuente de afectos y valores.

Nuestra defensa, en fin, de una racionalidad expandida debe tener en cuenta estas re-lecturas heterodoxas que nos llevan a situarnos en esas corrientes del pensamiento marginales o ajenas a los discursos academicistas, corrientes comprometidas con la ampliación de la razón a todos aquellos mundos donde la tradición no la ha situado.

Bienvenido, Ximo, a esta tierra de frontera donde todo es posible, donde nadie tiene la razón y donde la humanidad vuelve a florecer en medio del desierto.

5.10. Semilleros: producción y distribución de palabras generadoras

En la escuela de pensamiento libre, el papel del maestro socrático resulta fundamental porque esa persona con y sin desventajas cognitivas es la facilitadora de todo este proceso de producción y distribución de decisiones generadoras en el cual está implicada de una manera asimétrica. Sin magisterio fronterizo no hay proceso, sin mentes fronterizas no hay proceso, sin personas de apoyo normativas no hay proceso.

Nuestros anteriores protagonistas, Luis José, Marina, Susana, Jorge, Fátima, Teresa o Ana (¿quién es quién, quién es un ser con desventajas cognitivas, quién no?), son esas maestras y maestros. Y sus manuales desde los cuales impartir conocimiento tienen un nombre: *semilleros*.

Tratemos de justificar esta nueva denominación.

Reconocer al otro como ser pensante nos obliga a iniciar los procesos de producción de indagación inclusiva desde esa misma voz subalterna, desde la propia desventaja.

Dado que no sabe o que no puede escribir o que escribe con faltas o que no entiende bien lo que se le dice o que no razona bien o que su retraso es significativo o que su inteligencia es límite, está justificado que intervengamos y sustituyamos y programemos desde lo que nosotros consideramos como expertos en mejoras.

A nivel metodológico, en esta fase nos parecen luminosas las ideas de Paulo Freire sobre las palabras generadoras. Las palabras generadoras son las historias de vida, los testimonios, los juicios previos o las ideas peregrinas que, en muchos casos, son fruto de la oratura. Con el apoyo de los que escriben, en procesos de ayuda mutua, los maestros socráticos y los aspirantes a maestros socráticos producen, crean, crían, alumbran textos, dibujos o símbolos que serán los materiales que se presenten en la comunidad de indagación. El resultado son siembras y manuales a los cuales denominamos semilleros, el nombre de los libros de texto en la escuela de pensamiento libre.

¿Cuál es la peculiaridad de este modo de alfabetización de Paulo Freire que lo distingue de otras experiencias anteriores y qué relación tiene con lo que hemos denominado fase de producción de la comunidad de indagación? Alfabetizar, dice el pedagogo, como su propio nombre indica, no es más que enseñar a alguien a leer y a escribir; pasamos de ser individuos analfabetos a individuos alfabetizados aprendiendo en un tiempo determinado una serie de reglas ortográficas, caligráficas, morfológicas o sintácticas. Es, podemos decirlo así, un hecho puramente mecánico. Así se sigue entendiendo hoy en la mayoría de las ocasiones la alfabetización, sea en niños o en adultos. Dice el pedagogo: "El problema radica en que pensar auténticamente es peligroso" (Freire 2008: 56).

Durante siglos, los misioneros o los maestros habían enseñado a leer a los campesinos como acto de caridad o de adoctrinamiento mediante ese método mecánico de unir letras para formar palabras con las clásicas cartillas españolas llenas de frases estereotipadas y, en algunos casos, hasta ridículas (la casa es verde, el ala es leve, etc.).

¿Cómo entiende Freire el proceso de producción de la educación entendido desde una trazabilidad material? Como un acto de compromiso político en el cual una persona no solo aprende unas letras, sino a pensar desde la libertad y la dignidad produciendo sus propias cartillas. No se puede enseñar a alguien a leer sin enseñarle a tomar conciencia de su ser y de su estar en el mundo. Cuando hablamos de educación en tanto acción política no nos referimos a ningún tipo de adoctrinamiento ideológico ni partidista, sino a esa toma de conciencia en la cual el individuo reflexiona sobre su ciudadanía activa, sobre sus condiciones de vida, sobre lo que es y lo que vive y aquello que desearía tener o conquistar; esa reflexión no es mero conocimiento de una lengua sino la conquista de un nuevo lenguaje, crítico, creativo; un lenguaje donde las palabras nacen de la comunidad y no vienen impuestas por los discursos dominantes.

Con este sistema de trazabilidad horizontal en la educación, los seres humanos se sienten "sujetos de su pensar, discutiendo su pensar, su propia visión del mundo, manifestada, implícita o explícitamente, en sus sugerencias y en las de sus compañeros" (Freire 2008: 76). Esto supone que no existe un saber predeterminado en forma de cartillas llenas de frases absurdas, sino que las palabras generadoras nacen de la propia comunidad donde se está realizando el proceso de alfabetización. Los voluntarios que trabajaban con el pedagogo, pues, vivían un tiempo en la comunidad y tomaban nota de algunas palabras habituales de la comunidad, no más de 40 o 50 términos. Por ejemplo, favela, riqueza, justicia, etc. dándole luego diferentes formas a partir de situaciones existenciales a través de las cuales, en los círculos de cultura, se iniciaban debates; solamente al final del proceso se pasaba a la parte más mecanicista de enseñanza de las letras, sílabas, combinaciones fonéticas basadas en las palabras generadoras iniciales. La pasividad del alumno no es solo un proceder pedagógico, sino una cuestión política: el silencio pasivo del que no sabe es una forma de dominación social, de opresión. En nuestro caso, sin eliminar este criterio, hemos añadido otro criterio de análisis: la forclusión como forma de exclusión epistémica de los sujetos subalternos. Frente a este modelo Freire propone una educación problematizadora, una educación liberadora donde "nadie educa a nadie, así como tampoco nadie se educa a sí mismo, los hombres se educan en comunión mediatizados por el mundo" (Freire 2008: 34). En nuestro enfoque, hemos preferido, dado los contextos de desventajas cognitivas, considerar la emancipación como fondo y como figura la apropiación de capacidades del sujeto forcluido.

El objetivo del proceso educativo, como proceso material de toma de decisiones generadoras desde el impedimento, sigue siendo la toma de conciencia (en nuestro caso, hemos hablado de anagnórisis narratológica), en sus términos concientizar (concienciar) al sujeto subalterno de su situación en el mundo y de su capacidad de transformarlo. La educación deviene en un acto político, de ciudadanía y de compromiso; es una cuestión de valores y no de saberes. La educación consiste en dar la palabra, escuchar la voz y dotar del poder de decidir al otro (decisiones generadoras), en forma de ser, pensar, sentir. Dice Freire:

¿Cómo aprender a discutir y a debatir con una educación que impone? Dictamos ideas. No cambiamos ideas. Dictamos clases. No debatimos o discutimos temas. Trabajamos sobre el educando. No trabajamos con él. Le imponemos un orden que él no comparte, al cual solo se acomoda. No le ofrecemos medios para pensar auténticamente porque al recibir las fórmulas dadas simplemente las guarda. No las incorpora porque la incorporación es el resultado de la búsqueda de algo que exige, de quien lo intenta, un esfuerzo de recreación y de estudio. Exige reinvención. (Freire 2008: 123)

Esa objetividad material del hacer algo debe estar incorporada a la comunidad de indagación con esta fluencia de las decisiones generadoras que sitúan a las personas con deterioro como activos participantes de los procesos.

Todos estos principios afectan de una manera radical a nuestros planteamientos pedagógicos en la escuela de pensamiento libre. Exceptuando el objetivo concreto que persigue Freire: tratar de alfabetizar a los adultos. En nuestro caso, en los contextos de personas adultas con discapacidad intelectual, sabemos que existe un alto grado de analfabetismo funcional: las personas adultas de las que hablamos son hijas del fracaso escolar y el acceso a la lectoescritura es básico. En los centros existen programas ya en marcha para desarrollar estas competencias tanto verbales como numéricas. En nuestro programa pedagógico, nos hemos saltado directamente este objetivo manteniendo sus ideas esenciales, relacionadas con la educación como forma de inclusión frente a la exclusión epistémica a la que sigue estando sometida la persona con discapacidad intelectual.

De ahí que, en este tipo de educación, los programas siempre sean horizontes en los cuales nos movemos, el norte hacia el cual caminamos, pero los caminos sean infinitos. En la escuela existen algunas guías para ese caminar, algunos objetivos generales como la educación de las emociones o del pensamiento, o el trabajo con valores humanos; y sabemos que el método es clave y no podemos limitarnos a realizar sesiones de modelado con personas para hacerlas más educadas, más dóciles o con mejores habilidades sociales. Necesitamos saber por qué es consustancial a nuestra metodología que la persona pueda levantarse, retirarse, decir no y romper hasta estas reglas básicas que buscan su emancipación y su liberación. Porque nadie tiene derecho a imponer a otra persona adulta su sentido de la libertad si esta no ha decidido por sí misma unirse al grupo para realizar, más allá de la soledad, una búsqueda personal e intransferible.

Y el resultado de esas búsquedas en comunidad de indagación son las propias palabras y pensamiento de las mentes fronterizas transformadas en semilleros accesibles cognitivamente y cocreados por personas con y sin desventajas cognitivas. En el horizonte

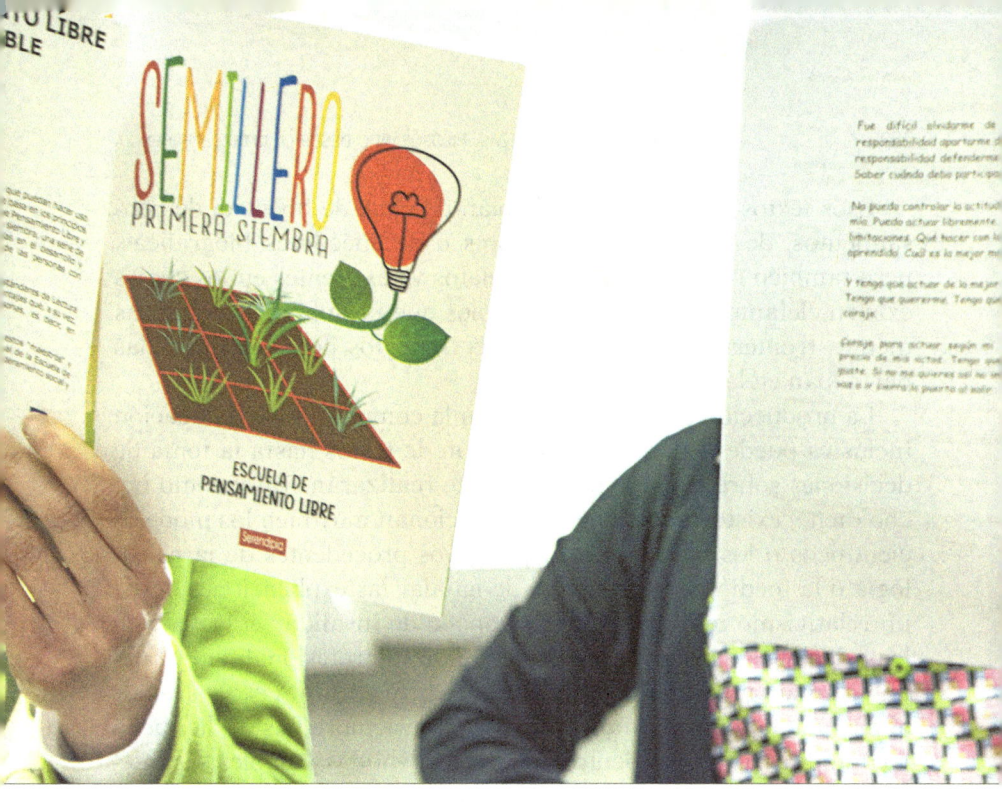

Semilleros, manuales inclusivos, de autoría colectiva, accesibles cognitiva y epistémicamente utilizados en la Escuela de Pensamiento Libre
(Fotografía de Nathalie Lhuissier)

pedagógico cuidante de la escuela está la posibilidad de que, fuera de la escuela, las mentes fronterizas, en sus espacios cotidianos y centros ocupacionales, sean maestros y maestras que formen a otros desde esas mismas palabras generadoras. Un ejemplo, cuando un texto es leído en la comunidad de indagación y ese texto ha sido escrito o contado por una mente fronteriza y es la palabra generadora que provoca el diálogo socrático de toda la comunidad, el conocimiento no solo ha sido distribuido y usado, sino que ha sido producido desde el propio origen del proceso; a esto lo hemos denominado como trazabilidad material y, al igual que un buen filete en un supermercado, sabemos que un texto-sembrado en la escuela de pensamiento libre no es fruto del *marketing* ético o pedagógico, sino de una necesidad vital, y que algún maestro ha sido parte de su siembra (producción) y de su cosecha (distribución y uso).

Esos textos sembrados nos hablan de vida, de libertad, de pensamientos, de emociones, de valores o de anécdotas biográficas, pero también recrean leyendas o relatos ya existentes en los cuales existen elefantes encadenados o sabios que filosofan. No todas las mentes fronterizas son sembradoras de textos pero sí todas ellas participan en la cosecha.

La producción de conocimiento en la comunidad de indagación inclusiva puede ir desde la elaboración de textos hasta la toma de decisiones sobre las actividades que se realizarán. Tal y como hecho dicho, existen cuestiones que solucionan muy bien los modelos científicos o los paradigmas explicativos procedentes de la psicología o la medicina. No se trata de igualar las explicaciones desde un relativismo mal entendido. Tampoco de invalidar el trabajo de los psicólogos o los profesores que, desde su profesionalidad y buena voluntad, no pretenden ni discriminar ni excluir. Pero volvemos al argumento que venimos utilizando: no siempre bastan la buena voluntad ni las herramientas coherentes, válidas y fiables si no tenemos en cuenta otras variables: como la posibilidad de generar injusticia epistémica o de no generar estructuras agenciales. La labor de un buen profesional es necesaria y sus opiniones justificadas racionalmente no son iguales a las que pueda emitir alguien que no sabe. El saber sigue siendo necesario y la inteligencia es una facultad muy valiosa que no puede ni debe ser aniquilada como si fuese el mismo modelo quien originase una opresión escandalosa. El psicólogo o el profesor que usa estos modelos debe ser consciente de su poder performativo y realizar una crítica en el sentido kantiano, debe poner límites a ese poder y realizar un ejercicio de decrecimiento epistémico que tenga como consecuencia una limitación de ese poder. Si Kant no le hubiese puesto límites a la razón pura todavía seguiríamos concibiendo, desde un racionalismo cartesiano, que la razón puede conocerlo todo, un dogmatismo ya superado. Por tanto, desde la psicología, la pedagogía y la medicina, el poder debe limitarse para que, en ese decrecimiento, se produzca el nacimiento de lo que denominamos, siguiendo a Freire, decisiones generadoras.

Una decisión generadora tiene en cuenta no solo como valor testimonial los textos, las palabras, las acciones que realiza una persona y que serán parte integradora de la comunidad de diálogo. En este caso, lo bueno es enemigo de lo mejor. El resultado final de un texto preconcebido producido por un profesional es más satisfactorio que la idea que ha propuesto una persona con limitaciones cognitivas, pero la escucha real a ese valor de agencia es tan importante que genera por sí misma una estructura participativa que profundiza en esta idea de democracia inclusiva. Dado que, en la comunidad de indagación no forclusiva, el objetivo no es competencial ni terapéutico ni de mejora de nada ni de autoayuda, ni siquiera persigue la integración o la inclusión sino la apropiación de capacidades, el valor de la idea que ha aportado la persona es tan significativo como un buen plan de discusión que hubiese supuesto una mejora en su razonamiento abstracto.

Los argumentos tipo: no pueden hacer eso, no saben o no escriben o no leen no son válidos para una comunidad inclusiva ya que reproducen de nuevo estructuras de dominación, sean o no conscientes. El problema no está en el otro sino en nuestros mecanismos de accesibilidad epistémica.

Desde nuestro enfoque filosófico sostenemos que la libertad como *capability* (*igualibertad*) no es una conquista social, es un valor de reconocimiento y, por tanto, no trata de explicar cómo es o no es alguien. Existen casos de personas con TEA que, utilizando los medios de accesibilidad cognitiva adecuados, han podido elegir. Sus decisiones generadoras han sido mínimas pero se han producido. Hasta hace poco, las personas con parálisis cerebral con altos deterioros motores eran consideradas seres vegetativos incapaces de la más mínima volición. Actualmente, existen recursos tecnológicos que destapan una accesibilidad cognitiva considerable. Y, aun así, hay seres humanos que tienen limitaciones tan graves que carecen de esos mínimos de volición. El enfoque pensamiento libre que nosotros defendemos no pretende ni mucho menos, como venimos diciendo, ser omniabarcante y reconocemos que, en determinadas situaciones extremas, la participación en una comunidad de indagación no es necesaria porque la atención y el cuidado de la persona es suficiente sin que eso sea merma de su dignidad humana. La dignidad es un marco regulativo esencial de los derechos humanos anterior, incluso, a la capacidad de las personas. La cuestión, en nuestro caso, se centra más en expandir la humanidad y en explorar las potencialidades de seres humanos que hace años ni siquiera eran reconocidos como tales. Hemos avanzado, hemos progresado y actualmente en muchos países las personas con ontologías subalternas son cuidadas, protegidas e integradas en los procesos sociales. Nuestras propuestas, empero, desean seguir profundizando en estas ideas humanistas para seguir considerando que los seres humanos, más allá de la dignidad, del bienestar o del cuidado y la protección tienen necesidades de realización personal en las que el pensamiento o la libertad no son meros lujos o meras poses o meros gestos, sino que juegan un papel clave. Desde una mínima consciencia de lo que somos como seres humanos, a veces preferimos ser reconocidos, valorados y tenidos en cuenta a poder elegir entre tres tipos de menús o a contar con mejores instalaciones deportivas.

5.11. Las asignaturas de la escuela de pensamiento libre

La escuela de pensamiento libre, en tanto experiencia vivencial, toma sus referentes metodológicos del enfoque que venimos denominando como enfoque pensamiento libre (EPL) y que en páginas anteriores hemos desarrollado desde un punto de vista epistemológico y hermenéutico. En este apartado nos centraremos en los elementos propiamente metodológicos aplicables a la realidad cotidiana de un aula que desea poner en marcha una comunidad de indagación inclusiva.

La razón de ser del EPL tiene que ver con la profundización en el actual modelo social inclusivo de empoderamiento y autodeterminación de las personas con discapacidad intelectual que se sustenta en una visión dinámica, funcional, interdependiente y positiva de la discapacidad. Dicen Álvarez *et al.*: "La idea central que sustenta el enfoque pensamiento libre es el reconocimiento de que todas las personas tienen capacidades y potencialidades que pueden ser desarrolladas" (2022: 22).

Una de las características principales del EPL es que la metodología se centra en las preguntas y no en las respuestas; más concretamente, en la importancia de las preguntas filosóficas que son inherentes a cualquier ser humano, independientemente de sus ventajas cognitivas.

Recordemos que el paradigma social dice con claridad que la discapacidad no es el fruto de una deficiencia individual o impedimento sino una construcción social resultado de la opresión de una sociedad que discapacita. Es, por tanto, la sociedad quien les coloca a las personas con discapacidad los siguientes rótulos: fracaso escolar, incapacidad de autogobierno, ausencia de inteligencia, imposibilidad de toma de decisiones, carencias de pensamiento abstracto, no-libres, amorales, en definitiva, intelectualmente disminuidos.

El enfoque pensamiento libre desarrolla el diálogo socrático a partir de la Metodología Lipman que fomenta el pensamiento crítico, creativo, afectivo y ético. Como ya hemos comentado, esta metodología nacida en EE UU en los años 60 fue creada por el filósofo Matthew Lipman partiendo de la constatación de que no es posible conseguir sociedades verdaderamente libres y solidarias si no son capaces de pensar por sí mismas en el marco de un proceso solidario y cooperativo de discusión.

A la hora de adaptar esta metodología pedagógica al EPL nos hemos querido centrar en tres ejes metodológicos, con una tarea asociada a cada eje y una serie de potencialidades asignadas a cada tarea; estas tareas y sus consiguientes potencialidades están en la base de esta metodología.

Las relaciones que se establecen entre nuestro enfoque y la metodología Lipman son, sin duda, muy significativas a nivel pedagógico. En otros aspectos, existen algunas diferencias que no viene ahora al caso reseñar. Para los interesados en esta comparativa, debemos decir que las profesoras Ana Isabel García, Fátima Álvarez, Irene Lafuente y Vega Cortés han elaborado un estudio donde analizan esos puntos en común y esas divergencias (García et al., 2022).

He aquí, pues, las tres tareas básicas a las que podríamos denominar como las asignaturas de la escuela de pensamiento libre:

Asignatura: Pensamiento Crítico
⇨ Primera tarea: aprender a pensar críticamente
Esta tarea tratará de estimular las posibilidades epistémicas de las personas.

¿Qué potencialidades filosóficas buscaremos? He aquí algunas:
» Aprender a hacer preguntas relevantes sobre un texto o un tema abierto.
» Trabajar el pensamiento alternativo buscando diversas soluciones a determinados problemas.
» Aportar buenas razones para defender nuestras opiniones.
» Justificar con razones algunas de nuestras emociones.
» Trabajar el pensamiento analógico partiendo de objetos o de símbolos o de fábulas.
» Poner ejemplos concretos a partir de ideas generales.

Asignatura: Pensamiento Creativo y Emocional
⇨ Segunda tarea: aprender a pensar creativa o emocionalmente
Esta tarea tratará de desarrollar las posibilidades agenciales creativas y laterales de las personas.
   ¿Qué potencialidades filosóficas buscaremos? He aquí algunas:
» Producir razonamientos laterales o divergentes aplicado a situaciones vitales concretas.
» Establecer condicionales contrafácticos laterales que analicen situaciones sociales concretas.
» Buscar diferentes opciones posibles en las respuestas a preguntas sobre la verdad o falsedad de un enunciado.
» Utilizar la inteligencia emocional para resolver conflictos.

Asignatura: Valores Éticos
⇨ Tercera tarea: aprender a decidir éticamente
Esta tarea tratará de desarrollar las posibilidades agenciales morales de las personas.
   ¿Qué potencialidades filosóficas buscaremos? He aquí algunas:
» Trabajar la empatía tanto a nivel moral como a nivel emocional.
» Trabajar dilemas morales como forma de razonar sobre lo que nos rodea explorando soluciones alternativas.
» Justificar moralmente nuestras decisiones a partir de valores como la libertad, la igualdad, la dignidad o la justicia.
» Clarificar éticamente algunos valores en conflicto.
» Razonar moralmente sobre las consecuencias de nuestras acciones.

Dado que las personas adultas con discapacidad intelectual no son niños y la infantilización del sector es muy preocupante, debimos elaborar nuevos materiales para poder utilizar esta metodología pedagógica y adaptarla al contexto de personas adultas. Están recogidos en nuestra obra *Pensamiento libre para personas con discapacidad intelectual* (Sánchez Alcón, 2011).

Evaluar estos procesos subjetivos y centrados en la persona resulta más difícil, claro está, que cuantificar variables objetivas. No es lo mismo realizar un cuestionario donde, por ejemplo, les preguntemos a los sujetos que anoten el tiempo que le dedican al día a mantener una conversación, que evaluar las conversaciones reales que mantienen las personas en un proceso de enseñanza-aprendizaje.

Algunos autores, como los profesores de la Universidad de Valencia Jornet Meliá y Sancho-Álvarez, concienciados con que otra manera de evaluar es posible, han elaborado un Valor Social Subjetivo de la Educación (VSE) que centra sus esfuerzos en medir de una manera cualitativa y cuantitativa la palabra de las personas que son los protagonistas de esos procesos de aprendizaje. En nuestro trabajo con el enfoque pensamiento libre aplicado en contextos de desventajas cognitivas, estas aportaciones son fundamentales para poder realizar estudios que muestren y validen los conocimientos que generan las personas en riesgo de exclusión epistémica. Dicen los autores:

> Necesitamos un planteamiento metodológico que permita abordar la importancia del valor social de la educación desde un planteamiento holista, globalizador. (Jornet y Sancho-Álvarez 2018: 2)

La revista *Trabajo Social–Social Work* de la Universidad de Granada ha publicado recientemente un trabajo de campo (en el que hemos participado) que valida por primera vez en un estudio de estas características la relación entre la práctica del enfoque pensamiento libre y sus ventajas epistémicas (Sánchez Alcón *el al.*, 2022). El artículo presenta el primer estudio validado de *capabilities* (entendidas como potenciales filosóficos) de personas con (dis)capacidad intelectual o diversidad funcional intelectual. La investigación ha evaluado tres potenciales filosóficos concretos:

1. Los potenciales de pensamiento entendidos como procesos de empoderamiento y no solo como destrezas cognitivas. En estos potenciales, la importancia de que las personas realicen preguntas filosóficas es un elemento indispensable.

2. Los potenciales creativos entendidos como procesos de razonamiento divergente o lateral, en los cuales se trata de buscar soluciones alternativas a problemas reales o imaginarios.

3. Los potenciales morales entendidos como procesos de toma de decisiones que tengan en cuenta la dimensión ética y emocional de la persona como parte de una comunidad moral y política.

Este cuestionario utiliza el enfoque pensamiento libre en los contextos de desventajas cognitivas que estamos desarrollando en este ensayo. La conclusión a la que hemos llegado es que la validación de este cuestionario supone la confirmación de la importancia del diálogo filosófico en los procesos de apropiación de posibilidades y agencia epistémica de las personas con desventajas cognitivas (en este caso, la discapacidad intelectual) para evitar la exclusión o injusticia epistémica de las voces subalternas. Después de las sesiones llevadas a cabo durante un curso escolar, las personas con (dis)capacidad realizaron avances significativos en los ítems analizados en el cuestionario y que son la base de las asignaturas de la EPL. Este cuestionario puede ser implementado en los Centros Ocupacionales o Centros Educativos donde los profesionales de los servicios sociales comunitarios o de la educación formal deseen poner en marcha planes de desarrollo y florecimiento humanos de las personas a las que tradicionalmente se ha excluido de estas dimensiones.

5.12. **Decálogo de la escuela de pensamiento libre: Declaración de Confianza para el siglo XXII**

En el frontispicio de la Academia del divino Platón rezaba: "Que no entre aquí quien no sepa matemáticas". En una institución cordial donde solo existe el florecimiento humano, el fronstispicio de la escuela reza así: "Aquí y ahora tú eres lo más valioso". Si se traspasa el umbral, el no-usuario encontrará escrito en las paredes de los conversatorios algunos de esos artículos de esta constitución informal, de este decálogo, de esta declaración de confianza que deja bien claro algunas ideas filosóficas, pedagógicas y políticas para el siglo XXII.

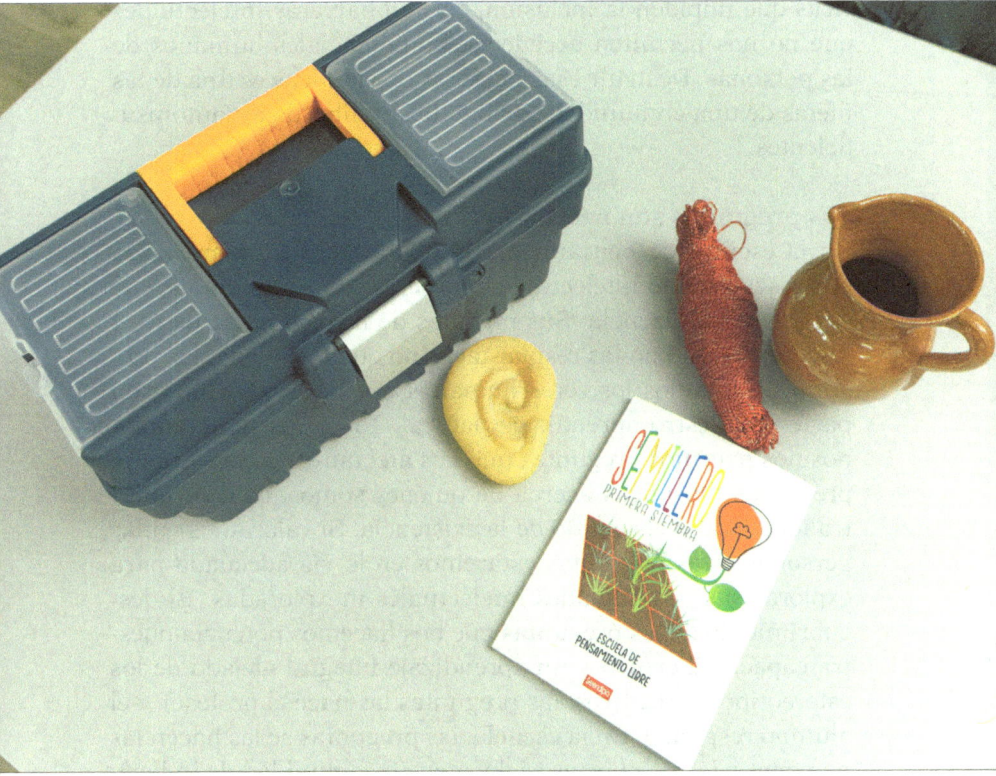

Caja de herramientas simbólicas de la Escuela de Pensamiento Libre
(Fotografía de Nathalie Lhuissier)

1. **Tú eres sabio/a**

En la escuela de pensamiento libre reconocemos que las personas con discapacidad intelectual poseen limitaciones cognitivas e intelectuales y a la vez defendemos que las personas no son retrasadas ni seres incapaces o ignorantes. Sus desventajas cognitivas son en la escuela ventajas epistémicas. Toda persona encierra conocimientos que deben ser explorados. El problema no es de las personas con discapacidad sino de la sociedad epistocrática que no emplea los métodos inclusivos adecuados para acceder a ese mundo epistémico valioso de pensamientos, emociones y valores que nosotros reconocemos en nuestra manera de entender la naturaleza de las personas con discapacidad intelectual. Al igual que existen barreras físicas que impiden la inclusión, existen barreras intelectuales que no nos permiten acceder a los potenciales humanos de las personas. Destruir esas barreras epistémicas es una de las metas de una comunidad cordial de igualibertarios autoinsuficientes.

2. **Tus preguntas son necesarias**

En la escuela de pensamiento libre tratamos a las personas con discapacidad intelectual como seres pensantes dotados de razón y de conciencia. Sus métodos de trabajo no se fijan en los resultados o en las respuestas, sino que atienden a las preguntas que todos los seres humanos nos hacemos y que son parte de nuestro aprendizaje natural. Todos los seres humanos nos hacemos preguntas que nos afectan y nos preocupan, preguntas filosóficas acerca de quiénes somos, cuál es nuestra identidad o el sentido de la existencia. Si valoramos en las personas estas preguntas estaremos en la vía adecuada para explorar sus posibilidades intelectuales inexploradas. El descubrimiento de las preguntas que nos hacemos potencia nuestra capacidad crítica y un aprendizaje integral alejado de los estereotipos educativos: las preguntas las hace el profesor y el alumno responde. En la escuela, las preguntas se las hacen las personas y las respuestas se debaten en comunidad de indagación inclusiva.

3. **Tú vas a ser escuchado/a**

La escuela de pensamiento libre es, sobre todo, un espacio de bienestar emocional y no hay mayor bienestar que decirle a un ser humano de entrada que, en todos los espacios de aprendizaje, sus ideas, opiniones, anhelos serán escuchados y formarán parte del currículo humano. La participación activa y la escucha activa en la escuela no son una pose o un fin deseable sino una exigencia que deben tener en cuenta todos los participantes desde el primer minuto hasta el último. El aprendizaje está siempre en función de las personas, de sus ritmos lentos y de su crecimiento personal.

4. **Eres un ser libre**

La escuela de pensamiento libre es un espacio de *igualibertad* y de aprendizaje de la libertad en cuanto autodeterminación no soberana. Nacemos y somos libres, pero para pasar de las bellas palabras a los hechos hemos desarrollado una metodología activa que se construye cada día en el trabajo en grupo, desde el respeto y la tolerancia, aprendiendo en la práctica a utilizar nuestras libertades democráticas como la libertad de expresión, de conciencia o de pensamiento. Ser libres implica tomar conciencia de esa libertad, de sus límites y de sus consecuencias. Solo en un espacio de diálogo y de reflexión es posible conquistar lo que los derechos humanos nos han otorgado. De ahí que consideremos que todo proceso de autodeterminación en personas con desventajas cognitivas deba ir acompañado de un aprendizaje de la autodeterminación siendo nuestro proyecto no solo un complemento de otras actividades o servicios, sino un apoyo necesario para aprender a convivir en sociedades complejas como la nuestra, sociedades en las que es necesario luchar para ser reconocidos como seres libres e iguales a pesar de las limitaciones o carencias.

5. **Tú tienes la palabra y el silencio**

En la escuela de pensamiento libre consideramos que la diversidad de las personas es un valor y que cada persona tiene sus ritmos, sus deseos, y el respeto a esos ritmos de dialogo es imprescindible. El objetivo de las metodologías aplicadas es propiciar el diálogo y la expresión de las ideas huyendo en todo momento del interrogatorio o de la imposición. De ahí que los silencios sean a veces tan importantes como las palabras. Somos dueños de nuestros silencios y de nuestras palabras. Esto es también la vivencia de la autodeterminación desde la autoinsuficiencia.

6. **Tú puedes expresar tus sentimientos**
En la escuela de pensamiento libre no existen asignaturas tradicionales en las cuales alguien, el profesor, enseña y alguien, al alumno, aprende. La escuela está estructurada en espacios de diálogo donde todos los participantes, en igualdad de condiciones, desarrollan sus potenciales humanos. Uno de esos potenciales básicos es el descubrimiento del mundo emocional de las personas, sus emociones positivas y negativas, la necesidad que todos tenemos de verbalizar nuestros sentimientos en un grupo de personas que, desde la escucha activa y el respeto, van a conocer y valorar lo que somos y deseamos. No se trata en ningún caso de realizar terapias de grupo para tratar problemas personales o emocionales sino un espacio de libertad donde poder compartir nuestras *interafecciones* y estar dispuestos a aprender de los mundos afectivos de los otros.

7. **Tú eres un ciudadano/a de primera**
La escuela de pensamiento libre es, sobre todo, una escuela de educación para la ciudadanía de personas entre personas; una ciudadanía activa y crítica que sea capaz de reconocer derechos, deberes responsabilidades y posibilidades de agencia.

8. **Tú puedes soñar despierto/a**
En la escuela de pensamiento libre tenemos sueños y defendemos el valor motivador de las utopías posibles. Nuestro sueño es que algún día los *epelianos* y *epelianas* sean cientos, miles de escuelas de pensamiento y de diálogo repartidas por todos los países del mundo y en las cuales las personas con más desventajas cognitivas sean las maestras socráticas y las personas

con menos limitaciones sean partícipes de las experiencias de aprendizaje que les proponen seres humanos que han fracasado en la escuela tradicional.

9. Tú puedes crecer lentamente

En la escuela de pensamiento libre no existen personas lentas y personas rápidas. Todo aprendizaje significativo y auténtico es, en realidad, un ejercicio de lentitud. Al igual que existen movimientos de ciudades lentas, defendemos el aprendizaje desde la lentitud y los ritmos pausados. Las personas con más desventajas cognitivas han sufrido en sus carnes el estigma de la lentitud de su inteligencia. No son ellas las que se deben adaptar al ritmo rápido, desenfrenado de las sociedades modernas sino nosotras/os quienes debemos aprender de esa lentitud para hacer de ella un valor necesario.

En definitiva, todos nuestros principios y valores, todo aquello que deseamos y queremos llevar a cabo en la escuela de pensamiento libre se encierra en un pensamiento que es la mejor brújula que orienta nuestra experiencia pedagógica:

10. AQUÍ Y AHORA: TÚ ERES LO MÁS VALIOSO

María José Baca
con su jarrón filosófico
(Foto realizada por María José)

Vida y milagros de María José Baca, una mujer autista

Me llamo M.ª José, nací un 26 de abril de 1981, era un domingo por la mañana, mi madre estuvo durante toda la noche de parto, entonces los médicos la tuvieron que anestesiar, porque se creían que venían dos niñas en vez de una sola. En fin, mi madre nada más verme se dio cuenta de que era muy diferente al resto de los recién nacidos, no por el aspecto, sino por cómo gesticulaba, en cómo miraba a todo. Entonces mi madre pensó: esta niña tiene algo. No lloraba, no sonreía, no miraba directamente a los ojos. Ahí mi madre empezó a *luchar*. Se puso a buscar información, me llevó a un montón de psicólogos infantiles, pero le decían que todo era normal, que eran imaginaciones suyas, pero mi madre no se rindió.

En lo que es mi nacimiento, fue un acontecimiento feliz. Nací en el antiguo hospital de La Fe, en Valencia. Mi infancia fue normal, pero por mi discapacidad me costaba mucho relacionarme con los demás, sentía que no encajaba dentro de la sociedad, además, los demás niños no querían estar conmigo porque no participaba o más bien no querían que estuviera con ellos. Me daban de lado y se burlaban de mí. Pero tenía a mi hermana que era cuatro años mayor que yo. Me iba con ella y sus amigas. Lo que más me marcó en mi infancia fue la muerte de mi padre a causa de una enfermedad. Murió muy joven, con solo 41 años. Lo recuerdo como si fuera ayer, estábamos mi hermana y yo en Benissano, en casa de mis padrinos. Yo estaba en la cocina que había en una parte mirando unas jaulas con canarios de todas clases, los estaba mirando tranquilamente. De repente, mi madrina me llamo para ir al comedor. Salí y vi a mi hermana llorando sentada en una silla. En el comedor estábamos mi hermana, mis tíos de Manises, mis padrinos y yo. Allí ya fue cuando mi tía me dijo que mi padre había fallecido. Yo me quedé paralizada, en ese momento era una niña de diez años y mi hermana de catorce. Allí comprendí que la infancia se terminaba para mí, pero también comprendí que lo que tenía que hacer era si tenía algún problema callármelo, porque no quería agobiar a mi madre, me encerré en mí misma porque en el colegio ya estaba fatal a causa del acoso escolar ya que me hacían *bullying*. En la adolescencia fue a peor, nunca tuve amistades de verdad por culpa del acoso que sufría, porque no solo eran los de clase, también algunos profesores me hacían la vida imposible. Me llegué a cuestionar muchas cosas sobre mi vida. Me preguntaba que si era por mi cara, mi manera de vestir, si molestaba mi forma de hablar o de caminar. En fin, mi madre no se enteró de todo esto hasta que cumplí los veintinueve años. Ya mayor, mi discapacidad me fue reconocida como tal: TEA (Trastorno del Espectro Autista). En definitiva, soy uno de esos casos en el que se reconoce su verdadera discapacidad mental en edad adulta. Por eso sentía que no encajaba en la sociedad.

De mi discapacidad pienso que, si la sociedad nos apoyara más, nuestra vida sería más tranquila, al menos desde la perspectiva del respeto y la comprensión, pero no desde una comprensión paternalista, como si estuvieran hablando con un niño o niña. Porque en el caso de las chicas con TEA, tenemos más difícil el tener que relacionarnos con la gente y más en la adolescencia. También tiene sus límites, como la hipersensibilidad acústica y el no poder estar con mucha gente alrededor. Es más, en tiempos de Fallas, no puedo salir a la calle porque el ruido de los petardos me hace mucho daño a los oídos. Es como si me tirasen una bomba al lado y muchas veces me dan ganas de salir corriendo. Mi experiencia en tener un trabajo tampoco fue una buena experiencia. Era un trabajo en que tenías que cargar con grandes pesos. Así estuve trabajando dieciocho años en un centro especial de empleo. Muchas veces me planteaba dejarlo. Pero me tenía que aguantar por el sueldo que cobraba. Pasé por una depresión a causa de eso, hasta que me sacaron de allí. Estaba viviendo en Cataluña, me fui con dieciséis y regresé a Paterna con treinta y seis. En la actualidad, estoy en un centro ocupacional y por ahora estoy bien porque estoy haciendo cosas que me gustan y que nunca he hecho como ser validadora de textos y espacios o dar charlas en sitios como en el Caixa Fórum de Madrid, y contar con apoyos de personas de verdad que me aprecian y me valoran tal como soy y de ser maestra socrática gracias a la escuela del pensamiento libre, donde puedo pensar y opinar libremente y aprender a escuchar a los demás.

Marina y su visión del mundo:
Nadie decide nacer

Marina López Aragó es médico en Castellón. Y autista. Ella, en su texto, prefiere esa expresión autismo a las siglas TEA. Marina me ha regalado su visión del mundo, un regalo muy valioso para un autor que busca comprender.

Y por ende yo tampoco pude. Nadie es un término generalista, esos términos no van conmigo. Mi visión del mundo es concreta, pragmática y con laberintos infinitos. Es básicamente como un árbol, robusto, fijo y ramificado creciendo. Así es mi mente, así soy yo. Pero esto para la mayoría de gente es poca información para entenderme, es imposible que con estos datos nadie se pueda hacer una idea de cómo soy yo. Inténtalo. Haz el esfuerzo de pensar en alguien así. La gran mayoría no podrá.

Pues bien, para mí es al contrario. Está estudiado que más del 60% de la comunicación de nuestra especie es no verbal, a mí toda esa información me parece excesiva e incongruente por varios motivos:

1. No la percibo.
2. Se puede verbalizar.

Así pues, habrá gente que piense que soy imbécil (a las pruebas me remito cuando más de cuatro veces me han dicho, al conocerme un poco más, aquello de "jolín, si yo pensaba que eras tonta"). Otros puede que ni quieran intentar socializarse conmigo: "y tener que

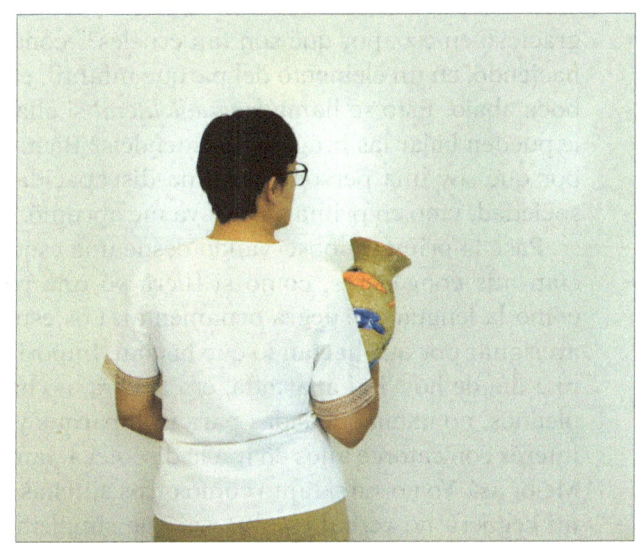

Marina López Aragó,
medico de servicios sociales
(Foto realizada por Marina López)

verbalizar el 60% de lo que yo digo por ella... Ni soñarlo". Y a otros les parezco una persona gratamente interesante, la mayoría de veces, esa gente se ríe mucho conmigo; por lo visto existen verdades tabú en todas las conversaciones posibles que, cuando yo las digo, generan risa por la incomodidad que han provocado previamente. Sí, esa es otra putada, creen que estoy de broma y por eso nadie me llega a tomar en serio. Ahora bien, si formas parte de mi núcleo más íntimo ¡Aúpa! Eres una persona de calidad porque vivir con mi visión reduccionista y dicotómica (blanco o negro) es muy jodido, sobre todo si no aprendes a que nada de lo que digo es personal (puedo llegar a ofender sin querer).

Pero todo esto es un discurso que puedes encontrar en cualquier parte ahora que somos esclavos de la globalización, las redes sociales y la información. Pregunta a cualquier autista. Bueno, es cierto, ahora en estas líneas la responsabilidad de visibilizarlo es mía. Lo asumo.

En la guardería me cabreaba y lloraba si alguien me tocaba mientras estaba concentrada en cualquier tarea. Ahora no lloro, lo camuflo con odio y miro a quien sea con sonrisa forzada. Luego pasé a preescolar y me di cuenta de que juzgaba a los niños, es decir "¿por qué mierdas le suben las bragas a esa pobre niña, qué hay de gracioso en eso, por qué son tan crueles?" contexto: la niña estaba haciendo, en un elemento del parque infantil, el murciélago, estaba boca abajo. Esto se llama *lenguaje literal* si ella está boca abajo no le pueden bajar las bragas; ¿lo entendéis? Bien. El problema social, por qué soy una persona con una discapacidad social según esta sociedad, vino en primaria, ahí ya me abrumó.

Pasé la primaria observando desde una esquina todo lo que hacían mis congéneres, como si fuera yo una planta. Me visualizo como la lengua de suegra ornamental. Los estudié mucho, intenté averiguar por qué hacían lo que hacían. Imposible, no tiene sentido ni a día de hoy. Fui apartada, era la rara, no había fiestas de cumpleaños, no había quedadas para ir al parque y no, no tuve ningún interés con catorce años en ir a la discoteca, tampoco me invitaban. Mejor así. Yo no sufrí tanto como otros autistas porque en principio mi ceguera no verbal es alta, así que simplemente no notaba que me hacían *bullying* hasta que me tiraban un *kitkat* a la cabeza. Además, pensaba que eran algo bobos ellos porque hice un experimento: desafortunadamente jugué con una ventosa que salía en alguna chuchería y me hice un hematoma por succión en la frente muy visible. Cuando me preguntaron respondí que era alienígena. Se lo creyeron y montaron tal pifostio que al final me castigó la profesora por mentir... era broma, cómo pueden creerse que soy alienígena por el moratón. Bobos, concluí.

Para sobrevivir en el instituto enmascaré mis rasgos y empecé a crearme un personaje fuerte, intocable e intachable. Entonces era la rebelde alternativa que lucha por los derechos de colectivos minoritarios, que tenía un programa de radio donde hacía preguntas incómodas (para ellos) y que escribía los manifiestos en nombre de todo el instituto. Muy cansado. Somaticé mucho esa temporada, ya me empezaron a medicar. Y ahí empezó un infierno por dentro que aún me acompaña. Depresión, ansiedad, rechazo, soledad, insultos, medicación, terapia. Camuflaje a costa de mi salud mental. Y así seguí, siendo una experta en camuflaje hasta que me diagnosticaron autismo.

Ahora me estoy empezando a conocer y exijo ya respeto hacia mi persona. Ha desaparecido mucha gente de mi vida a raíz de esto. Sinceramente: ellos se pierden la riqueza de la diferencia.

CARTOGRAFÍAS DEL COLONIALISMO CAPACITISTA

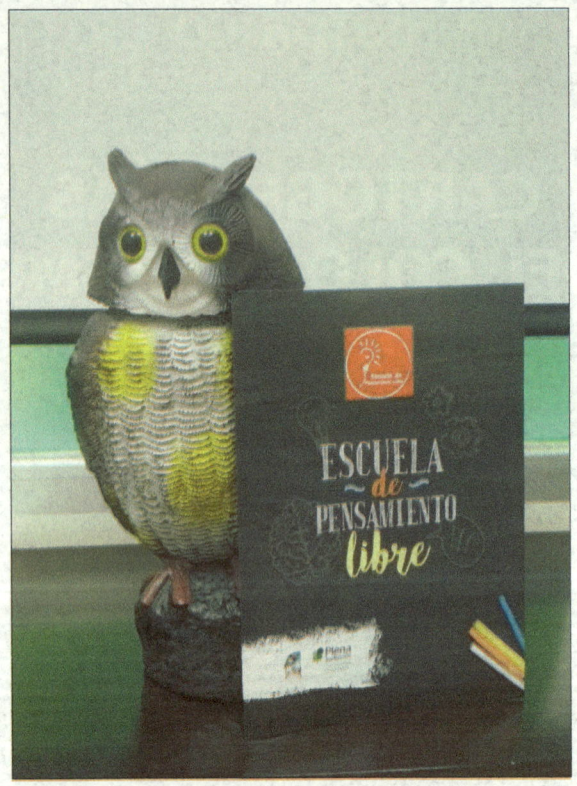

Primer Premio a Práctica Excelente de Plena Inclusión, 2016
para la Escuela de Pensamiento Libre
(Fotografía de Nathalie Lhuissier)

6

MENTES FRONTERIZAS OLVIDADAS POR EL DISCURSO DOMINANTE DE LA HISTORIA. CARTOGRAFÍAS DE LA IGNOMINIA

En este sexto capítulo que abre el cuarto movimiento del pensar, partiremos de la categoría aristotélica de monstruo y recorreremos la historia antigua y medieval para, sobre todo, centrarnos en los avances que se han conseguido en la Modernidad, avances que han ido de la mano de la ignominiosa historia de la subnormalidad.

6.1. Inútiles y monstruos. Una cartografía aniquiladora

Hemos elegido la categoría monstruo, el verbo inusual monstruar y el participio inusual monstruado para mantener el hilo conductor de nuestras intuiciones y su conexión con la historia pasada y con un lugar de enunciación poco tratado en la literatura ensayística: el colonialismo capacitista. Este no ha sido casi nunca un marco analítico porque hemos decidido que la historia es siempre un discurso contextual y que las ignominias del pasado se justifican por las mentalidades de cada época. Todas las civilizaciones han nacido y se han desarrollado produciendo procesos de monstruación y esta constante, a la que hemos denominado colonialismo capacitista, sigue siendo a día de hoy un discurso dominante enmascarado con las versiones políticas de nuestra sociedad del conocimiento de corte epistocrático.

El término monstruo procede del sustantivo latino *monstrum* y del verbo latino *monestere*. Ambos con un significado relativo a lo que se muestra en tanto aviso. El *monstrum* es la muestra, el fenómeno, y el *monestere*, la acción de mostrar avisando del error que se ha producido.

Una primera observación: sustantivo y verbo coexisten en esta definición. Hoy el verbo ha desaparecido para dejar sola a la sustancia evidente de una anomalía, el monstruo. Como si estuviese clara la manera de identificar esa realidad. El monstruo existe como ente objetivo y la acción del verbo es innecesaria. Desde nuestro lugar de enunciación sostenemos que es necesario elaborar la nueva categoría verbal, monstruar, porque la existencia de monstruos no es evidente en sí misma en tanto realidad objetiva y todo monstruo es fruto de una relación en la cual es más importante el proceso de fabricación del monstruo, es decir, la acción misma de monstruar que supone la creación de seres monstruados y seres no monstruados.

Comparto, antes de continuar con las reflexiones más teóricas, esta experiencia personal que afectó a la forma de impartir mis clases como profesor de instituto y a la propia recepción del alumnado de genios inmortales de la humanidad, como rezaban los títulos de las colecciones de sus obras.

Una de las obras imprescindibles de Aristóteles es la *Ética a Nicómaco* y, cada año, me tocaba explicarla de una manera canónica tal y como proponen los manuales al uso. Pues bien, uno de aquellos alumnos díscolos, atrevidos y poco empollones, sabiendo de mi interés por las personas con retrasos mentales (entonces, a principios del siglo XXI la ciencia médica y psicológica los denominaba así) me espetó una buena mañana:

–¿Profesor, y si Aristóteles viviese hoy, qué pensaría de la gente retrasada?

La pregunta no venía a cuento, pero me sirvió para indagar en una relación posible entre la ética aristotélica y su ontología teratológica. ¿Había algunos apuntes, pues, donde el gran Aristóteles pudiese tratar esta idea de lo monstruoso en tanto extremos defectuosos y erróneos que están más allá de la normatividad del cosmos equilibrado y racional? Aquella obra, hoy apenas editada, es la *Generación de los animales* (s. IV a.C.): "Lo monstruoso consiste en la carencia o exceso de algo (...) cuando la naturaleza formal no prevalece sobre la naturaleza material" (Aristóteles 1994: 259).

¿Qué pudo pensar Aristóteles de una persona con una trisomia 21, a la que hoy denominamos síndrome de Down? ¿O al ver a quien nace contrahecho, sin poder articular movimiento? ¿O incluso a un ser afectado de locura que pierde la razón y el juicio y rompe el equilibrio del cosmos y de la polis griega?

Aristóteles desarrolla en su obra biológica una ontología teratológica que define como error a aquellas criaturas que rompen con la naturaleza. En griego, *tera* puede traducirse por exceso-defecto y luego, en la lengua árabe, el *terah* será la tara que seguimos utilizando hoy a la hora de calificar objetos y... ¿personas? En su teoría de las formas (traducida también como teoría de las ideas), Platón defiende la perfección como una de las esencias inmutables y eternas de esos moldes ajenos al mundo real. Aristóteles, más realista, naturaliza esa forma platónica en lo que denomina la naturaleza formal frente a la materia o naturaleza material. Cuando la naturaleza material prevalece sobre la formal se produce un error, un exceso-defecto, es decir, una monstruosidad, achacable al poder de esa malformación natural y, en esos momentos, puede nacer desde un ser con taras hasta una... mujer. El sexo femenino está incluido también en este campo de las malformaciones. "Hay que considerar al sexo femenino como una malformación natural", dice el filósofo (1994: 273). Es delicioso leer cómo el biólogo estagirita se recrea explicando la mecánica reproductiva en la cual la generación (fecundación) de los animales se produce por ese motor masculino, el semen, que se cuece (cocción de la sangre menstrual como materia) en el recipiente llamado útero; quien engendra es siempre el macho, siendo la hembra paciente y recipiente; pero si ese engendrar no es natural y la potencia del alma no aparece en el semen, el resultado sería un engendro, una tara, un monstruo, un ser sin alma. El esperma es el alma de la reproducción.

El alma, pues, ha entrado en juego y con ella el nacimiento de la idea de anomalía. Lo normal y lo anormal. Lo bueno y lo malo. Lo que tiene alma y lo que tiene un cuerpo sin forma. Lo racional y lo irracional. El otro que hay en mí. El miedo que me provoca ese no estar bien, ese no estar equilibrado, ese no ser normal. Los seres deformes son seres materiales sin forma (*eidos*), *idiotes*, que no participan del orden social. Están fuera del cosmos. Prácticas como el infanticidio son legítimas. Monstruar a alguien en esta sociedad es una justificación de exterminio físico.

Si nos remontamos a la prehistoria veremos cómo se fue gestando este estado de cosas. El primer monstruo-retrasado de la historia, reflexiona el historiador Yuval Harari en su obra *Sapiens* (2014) debió ser un cazador-recolector de la especie *Homo sapiens* que, o bien por sus defectos físicos, o bien por su vejez, o bien por su inutilidad manifiesta, fue aniquilado por alguno de los componentes del clan sin que ello fuese considerado un crimen sino una necesidad para que el grupo sobreviviese. Si la inutilidad era para los cazadores-recolectores una cuestión de supervivencia para los seres culturales de las civilizaciones avanzadas es algo más, una cuestión filosófica, una manera de mirar al mundo y al otro, una mirada aniquiladora. Si nos escandalizamos de la costumbre espartana de arrojar a los niños deformes por el monte Taigeto es porque nuestra época, nuestro tiempo, ha progresado moralmente. Nuestro punto de vista sobre las diferentes visiones de la discapacidad no pretende contar desde la equidistancia o el relativismo cultural la pluralidad de modelos, sino defender y justificar un modelo social y ético que conciba la imperfección humana como una construcción valiosa que no nos remite a ninguna futura perfección sino a un deseo de reconocimiento. La mirada aniquiladora no es fruto solo de una coyuntura histórica o cronológica sino de una visión transversal que transcurre desde las primeras civilizaciones hasta la actualidad.

La medicina griega, hija asimismo de su tiempo, comienza a concretar qué era eso de la deformidad o monstruosidad. Celso, en el siglo I, en su *De medicina,* acuña el término *imbecillus* referido a una debilidad general que Galeno achaca a la "frialdad y humedad del cerebro". El *Corpus hippocraticum,* compendio de la medicina clásica, no hace referencia a ninguna clasificación de las enfermedades mentales o de las discapacidades. Habrá que esperar al siglo XIX, con Pinel y Esquirol, para tener la primera clasificación psiquiátrica de los trastornos o deficiencias.

La idea-fuerza del monstruo deforme que inaugura el pensamiento occidental seguirá presente en la Edad Media. El Decreto de Graciano, del siglo XII, sintetiza como ningún otro documento de la época el poder que el derecho canónico tenía sobre la sociedad civil.

Las normas promulgadas por el decreto eran una especia de *sharia* de la época que afectaban a las costumbres sociales. Se regulaban desde las causas de herejía hasta la excomunión pasando por la simonía o aspectos tan concretos como la duración de los cargos eclesiásticos. Para ello, se formulan *quaestiones* y *causaes* de una forma muy didáctica, evitando el sesgo teológico ininteligible no solo para el pueblo sino para el bajo clero. El bajo clero o los nobles no ilustrados comprendían la pregunta (*quaestio*) siguiente: ¿Es lícito tomar a una prostituta por esposa? O, en lo que a nuestro tema se refiere: ¿Tiene la insania (demencia, enfermedad mental, deficiencia) un origen demoníaco? En la causa está la explicación afirmativa y con ella la constatación pecaminosa de la deformidad. A la naturaleza deforme de los clásicos se une un elemento perturbador y terrible: el pecado. El origen de la deformidad está en el pecado cometido por nuestros antepasados. Un pecado grave, mortal que solo puede ser lavado con la purificación de la carne. Faltan varios siglos para que se ponga en marcha la Inquisición pero la base legal y social ya está presente. Entre el *Decretum Gratiani* y el *Malleus maleficarum* del siglo XV de Sprenger y Kramer hay un salto muy pequeño. No estamos diciendo, ni mucho menos, que el cristianismo como todo sea un retroceso con respecto al mundo antiguo. Incluso, como luego explicaremos, podría suponer un avance. Es la interpretación que hicieron determinadas normas eclesiásticas que ejercieron de discurso dominante, ya que muchas experiencias medievales son una referencia en el trato humano y digno a los excluidos de la sociedad. Lo comentaremos en el desarrollo del modelo caritativo que hemos denominado la mirada caritativa.

Sin embargo, el monstruar actual se refleja sobre todo en otros hábitos sociales menos explícitos como son los miedos e inquietudes que nos provocan las personas con limitaciones físicas o intelectuales. El *teraton*, el *tera*, el *tarah*, el tarado es un ser humano existente y a la vez inexistente porque está deforme, porque está malformado. Su existencia no me provoca un miedo atávico y sobrenatural sino un miedo más inquietante que acaba deviniendo en rechazo y a la vez en atracción. El ser deforme no es un ente de ficción, no es sobrenatural y, sin embargo, tampoco cumple con las leyes de la humanidad, es un error de la naturaleza, es un espejo que se ha roto y, lo más inquietante, en ese espejo me estoy mirando yo. ¿Cómo denominar a esa extraña sensación? Pascal Prayez la llama *"sidération de la pensée"* (Prayez 2009), un pensamiento aturdido que puede llevarnos a reaccionar de maneras insospechadas. Ese cuerpo extraño que ha entrado en mi mente a través de la mirada o del contacto o de las palabras del otro me provoca reacciones físicas que van más allá de la mera discriminación social. El resultado final de este mecanismo más filosófico que social es lo que denominaremos la monstruación del otro. Ese otro no soy yo, no quiero ser yo y ya que no puedo eliminarlo porque en mi mundo moderno estas prácticas han desaparecido, lo mejor es compadecerlo y apartarlo de mi presencia. La eugenesia, dice Simone Sausse, está dentro del corazón humano. La atracción repulsiva hacia ese ser me recuerda, al revés, que yo soy un ser normal, saludable, que yo no soy como él (Sausse 1996: 175).

La exhibición de monstruos en el pasado, bien en colecciones medievales de anormalidades, bien en catálogos de asesinos natos de la craneometría, o bien en los zoológicos humanos de los circos, era brutalmente indignante y podríamos calificarla de inmoral, pero cumplía una función catártica que colocaba fuera del yo al otro deforme. Nuestras sociedades higiénicas y políticamente correctas han prohibido esas prácticas; los seres humanos, los mismos desde hace miles de años a pesar de los barnices cosméticos, seguimos monstruando a las personas con impedimentos y esa monstruación, a pesar de las apariencias, a veces es más estigmatizante que la risa burda de los feriantes. Queremos atenderlos, protegerlos, otorgarles cuidados y tenerlos apartados de nuestras miradas porque la mirada y la palabra de un ser con grandes dificultades para expresarse nos provocan emociones negativas a las cuales no querríamos enfrentarnos.

Un ejemplo de este tabú fue el caso de la película *Freaks* (1932), de Tod Browning. El director de la exitosa *Drácula* (un monstruo mítico) quiso adentrarse en la teratología real de las personas monstruadas en los circos; personas con desventajas que eran motivo de admiración y risa en aquellos recintos. Cuando Browning les dio la palabra en las escenas de la película y formaron parte del guion personas reales con deformaciones que hablaban, sentían y pensaban, el público, los estudios y la industria del cine se escandalizaron de tal manera que la película fue prohibida y desapareció de la circulación hasta bien entrados los años 60.

Actualmente, en el cine o en la televisión, muchas personas con discapacidad siguen siendo seres especiales y extraordinarios que nos inspiran ternura o buenos sentimientos, pero cuando se enamoran o exigen tener su vida, su sexualidad o sus capacidades de decisión, el propio sistema puede llegar, y de hecho llega, a esterilizarlos o incapacitarlos de por vida sin su consentimiento para, dice la teoría, protegerlos y atenderlos.

¿En la actualidad podríamos decir que se ha superado esta terrible mirada aniquiladora?

Venimos sosteniendo desde el inicio de nuestro ensayo que los paradigmas no son marcos objetivos en los que estamos instalados sino constelaciones de compromisos. En el mundo actual, hijo del tiempo de los derechos humanos, nadie sostendrá abiertamente que existan seres humanos sin *dignitas* pero en algunas prácticas médicas podemos encontrar todavía el modelo aniquilador como forma de tratar la discapacidad. La eugenesia moderna detecta el feto malformado y, basándose en un derecho humano como la libertad individual, interrumpe su evolución (aborto eugenésico negativo). La cuestión de en qué momento comienzan a aplicarse estos derechos inalienables nos vuelve a remitir a una concepción de la naturaleza humana en la cual los futuros legisladores tendrán que ponerse de acuerdo, para que las normas del siglo XXI y del XXII emanen de esta comunidad moral y política, al igual que en el siglo XIX y XX se configuraron con amplios consensos universales que definían con cierta claridad el estatuto ontológico de un esclavo o de un indígena.

Habermas diferencia entre dignidad de la vida humana y dignidad humana. El primer caso afecta a seres vivos sin autonomía personal ni libertad. El segundo a seres vivos con conciencia e interacción. Un embrión posee la primera dignidad y un niño la segunda. Una persona en coma, la primera y una persona consciente, la segunda. Un embrión, por tanto, no puede ser una cosa ni cosificarse como un objeto que se compra y se vende pero tampoco puede ser una persona dotada de libertad, volición y derechos humanos plenos.

A pesar de las contradicciones que encierran estos dilemas morales, debemos reconocer que los tiempos han cambiado, hoy en día, en pleno siglo XXI, no encerramos en una jaula al monstruo ni lo exponemos en un circo, más bien, lo contrario, lo cuidamos, le entregamos una prestación económica, le podemos incluso otorgar algunos derechos, le protegemos, le integramos dándole incluso algún trabajo adaptado... pero cuando se trata de que su voz cuente, su no-poder, su dependencia absoluta de mis servicios y de mis recursos lo convierten en objeto de mi beneficencia pero nunca en sujeto pensante, en agente de justicia y de libertad. Viviremos en el mismo mundo, en la misma ciudad, en el mismo barrio, incluso en la misma casa, no habrá nombres oscuros donde podamos excluirlos como manicomios, asilos u orfanatos. Los nombres más bien serán biensonantes: residencias, centros, pisos tutelados. Las palabras que hemos inventado también serán bellas: inclusión o empoderamiento. Es hora de reaccionar ante esa deportación epistémica, de querer vivir en el mismo territorio fronterizo, esa tierra de nadie, esa tierra baldía ahora habitada por nuevos seres con conciencia fronteriza.

Quizá la mejor insurrección ante el mecanismo de monstruación es declararse uno mismo como monstruo híbrido, como ser que no encaja en las clasificaciones. Como hizo el irreverente ser no binario Paul B. Preciado delante de más de doscientos psicoanalistas franceses, la élite del saber-poder psicológico, al decirles a la cara: "Yo soy el monstruo que os habla". Lo ratificó luego en su libro:

> Prefiero mi nueva condición de monstruo a las de mujer u hombre, porque esa condición es como un pie que avanza en el vacío y señala el camino a otro mundo (…) El migrante ha perdido el Estado-nación. El refugiado ha perdido su hogar. La persona trans pierde el cuerpo. Todos ellos cruzan la frontera. La frontera los constituye. Los corta y los destituye. Los atraviesa y los revienta. Viven en el cruce. (Preciado 2020: 44-46)

Avanzando por nuestro camino genealógico, nos hemos preguntado: ¿en qué coyuntura histórica el monstruo pasó de ser deforme que podía ser aniquilado a ser humano del cual había que compadecerse?

6.2. Pobrecitos hijos de un dios menor: la mirada caritativa

¿Qué es preferible, ser un monstruo o un pobre diablo? ¿Qué es preferible, que te aniquilen o que sientan pena por ti? Si la cultura clásica, de raíz grecolatina, creó como daño colateral esa figura del monstruo, la naciente cosmovisión de origen judeocristiano está en el origen de esta manera de mirar que hoy sigue muy presente. Los seres humanos ahora son hijos de Dios y no de una naturaleza tarada. Dios crea al ser humano a su imagen y semejanza. Los defectos que poseen los individuos son fruto del pecado pero los pecados pueden ser perdonados. Los individuos con taras son –o bien ellos, o bien sus familias– pecadores y culpables de haber violado la ley de Dios pero en ningún caso pueden ser exterminados. Al contrario, deben ser atendidos. Jesús, en los Evangelios, se acerca a los ciegos y a los paralíticos no solo para curarlos, sino para devolverles la fe, para integrarlos en la comunidad cristiana. La compasión cristiana tiene su origen en estos gestos, en esta caridad entendida como amor universal por los más débiles. El resultado final de esta moral cristiana es el nacimiento de una Iglesia que, tradicionalmente, ha atendido a los pobres y a los desvalidos. Las enfermerías de los monasterios, podemos decir, fueron el germen de lo que luego serán las primeras instituciones para dementes.

A pesar de las limitaciones de la caridad cristiana en el sistema monacal, sigue siendo en este contexto donde surgieron más adelante las primeras instituciones que atendieron a los locos. Nos referimos en concreto al primer hospital psiquiátrico del mundo, creado por el padre mercedario Joan Gilabert Jofré que abrió en 1410 en Valencia el Hospital de los Inocentes bajo la advocación de la Virgen de los Inocentes, la que luego sería la famosa Virgen de los Desamparados. La floreciente burguesía del Reino de Valencia, arengada por el fraile, puso el dinero y el Consejo General de la Ciudad creó el primer asilo mental del mundo. Según las crónicas, el tratamiento que se dispensaba en el hospital era terapéutico y humanitario.

Pero también existieron, bajo el paraguas de lo religioso, leyes que estigmatizaron la discapacidad relacionándola con lo pecaminoso y, por tanto, demoniaco. Ya hemos mencionado el influyente

Decreto de Graciano del siglo XII, una de las fuentes del Derecho Canónico medieval. En él se fundamenta una idea perversa que pervive todavía en las mentalidades: el hecho de que el pecado de los padres tiene consecuencias para la constitución física de los hijos.

Aun así, podemos decir que no existen en la documentación historiográfica casos significativos de persecución y exterminio de los orates. Su inferioridad es manifiesta pero el modelo caritativo permea los textos civiles como por ejemplo las Siete Partidas de Alfonso X el Sabio: "mudos o sordos no les deben ser vedados los sacramentos" (2021). Incluso, nos atrevemos a decir que el orate, bobo o loco medieval todavía no ha sido estigmatizado con un proceso de cura o institucionalización como ocurrirá con la Edad Moderna. Por ejemplo, la bella historia del Refugio de Gheel parece más propia de las comunidades terapéuticas actuales (por cierto, minoritarias) que de la oscura Edad Media. Me detengo un momento a narrarla. Cuenta la leyenda que a finales del siglo VI, Dimpna , una princesa irlandesa, huyendo de su abominable y acosador padre, se refugió en el pueblo de Gheel, en la actual Bélgica. No le sirvió de mucho porque los tentáculos del padre la localizaron y en el mismo pueblo la decapitaron. Este gesto terrible provocó que muchos locos de la localidad se curasen a raíz del *shock* recibido. Hasta aquí la leyenda. A partir del siglo XII, la historia nos dice que este pueblo belga comenzó a recibir a locos y bobos provenientes de toda Europa y las gentes, en vez de rechazarlos, los integraron en sus familias y los adoptaron como parte de la comunidad. Se levantó allí una iglesia a Santa Dimpna, la santa protectora de los locos. En el siglo XIX, los alienistas estudiaron este caso y certificaron que en la comunidad había integrados 400 alienados entre los 10 000 habitantes. Hoy en día, fruto de esta tradición, este pueblo belga sigue siendo un modelo de inclusión social de las personas con diversidades.

En la religión musulmana (la medicina musulmana medieval es, en este época, más avanzada que la cristiana) también existe la tradición de atención a los dementes, considerados como cercanos a Alá debido a esa locura. Me refiero a los denominados maristanes o enfermeros que atendían este tipo de trastornos. El Hospital Adudi de Bagdad o el Nuri en Damasco datan del siglo VIII. En el Corán se deja claro también el respeto por las minusvalías: no hay nada que reprochar al ciego, ni al cojo ni al enfermo; a quien obedezca, a Alá y a Su Mensajero lo haremos entrar en jardines por cuyo suelo corren los ríos, pero al que se aparte, lo castigaremos con un doloroso castigo.

Podemos, por tanto, concluir que en las culturas religiosas más importantes del mundo el enfoque caritativo ha sido y sigue siendo fundamental. En las actuales órdenes religiosas, la atención a los más desfavorecidos es una tarea ineludible e irrenunciable.

Sin embargo, nosotros consideramos que una persona con discapacidad, antes de ser hijo de Dios o de Alá (una cuestión de fe que afecta a los creyentes) es un ciudadano libre e igual y que es poseedor de capacidades y derechos. Nuestra mirada no reniega de la caridad porque la caridad es una virtud pero se centra en la justicia social y en los valores humanos, en una ética laica independiente de cualquier tipo de religiosidad.

6.3. Enfermos o malitos: la mirada científica

Sir Anthony Fitzherbert fue un caballero inglés del siglo XVI, una época que respira las nuevas ideas renacentistas y, por tanto, modernas. Llegó a ser juez y, como tal, escribió una influyente obra, la *New Natura Brevium* en 1534; se trata de un compendio, un tratado en el cual se regulan desde los juegos de azar hasta el traspaso de tierras. A diferencia de los tratados medievales, la religión ya no marca la pauta, sino la naciente diosa, la *ratio,* la razón moderna que culminará con la razón ilustrada. ¿Qué tiene esto que ver con nuestro asunto, con la nueva manera de mirar la discapacidad? Veámoslo. En este tratado, el jurista crea también lo que podríamos llamar el primer sistema de medición de la inteligencia del mundo, la primera medida psicométrica con el objetivo de, he aquí la novedad, detectar idiotas. El idiota *a nativitate* (el tonto de nacimiento) ya no es un pobrecito pecador que está sujeto a la misericordia ajena, sino que es un "incapaz de contar o numerar veinte peniques, decir quién es su padre o su madre o saber su propia edad". Es decir, un sujeto incapacitado para razonar. Si el loco es un enajenado que ha perdido la razón, el bobo es un ser que carece de ella.

La nueva mirada científica acaba de aterrizar en los albores de la modernidad. Nos atrevemos ya desde el primer momento a ser sumamente críticos con este paradigma que, a nuestro juicio, ha sido más nocivo que el modelo caritativo y que le da la mano al peor de los modelos con el que hemos comenzado este relato por las visiones históricas, el modelo aniquilador. La ciencia moderna, enaltecida, orgullosa de sus verdades, identifica, clasifica y trata al orate.

Los actuales maquinistas transhumanistas defienden la igualdad entre hombres y máquinas. En 1999 la Asociación Mundial Transhumanista declara que cualquier forma de vida futura basada en la inteligencia artificial debe poseer dignidad y bienestar. En uno de los libros que funda el movimiento, *Evolution: The Modern Synthesis* (1942), Julian Huxley afirma que las "actuales limitaciones y miserias de nuestra existencia" (1974: 67) podrían ser superadas por una nueva era en la que la especie humana se trascienda a sí misma a través de la tecnología. En 1998, los filósofos Nick Bostrom y David Pearce fundan la World Transhumanist Association (WTA) y elaboran el primer manifiesto transhumanista, donde preveen la viabilidad de rediseñar la condición humana en el futuro gracias a los avances tecnológicos, para eliminar el envejecimiento y mejorar en gran medida las capacidades físicas, intelectuales y psicológicas.

Ya existen transhumanistas en el mundo de la política gobernando ciudades y elaborando leyes en parlamentos. Bostrom ha elaborado el concepto de superinteligencia, que ha influido en personas relevantes como Bill Gates o Elon Musk, y aboga también por una ética basada en el perfeccionamiento humano. Peirce, joven filósofo inglés utilitarista, en su libro *The Hedonistic Imperative* (1995) propugna como mejora la eliminación de cualquier experiencia desagradable a través de la nanotecnología y la ingeniería genética.

Los animalistas por su parte, encabezados por su sacerdote Peter Singer y su obra *Liberación animal* (1975), sostienen una ética utilitarista en la cual es posible calificar a seres humanos como no-personas y a seres no-humanos como personas. El concepto persona animal define un ser adulto, desarrollado, que siente y razona, cuya entidad es mayor que un vegetal, un feto o un deficiente. Matar perros está mal pero no está mal matar a niños con discapacidad. Dice Singer en su obra *Ética práctica* (1980): "Matar a un niño con discapacidad no es moralmente equivalente a matar a una persona. Con frecuencia, no es malo en absoluto" (Singer 1995: 65).

El utilitarismo es el último eslabón de una cadena de memoria histórica en la cual las deformidades han sido vilipendiadas y los sujetos que las portan humillados y ofendidos. Si el origen ya lo hemos situado en el contexto de nuestra civilización en la antigua Grecia, desde el siglo XVIII en adelante, la Modernidad ha sido el caldo de cultivo donde se han gestado algunos de nuestros insultos más comunes.

6.4. La memoria olvidada del origen de nuestros insultos

La memoria histórica, aunque suene paradójico, genera sus propios olvidos, sus propios puntos ciegos. Existen memorias reconocidas y memorias desatendidas, desmemoriadas. Como la memoria de la sub-normalidad en la historia contemporánea.

En 2018, dos sociólogos americanos Bradley Campbell y Jason Manning escribieron un polémico libro titulado *The Rise of Victimhood Culture* en el que denunciaban las guerras culturales que se libran en la actualidad para ser la víctima elegida por la memoria histórica. Describen que en las universidades americanas la cultura de la victimización ha sustituido a la cultura de la dignidad.

¿Existen dentro de los estudios culturales memorias elegidas y memorias olvidadas? ¿Existen batallas culturales para comparar el sufrimiento? Mi sufrimiento ha sido mayor que el tuyo. Yo soy más víctima que tú. Toni Judt, un lúcido ensayista, en uno de sus artículos, se planteaba esto mismo: "¿Qué grupos –qué recuerdos– deben tener prioridad? ¿Quién lo decide?" (Judt 2005: 13). ¿Quién decide qué víctimas son más víctimas?

Wittgenstein, el gran filósofo vienés, en sus *Investigaciones Filosóficas* (1953), nos recuerda que hay problemas que solo existen si, y solo si, se convierten primero en problemas. La tarea del filósofo y del crítico, en algunos asuntos, consiste en no entrar al trapo de los presuntos problemas y aportar, desde la humildad intelectual, un poco de luz a esos puntos ciegos antes mencionados, tratando de mostrarle a la mosca la salida de la botella...

La memoria, coincidimos con el filósofo Reyes Mate (2013), no es un mero recuerdo del sufrimiento de unos o de otros colectivos (judíos, republicanos, homosexuales, gitanos, comunistas, etc.), sino que constituye un imperativo anamnético, un deber no solo moral, sino epistémico; es decir, implica conocimiento, un conocimiento que rescata del olvido a quien la misma memoria histórica, sin mala intención, ha olvidado y, tras el rescate, le ofrece una reparación epistémica real o simbólica. Rescatar del olvido de la memoria a determinados colectivos que no tienen la palabra ni la razón dominante es un mandato y, en este sentido, abordamos nuestra tarea en este ensayo: apuntar con el dedo a ese olvido y reconocer que la historia tiene otra deuda más que reparar, una deuda que sigue siendo una llaga, un estigma, un dolor del presente, un no querer recordar siquiera esos nombres ignominiosos, incluso el deseo mismo de ocultar por parte de las propias víctimas esos nombres, esos insultos que son hoy mismo una sombra poderosa con la cual algunos seres humanos todavía son marcados.

La memoria olvidada de la que estamos hablando es la memoria de las personas expropiadas de la capacidad-racionalidad en nombre de una sociedad colonial capacitista que puso etiquetas brutales a la vulnerabilidad humana: idiotas, imbéciles, mongólicos, retrasados, débiles mentales y, sobre todo, subnormales. Si las diferentes formas de explotación humana han sido sobreanalizadas, las formas de expropiación de la capacidad mental se han centrado solamente en los diferentes tipos de enfermedad mental y apenas se han detenido a analizar el mal llamado retraso mental. Binet, el padre de la psicometría, denominó *tête vivante*, cabeza viviente, a la mente de las personas. Unas cabezas, como veremos, que podían ser medidas tanto por dentro (test de inteligencia) como por fuera (craneometría). Denominamos metafóricamente *expropiación de una cabeza viviente* a esa privación de la *capacidad mental* que realiza la sociedad epistocrática y que *mata* intelectualmente a personas con más limitaciones cognitivas que otras. Un *delito epistémico* del que deseamos levantar acta con este ensayo.

Hasta finales del siglo XIX, no se separó al loco del idiota, o mejor, del *especial*. Especial porque había que buscar dentro de la institución un lugar especial para que pudiese estar separado del monomaniaco o del demente. Luego conoceremos de cerca esta peripecia. Existen estudios sobre los orígenes de la educación especial y sobre la psiquiatría moderna donde aparece este reconocimiento a su propio periplo ignominioso, pero no existen historias, películas o libros, más allá del ámbito especializado, que sitúen en el amplio espacio de la memoria colectiva a las víctimas de este oprobio olvidado. ¿Qué museos existen para recordar las historias olvidadas de los manicomios?

El estigma de la denominada hoy discapacidad intelectual no ha sido el fruto de un exterminio programado y sistemático o de una purga o de una represión política o de una discriminación social o de una explotación laboral sino del mismo sistema médico-científico que, desde una concepción de progreso y racionalidad determinada, clasificó, trató, juzgó y expropió de la racionalidad a seres humanos vulnerables que no eran delincuentes, ni locos, ni enfermos, ni revolucionarios, ni disidentes, ni indígenas, ni salvajes; solo eran seres cuyas limitaciones de la inteligencia abstracta les convirtieron en monstruos, en seres *degenerados* para una sociedad que colocó a la diosa Razón como la madre de todos los progresos y de todas las verdades. Una sociedad así debe tener un nombre para recordar: sociedad epistocrática, es decir, una sociedad en la que reina el "imperio de lo cognitivo" (De Sousa Santos, 2019) como forma de generar exclusiones epistémicas que derivan en injusticias sociales.

Nuestro movimiento del pensar histórico-crítico es un mero dedo que apunta en dos direcciones: en la del pasado, recordando, desde la memoria indignada, lo que pasó, el origen del estigma y algunas claves para entender por qué ocurrió lo que ocurrió; y, por otro lado, hacia el futuro, pero no al futuro próximo, sino, al menos, al siglo XXII, cuando la sociedad esté preparada para tener un presidente o presidenta de un gobierno con síndrome de Down. Ya ha habido presidentas, presidentes negros, indígenas, obreros o con alguna discapacidad física. ¿Pero presidentes no-normales? Esto sería demasiado para una sociedad epistocrática.

Nos declaramos disidentes de este *imperio cognitivo* y, desde esa mirada alternativa, apuntaremos con el dedo al siglo XXII para decir que, en ese mundo nuevo más allá del antropoceno, si el planeta sigue existiendo, también existirá una nueva figura que ahora es solo una anécdota en una pequeña ciudad en el mundo. Personas con y sin discapacidad explorando nuevas posibilidades epistémicas. Personas imaginando personas. Esas personas tienen el nombre de maestras socráticas de la palabra-rota; esa ciudad se llama Valencia; y allí un pequeño experimento utópico de apropiación epistémica nos asombra y nos deja perplejos por el mero hecho de existir.

La racionalidad del siglo XXII, esperemos, salvados del posible colapso planetario, resurgirá desde una nueva forma de entender la razón, más acogedora, más cuidadosa, más hospitalaria, más ecológica, más interdependiente, más emocional, más humana; una razón que, desde la vulnerabilidad, aspire a la capacidad.

Una razón que huya del canibalismo (razón caníbal la hemos denominado en alguna ocasión) en la que se instaló, sin pretenderlo, en ese pasado que inventó una idea de progreso donde las imperfecciones no eran admitidas en el seno de sus discursos. ¿En qué quicio, en qué momento histórico, en qué fecha nos atrevemos a iniciar una genealogía moderna del origen de nuestros insultos? ¿En la edad oscura medieval acaso? ¿Y si la cosa tuviese que ver con las mismas luces de la razón?

Estamos en el denominado Siglo de las Luces. Un tal Pinel surge en nuestra escena. Corre el año 1798 y este filántropo, compadeciéndose de los locos, los idiotas, los libera, dice él, de las cadenas de las mazmorras para trasladarlos a bellos sanatorios, a partir de ahora llamados manicomios que se encargarán de curarlos para devolverlos sanos y salvos a la sociedad de la que fueron apartados. ¡Qué bella utopía! ¿Saben cómo llaman a esta época? La Edad de las Luces y de la Razón. Ya no volverán a encadenarlos jamás con pesadas cadenas. Es la hora de liberar para clasificar, etiquetar, analizar. Expropiar. Pinel, el gran libertador de los locos e idiotas, escribe una de las obras que más influencia tendrán en la historia de la medicina moderna, *Nosographie philosophique* (1798). Ya apenas editada, en su momento fue muy prominente y pionera: incluía la primera clasificación científica de los *alienados mentales* (así los empiezan a llamar). Uno de los primeros grandes "alienistas", Pinel sentará las bases del nuevo estado de la cuestión diferenciando cinco especies (término inspirado en las clasificaciones botánicas de las plantas y animales) de alienados: melancólicos, maníacos sin delirio, maníacos con delirio, dementes e idiotas. Unos años después, su discípulo Esquirol matiza esta clasificación incluyendo un nuevo calificativo: imbéciles. Una escala superior a los idiotas. Su libro, *Des maladies mentales* (1854), es la referencia de la época en la materia y en España se publicó en los años 50 del siglo XIX y se ha reeditado recientemente (2014). Un gran avance. Años después, Georget, un discípulo de Esquirol, se planteó por primera vez una temeridad, descartada pronto por el sistema: ¿y si la idiocia es una desventaja social y no una enajenación mental? El tal Georget no ha pasado a la historia; Pinel y Esquirol, sí.

Estas definiciones y otras similares, nos recuerda Huertas (1998) –uno de los pocos historiadores de la deficiencia–, han conformado durante varios siglos una pseudociencia llamada alienismo con un cuerpo de funcionarios estatales, los alienistas; la parte teórica de esta ciencia deriva en una nosografía (tratado de las enajenaciones) y la parte práctica deriva en higienismo (la cura). Y todo ello con el beneplácito del sistema judicial, médico y político.

Las denuncias contra la explotación del capitalismo, las exclusiones de la sociedad patriarcal o la discriminación racial son moneda común en nuestro imaginario colectivo. Las denuncias contra las expropiaciones de una sociedad epistocrática que marca a sus ciudadanas y ciudadanos con etiquetas cognitivas que les impiden desarrollar sus capacidades parecen ser irrelevantes en nuestras sociedades democráticas presuntamente avanzadas. Desde entonces, los nombres han cambiado pero el pueblo, esas gentes incrédulas y olvidadizas que no fueron las responsables del desaguisado, todavía sigue empleando estos términos (idiota, imbécil, subnormal) para insultar a los que, dotados de razón y conciencia, tienen más limitaciones cognitivas que otros.

¿Y los filósofos, esos tipos tan extraños que ponen en duda las verdades establecidas, qué hicieron? ¿Se ocuparon de ellos y los defendieron? Ni por asomo. La mayoría ni siquiera los tuvo en cuenta, ni para bien ni para mal. El filósofo Condillac es el único que los menciona. Condillac, un ilustrado del siglo XVIII, dentro de la nómina de los grandes filósofos franceses de la época junto a Voltaire o Rousseau, en su teoría del sensualismo, influye en los nuevos médicos (no precisamente de una manera positiva) para que sus diagnósticos sean menos espirituales y más materialistas, a saber, más anatómicos, basados en observaciones físicas (no metafísicas). Lo que puede, a primera vista, parecer un avance acaba siendo el inicio de una escuela o visión del mundo reduccionista donde hasta los síntomas psíquicos tienen una base física observable; la craneometría o la observación física de las personas podía ser origen de diagnósticos bárbaros. La curación iba a empezar por las miles de mediciones a las que iban a ser sometidos los idiotas cual ratas de laboratorio. Los primeros resultados fueron alentadores: las demencias o idiocias tienen un componente moral cuyo origen se puede llegar a situar en la cara de bobo del sujeto; una fealdad física denota una fealdad moral y las bellas personas no solo lo son por dentro sino también por fuera. De hecho, los higienistas de la época elaboraban pormenorizados tratamientos morales para eliminar los síntomas de la imbecilidad o de la idiocia.

Otro prohombre de la época, Samuel Auguste Tissot elaboró toda una teoría sobre las consecuencias perniciosas de la masturbación y su relación con algunos trastornos mentales como la imbecilidad. Su obra *El onanismo. Tratado de las enfermedades mentales producidas por la masturbación y su tratamiento* fue editada en los años 1814, 1828, 1845 y 1877. Es ahí donde podemos rastrear esa obsesión por la promiscuidad del idiota como causa de su alienación que todavía pervive en algunas apreciaciones.

José María Esquerdo, el gran alienista español de la época, seguidor de la escuela francesa, defiende en la *Revista de Medicina Práctica* (1878), una de las más prestigiosas del momento, la masturbación como una de las causas más evidentes del idiotismo y la alienación mental. Esta teoría la avalan también otros prestigiosos pensadores como Joan Giné i Partagás, en su *Tratado teórico-práctico de freno-patología*, del año 1876 o, el doctor José Martínez Valverde, que en su *Guía del diagnóstico de las enfermedades mentales con nociones sobre la terapéutica, de la ontología y de la medicina legal frenopática* (1899), achaca la alienación femenina más común, la locura histérica o histeriopsicosis a la afección del órgano sexual. El histerismo femenino como tópico popular tiene su origen en estas disquisiciones científicas.

Si en España esta situación de poder médico (modelo expropiador de posibilidades) no eclosionó hasta finales del siglo XIX, perviviendo durante el siglo XX; en Europa, había surgido ya en el siglo XVIII sustituyendo al modelo religioso basado en la atención caritativa. Nos situamos de lleno ante una sutil paradoja: en los avances sociales conseguidos en la Ilustración, dos figuras (el loco, el subnormal) desentonan ya que no son seres racionales, así que en nombre de la nueva racionalidad, deberán ser apartados, curados y, en la medida de lo posible, higienizados.

Nuestro modelo es la vecina y revolucionaria Francia. Si allí habían creado cátedras de Medicina Legal o revistas, nosotros haremos lo mismo con cuarenta años de retraso, a mediados del siglo XIX. La primera cátedra fue dirigida por el doctor Pedro Mata, pionero en la materia. Su objetivo no era empoderar al paciente, sino darle poder al nuevo médico, al psiquiatra, al frenópata que, con sus declaraciones ante los tribunales pertinentes, podía ingresar a un enfermo o liberarlo. Esta unión de la medicina legal y el Estado fue el comienzo de la imparable institucionalización: la Ley de Beneficencia de 1849 y sobre todo su Reglamento de 1852, en la época de Isabel II, es el pistoletazo de salida para la consolidación del manicomio como nueva reserva de alienados.

Por si no fuese suficiente, a todo ello se unió en el siglo XIX una peregrina teoría capitaneada por Lombroso, el positivismo jurídico. Su teoría del criminal nato, junto a la craneometría como forma científica de detectar criminales, más la naciente frenopatía fueron el cóctel perfecto para criminalizar de una vez por todas a las personas con limitaciones y discapacidades. No existen estadísticas oficiales de la época pero algunos estudios de diferentes países indican que, desde mediados del siglo XIX, se practicaron juicios por insania para incapacitar a personas corrientes, muchos de ellos inmigrantes, pobres, peones, jornaleros, mendigos, analfabetos, mujeres, etc. Las investigadoras Di Liscia y Bassa han conseguido esos datos en el caso de Argentina y hacen una relación de juicios por insania referidos a sujetos que, de una manera arbitraria, eran declarados peligrosos si eran acusados de "vagancia, ebriedad, peligrosidad, disturbios públicos, facultades mentales alteradas..." (Di Liscia y Bassa 2003: 20).

El insano era, sin más, detenido en la vía pública y, después de un informe pericial de incapacitación, internado en un manicomio. Las autoras rescatan del olvido algunos expedientes de insania bochornosos. Los bienes del enajenado eran atribuidos a un curador o el tutelaje pasaba directamente al Estado. El loco o el imbécil ya no solo era un loco, sino un loco peligroso que debía ser apartado de la sociedad con la aquiescencia de médicos, jueces y legisladores. En el imaginario colectivo todavía no ha desaparecido este estigma.

El Código Penal español de 1870 recoge esta preocupación (incapacitar, incapacitar, incapacitar) de la Ley de Beneficencia. Esta modificación se hallaba contemplada en el artículo 8 (título I, capítulo II) del Código Penal, en el apartado "De las circunstancias que eximen de responsabilidad criminal", que dice literalmente:

> No delinquen y, en consecuencia, están exentos de responsabilidad: 1° el imbécil y el loco, a no ser que este haya obrado en un intervalo de razón; 2° el menor de 9 años; 3° el mayor de 9 años y el menor de 15, a no ser que este haya obrado con discernimiento.

Fruto de estos nobles principios, el eminente doctor José María Esquerdo, en una famosa conferencia denominada "Locos que no lo parecen" pronunciada en el anfiteatro de la Facultad de Medicina del Colegio de San Carlos, en Madrid, sienta las bases del nuevo paradigma frenopático. Dice el progresista doctor:

> Si por la inspección penetráis en la mente del imbécil allí observaréis la talla escasa y raquítica de sus sentimientos e instintos, falta de armonía entre las facultades intelectuales y afectivas, la desproporción dominando como carácter gráfico de estos seres que no alcanzan el nivel normal del hombre (...) Estos seres son vengativos, lujuriosos, embusteros, etc. (...) El niño es un ser imperfecto por su capacidad mental; el imbécil lo es por su deformidad. (Esquerdo 1880: 8)

Y es aquí donde aparece la innovación de este discurso: el objeto de la disertación es convencer de que un imbécil no es un monstruo total, sino que su deformidad es interior y, en consecuencia, al igual que el monstruo, debe ser incapacitado y protegido por la ley, evitando su responsabilidad penal.

Pero, ¿cuál es la explicación última, el origen de que una persona no pertenezca al reino de la normalidad? Todavía algunos padres parecen preguntarse: ¿qué hemos hecho para merecer esto?

En 1857, Agustín Morel, el gran Morel, el prestigioso alienista, se plantea una de las cuestiones más acuciantes del alienismo del siglo XIX. En esa época, el cambio del paradigma creacionista al evolucionista trajo estos daños colaterales: la evolución de un ser hacia la vesania y la enajenación, si no es congénita, debe estar fijada por algunos mecanismos evolutivos que conllevan la de-generación. El susodicho Morel está situado a la misma altura que Darwin. Algunos autores como Martínez Valverde hablan de él de esta guisa:

> Antes de Morel, no se imaginaba que las psicopatías obedecieran a un mismo proceso de involución; esto es, de ruina mental progresivamente acumulada por sucesivas generaciones (…) Morel, en psiquiatría, como Darwin en biología, descubren las leyes de la herencia y de la transformación de las especies morbosas por averiada influencia mental. Los productos de ambos factores –herencia y atavismo– constituyen los degenerados. (Martínez Valverde 1899: 98)

Resulta curioso cómo, en menos de un siglo, el higienismo mental dio frutos tan sofisticados; basta saber que en el siglo XVIII no existía en la literatura médica de la demencia el concepto de mejoría, cura o enfermedad y que fue a raíz del discurso de la Modernidad, del discurso de una racionalidad mal entendida (la racionalidad caníbal) como estas ideas hicieron su aparición y, desde entonces, forman parte de nuestra memoria de la ignominia.

¿Acaso el discurso dominante de la educación le plantó cara a este discurso social dominante? Los orígenes de la educación especial siguen siendo, como veremos a continuación, en la expresión luminosa de Benjamin que venimos haciendo nuestra en este ensayo, un documento de civilización y a la vez de barbarie.

6.5. Historias y vivencias: El niño salvaje de Aveyron

Corren los años 20 del siglo XIX. A Víctor todos le conocen como el niño salvaje de Aveyron. Víctor, un idiota, es el primer caso documentado de tentativa de educar a una persona con deficiencia. El alienista que lo intentó fue el Dr. Itard, Jean Marc Gaspar Itard, coetáneo del famoso Pinel y mucho más innovador que él. Pinel, que pasa a la historia por su gesto simbólico del año 1891 (quitarle las cadenas al loco), siempre consideró que los idiotas eran una especie de alienados no educables. Con el tiempo, el famoso sanatorio que él dirigió la Salpêtrière de París crearía la primera sección del mundo para este tipo de población, dirigida por el maestro Itard. La primera obra de referencia sobre discapacidad intelectual se centra en el denominado idiotismo, una forma peculiar de demencia que, en esta época, estaba englobada dentro de la denominación general 'enajenación mental'. Su autor, Jacques Étienne Belhomme, fue destinado a la sección de idiotas de la Salpêtrière, que siguió dirigiendo Esquirol después de Pinel. Tanto Esquirol como Pinel son las máximas autoridades en la época sobre alienismo y enajenaciones. En *Essai sur l'idiotie* (1824), la primera obra sobre idiotismo, Belhomme diferencia entre este estado constitucional y la demencia propiamente dicha (enfermedad mental), una diferencia conceptual de gran importancia aunque apenas influye en el tratamiento terapéutico y/o educativo. Es más, el autor habla incluso de *éducabilité*, educabilidad del idiota, dependiendo de sus aptitudes intelectuales. En Francia, la Ley sobre Alienados de 1938 recogió estas diferencias creando, dentro de los manicomios, una sección para niños idiotas, lo cual supuso una mayor incidencia en la segregación. Con los años, otros alienistas como Falret o Ferrus, preocupados por la formación de los idiotas, dedicaron sus esfuerzos a mantener esas secciones especiales (de ahí lo de educación especial) dentro de los asilos para dementes, programando actividades diferenciadas para ellos. En 1843, Felix Voisin escribió otra obra clave que influiría bastante en la educación especial: *Essai sur l'idiotie chez les enfants*, seguidora del título de Belhomme. En ella no solo propugna un tratamiento diferenciado, especial, de la deficiencia mental frente a la demencia, sino que además de dar a conocer la idiocia expone los principios y métodos específicos para modificar la constitución instintiva, intelectual, moral y perceptiva de los niños que tienen la desgracia de ser deficientes. El alienista creó un establecimiento ortofrénico especial en Bicêtre para atender las necesidades de los idiotas como acto de filantropía universal.

Asimismo, en 1848 en EE UU, el dóctor Samuel Gridley Howe creó una institución especial para idiotas la Massachusetts School for Idiotic and Feeble-Minded Youth. En 1876, un alienista francoamericano, Edouard Seguin, fundó la Association of Medical Officers of American Institutions for Idiotic and Feebleminded Persons, convertida más tarde en la influyente American Association on Mental Retardation y después en la American Association on Intellectual and Developmental Disabilities (AAIDD), la asociación más prestigiosa del mundo en el estudio y análisis de la mal llamada discapacidad intelectual cuyo comité de definición ha decidido instaurar esta nueva etiqueta. Esta asociación, en la actualidad, en teoría, está a la vanguardia del cambio de paradigma que va del modelo médico al social e inclusivo. La obra de Seguin, su fundador, *Idiocy: and its Treatment by the Physiological Method* (1907) estuvo también a la vanguardia de los métodos psicopedagógicos aplicados al tratamiento de los idiotas. Sostiene el autor que la idiocia, independientemente de las causas orgánicas, debe ser tratada de una manera pedagógicamente adecuada. Aun así, no podemos salirnos del espíritu de la época, su propuesta clasificatoria es la siguiente: idiocia, imbecilidad, debilidad mental. Es la misma asociación americana la que, en sus estatutos, adopta definitivamente esta fatal clasificación que a lo largo del siglo XX se irá remodelando pero que supuso ya la oficialidad del estigma. Isaac Kerlin, sustituto de Seguin en la asociación, añadió una categoría poco afortunada como imbecilidad moral, auténtico cajón de sastre de otras deficiencias. La siguiente clasificación, del siglo XX, dependerá por entero de los avances en psicometría y está ligada al Coeficiente Intelectual (CI). Pero esto ya es otra historia.

¿Es legítimo este exceso de poder en nombre de la verdad? Nuestra humilde tesis es que no es epistémicamente sostenible y que solo a través de un decrecimiento de los modelos podemos permitir las escuchas reales de las ontologías subalternas. El mismo Foucault, en sus textos de madurez, deja abierta la vía para separar la verdad de las formas de hegemonía de la verdad: "No se trata de liberar la verdad de todo sistema de poder –esto sería una quimera– sino de separar el poder de la verdad de las formas de hegemonía" (1979: 189).

La verdad deviene en un discurso dominante que oprime a los seres humanos porque, como dice Nietzsche, "en este mismo momento se fija lo que ha de ser la verdad, es decir, se ha inventado una designación válida y obligatoria" (1996: 20).

7

INDIOS NO-RACIONALES: UNA ANALOGÍA HISTÓRICA ENTRE EL COLONIALISMO TRADICIONAL Y EL CAPACITISTA

A lo largo de este capítulo estableceremos una analogía entre el colonialismo tradicional que inferiorizó al indio y el colonialismo capacitista que estamos analizando nosotros.

7.1. Colonialismo clásico

Fray Bernardino de Minaya, Fray Montesinos y Bartolomé de las Casas son tres pioneros defensores de los derechos de los indios, es decir, de los sujetos colonizados culturalmente. Son los primeros críticos del colonialismo, defensores de la racionalidad y humanidad de los indios frente a la bestialidad e incapacidad de gobernarse que les achacaron los colonizadores. El pistoletazo de salida del activismo social y teológico de estos religiosos ocurrió en 1511, cuando Fray Montesinos pronunció su sermón en la isla de la Española cuestionando la validez de las bulas pontificias en tierras americanas. El texto lo recoge Bartolomé de las Casas en su *Historia de Indias*. Dice Fray Montesinos: "¿Estos no son hombres? ¿No tienen ánimas racionales? ¿Con qué derecho y con qué justicia tenéis en tan cruel y horrible servidumbre a aquestos indios?" (De las Casas 1988: 78).

El revuelo causado por el sermón en la conciencia europea originó disputas y controversias teológicas que acabaron concretándose en un avance legislativo, las Leyes de Burgos y Valladolid de 1512 y 1513. Esas disputas, tanto a nivel jurídico (canonistas) como

filosófico (teólogos), tuvieron un eje axial: el asunto de la racionalidad, de la capacidad y de la humanidad. En el siglo XVI, los religiosos (sobre todo dominicos) que vivieron la conquista del Nuevo
Mundo se toparon con una cuestión colonial teórica de excepcional
importancia: calificar y clasificar al indio. Los *Memoriales* de los
propios religiosos son contradictorios. En la misma orden de los
dominicos unos defienden una idea y otros otra.

La perseverancia y el activismo de Fray Bernardino lo llevaron a
saltarse a sus propias autoridades religiosas e incluso al Consejo de
Indias; acude al Vaticano que lo escucha y emite una bula que será
decisiva para la reconsideración de los indios, *Sublimis Deus*:

> (...) consideramos, sin embargo, que los indios son verdade-
> ros hombres y que no solo son capaces de entender la fe ca-
> tólica, sino que, de acuerdo con nuestras informaciones, se
> hallan deseosos de recibirla... tales indios y todos los que más
> tarde se descubran por los cristianos, no pueden ser privados
> de su libertad por medio alguno, ni de sus propiedades... y no
> serán esclavos, y todo cuanto se hiciere en contrario será nulo
> y de ningún efecto...

Esta polémica bula no fue ratificada por la monarquía que solicitó al Papa que la retirase. Y así lo hizo, pero su divulgación ya se
había producido sin autorización regia por lo que acabó influyendo
en las Leyes Nuevas de 1542. También la Escuela de Salamanca y
el Derecho de Gentes que comienza a gestarse en esta época están
influidos por los *Memoriales* incipientes de derechos humanos de
De las Casas y Fray Bernardino.

Otro dominico celebre, Francisco de Vitoria se plantea asimismo la justicia o injusticia del trato al indio en *Relecciones sobre los
indios y el estado de guerra:* "Hay mérito para dudar si todo se ha hecho con justicia o con injuria" (AA.VV. 1967: 34) y concluye: "Los indios no son amentes sino que, a su modo, tienen uso de razón" (*ibid.*
28). Esta afirmación conlleva una consecuencia: los cristianos no
pueden ocuparles (expropiarles) sus bienes; los indios tienen cierto
orden en sus cosas lo cual implica uso de razón. Y los compara con
los judíos o musulmanes que habitaron nuestras tierras. A ellos no

se les negó el autogobierno de sus bienes en nombre de su incapacidad para gobernarse. ¿Por qué a los indios sí se les niega? De Vitoria hace una comparación que, para nosotros y nuestro análisis, viene al caso: "No faltan entre nosotros rústicos poco diferentes a los animales" (*ibid*. 28), dice refiriéndose a los idiotas. Y se pregunta el jurista: ¿Son los *idiotas* y los indios de la misma especie? De Vitoria reinterpreta a Aristóteles con el siguiente argumento que se empleará en la famosa Controversia de Valladolid frente a Juan Ginés de Sepúlveda:

> Lo que Aristóteles quiere enseñar es que hay quienes, por naturaleza, se hallan en la necesidad de ser gobernados y regidos por otros, de la misma manera que a los hijos, antes de llegar a la edad adulta, les conviene estar sometidos a los padres o la mujer estar bajo la potestad del marido. (*ibid*. 31)

El indio, pues, no debe ser esclavizado sino infantilizado. Tanto De Vitoria como Ginés de Sepúlveda son aristotélicos revisionistas, posibilistas que buscan una justificación moderada de la servidumbre. Bartolomé de las Casas da un paso más allá y se plantea los límites de esa misma servidumbre y la consideración de si los indios son o no bárbaros en virtud de sus costumbres culturales y de si está o no legitimada la misma conquista; algo que no dudan De Vitoria o Gines.

Fray Bartolomé de las Casas ha sido el personaje que ha pasado a la historia como principal defensor de los indios, pero sin los religiosos antes citados y sus *Memoriales* su aportación no hubiese sido posible. Su obra más importante de denuncia de la situación del indio es la *Brevísima relación de la destrucción de las Indias*, escrita en el año 1552, después de las Leyes Nuevas y de la *Bula Indiana*. En nuestro ensayo, no nos interesa abordar sus escritos, sino su defensa teórica del indio en las sucesivas controversias en las que participó, como por ejemplo la citada Controversia de Valladolid de la que hablaremos en el siguiente apartado.

7.2. Controversia teórica acerca de la racionalidad del indio. La Controversia de Valladolid

Una controversia es una disputa (*disputatio*) escolástica que utiliza una metodología dialéctica. En la disputa, el maestro plantea una *quaestio* en la que intervienen dos argumentos defendidos por dos individuos, un proponente y un oponente. En uno aparece la *opositio* y en otro la *respondio*. En la polémica se deben incluir argumentos lógicos (silogística aristotélica), argumentos de autoridad y, en alguna ocasión, aunque no es imprescindible, argumentos inductivos basados en la *experientia*.

La Controversia de Valladolid se basa en este esquema metodológico. Este hecho histórico tan poco conocido es uno de los debates más insólitos de la historia; durante varios meses del año 1550 (entre agosto y septiembre) y 1551 (entre abril y mayo), se produjo una moratoria de la conquista misma esperando los resultados de la disputa. Solo por esto merecería un lugar destacado en la historia.

La *quaestio* central era determinar si la conquista del Nuevo Mundo podía ser considerada como una guerra justa. No se disputaba sobre la legitimidad o no de la conquista (que se daba por supuesta) sino sobre la forma en la que debía hacerse y si, debido a la barbarie y no racionalidad de los indios, estaba justificada la guerra y el maltrato.

Uno de los argumentos de Ginés de Sepúlveda (utilizó cuatro) fue la inferioridad natural del indio que debe conducir a su servidumbre, no a su esclavitud. El argumento se basa en el derecho natural de origen aristotélico. Existen por naturaleza seres libres y esclavos. Aristóteles, desde la época griega, convierte el uso de razón en uno de los criterios para cualquier discernimiento sobre la humanidad de cualquier ente, animal, individuo o intermedio entre ambos. Gines de Sepúlveda, en su obra denominada *Apologías*, sigue al pie de la letra este principio rector que será matizado desde otros ángulos. Los indios, dice el teólogo, "están faltos de razón, por causa del clima o de alguna mala costumbre por la cual los hombres se convierten en bestias" (Gines 1951: 89).

La marca cognitiva del indio, pues, se deriva de su falta de inteligencia. Si su capacidad es menor o no existe, el salto epistémico siguiente es la eliminación de su racionalidad y, a partir, de ahí, su humanidad, su dignidad y su alma inmortal. La consecuencia política es la justificación de la esclavitud.

El hecho de que un individuo sea racional y, por tanto, humano y no bestia es importante a nivel popular y práctico porque el colonizador tiene la conciencia de pecado mortal. No es necesario ser un entendido en teología o derecho para saber que esclavizar a un indio NO ES PECADO. Sin embargo, estas disputas intelectuales acarreaban también problemas prácticos:

¿Y si era una mujer india y el conquistador quería yacer con ella? Si la mujer india era considerada como una bestia, el conquistador podría ser acusado de bestialismo y esto conllevaba un pecado mortal; en cambio, si estaba bautizada no era pecado. El tema, pues, tenía muchas aristas y había que considerarlas todas en el debate público.

¿Cuál fue la respuesta del activista Bartolomé de las Casas? Su réplica, basada en una obra rescatada del autor denominada *Apologías*, dice expresamente que es necesario que "mandemos de paseo a Aristóteles" (De las Casas 1988: 132-133) en nombre de la caridad cristiana. ¿Qué significa exactamente este exabrupto en lo referente a la racionalidad aristotélica? En su argumentación, De las Casas, realiza una clarificación del concepto que se está utilizando para calificar al indio: bárbaro. ¿Por qué es un bárbaro el indio? Arguye que no pueden ser monstruos de la naturaleza racional porque Dios es misericordioso y el número de los estúpidos e "incapaces de gobernarse a sí mismos" es muy poco dada la misericordia divina. "No todos los bárbaros carecen de razón ni son siervos por naturaleza o indignos de gobernarse por sí mismos" (*ibid.* 134).

Es superior, pues, la caridad a la razón. El argumento hoy nos puede parecer poco sólido pero es eficaz porque coloca al cristianismo y a su igualdad de dignidad por encima de las jerarquías racionales paganas. Es el mismo argumento que empleó el padre Jofré, otro religioso, para defender al orate, al loco y al demente en la Valencia del siglo XIV.

Las Casas no es un defensor moderno de los derechos del indio sino un defensor del indio desde la caridad cristiana. La consideración y reconocimiento de la dignidad intrínseca del sujeto subalterno, independientemente de ser o no hijo de Dios, no está todavía presente en la mentalidad de la época. Esta controversia, empero, fue un gran avance en esa línea de debates que se irían abriendo en el futuro. Y, paradojas de la historia, los argumentos aristotélicos, más universales y racionales, que justificaban una guerra justa internacional, desde la servidumbre y no la esclavitud, fueron los vencedores y los que promovieron el Derecho de Gentes, base del futuro Derecho Internacional.

La Junta de Valladolid no se pronunció sobre la victoria concreta de uno u otro contendiente.

7.3. El derecho desde una perspectiva colonialista

Hemos recorrido un largo camino por la noción de derechos, desde el imperio romano a la actualidad y hemos conseguido, a nivel teórico, logros importantísimos como la noción de derecho natural subjetivo. Sin embargo, estos logros de la teoría siguen estando lastrados por el discurso dominante, en nuestros días, en manos de los expertos (en este caso provenientes del campo de la medicina y psiquiatría) que siguen dictaminando quién es o no es capaz, inteligente o libre. Si en la época de la conquista, el dictamen lo realizaban teólogos y canonistas, en nuestra época el asunto de la racionalidad aplicado a seres humanos sigue siendo motivo de debate y de controversia. En este apartado queremos abordar una curiosa paradoja: estamos dispuestos a otorgar derechos sin otorgar capacidades. Dejamos en manos del Derecho los derechos y en manos de la Ciencia las capacidades. Si en la Controversia de Valladolid ni siquiera los argumentos más avanzados se centraron en los derechos inalienables del indio, en la actualidad hemos introducido en el debate esta nueva noción: derechos de las personas. La extraña paradoja surge en el momento de levantar acta de una imposibilidad: a pesar de los avances en derechos humanos, seguimos centrando las disputas jurídicas en la capacidad o no de ciertos seres humanos con desventajas cognitivas para gobernarse a sí mismos. ¿Cómo se produce este proceso? ¿Cómo se conquista este documento de civilización y cómo deviene posteriormente en documento de barbarie?

La noción de derecho subjetivo que es aplicable a una persona con discapacidad (a un indio o a una persona de color) y que lo convierte en sujeto de derecho (y, por tanto, de derechos) se incardina en nuestra tradición occidental más voluntarista. Existe un *ius naturale* propio de cada ser humano (de cada hombre, en terminología clásica). La cuestión ya no era, por tanto, discutir lo primero, sino discernir lo segundo. ¿Qué se entiende por hombre? La gran declaración de derechos naturales, precedente de la Declaración Universal de Derechos Humanos es la Declaración de Derechos del Hombre y del Ciudadano de la Revolución Francesa. Literalmente: del varón poseedor de ciudadanía.

En 1856, un juez, el señor Taney, de Missouri, dictaminaba en contra de la libertad de un esclavo, Dred Scott, que había sido libre en los estados de Illinois y Wisconsin y esclavo en Missouri, de donde era el juez. La cuestión era peliaguda porque la Quinta Enmienda de la Constitución americana decía: "Nadie será privado de su vida, libertad o propiedad sin un proceso judicial con todas las garantías".

El juez Taney justificó su decisión argumentando que: "Ellos han sido considerados como seres de un orden inferior a la raza blanca". Por tanto, un argumento jurídico se supedita a uno cultural o pseudocientífico o médico. Hasta el mismo Abraham Lincoln está de acuerdo con estas posiciones culturales. De hecho, su *Proclamación de Emancipación* del año 1868 abolió la esclavitud pero no preconizó la igualdad social o legal.

¿Los grandes filósofos de la época estuvieron por encima de estas opiniones comunes? Ni mucho menos. David Hume fue un conocido defensor del poligenismo y sus ideas fueron muy influyentes. Kant califica a los negros como insignificantes en sus *Observaciones sobre el sentido de lo bello y sublime* de 1764. Y Hegel los denomina una nación de niños en su *Filosofía del Espíritu*.

¿Acaso la Iglesia, desde el mensaje evangélico, vio las cosas de otra manera? El Papa Pío IX, en una instrucción de 1866 afirma: "La esclavitud no es en absoluto contraria al derecho natural".

Algo similar ocurría con las mujeres. Aduciendo razones psudocientíficas las incapacitaron. El alegato del progresista filósofo Condorcet en su opúsculo *Sobre la admisión de las mujeres a los derechos de ciudadanía* de 1790 quiso cambiar este estado de cosas pero solo era una opinión aislada en un mundo de hombres burgueses y libres:

> Los derechos del hombre derivan simplemente del hecho de que son seres racionales, sintientes, capaces de adquirir ideas morales y de razonar en consonancia con dichas ideas. Por lo tanto, las mujeres tienen las mismas capacidades, necesariamente tienen los mismos derechos. O bien ningún miembro de la especie humana tiene derecho alguno, o bien todos tienen los mismos. (Condorcet 1847: 56)

Vemos, pues, cómo la clave de la cuestión no está en la noción de derecho, que es flexible y se va ampliando a base de conquistas sociales, sino en la noción de capacidad que requiere un ejercicio mayor de consideración, el re-conocimiento del otro no tanto como sujeto de derechos sino como persona con capacidades.

¿El nuevo modelo social será capaz de solucionar esta paradoja? Lo iremos viendo a lo largo de esta propuesta de hermenéutica jurídica. En el caso de la discapacidad intelectual esto nos lleva de lleno a uno de los asuntos más peliagudos: la incapacitación de personas.

8

OTRA HISTORIA POSIBLE
SIN COLONIALISMO CAPACITISTA

Cerraremos este cuarto movimiento del pensar con la esperanza de seguir comprendiendo la historia y su futuro desde las categorías que hemos utilizado en esta obra; una de ellas, la *igualibertad* entendida como la puesta en marcha de posibilidades agenciales epistémicas.

8.1. Nuevos derechos, nuevas categorías fronterizas posibles

En el artículo 3 de la reciente Convención Internacional de Naciones Unidas sobre los Derechos de las Personas con Discapacidad (13 de diciembre de 2006, ratificada por el gobierno de España el 30 de marzo de 2007), en el apartado denominado *Principios generales,* se dice abiertamente:

> Respetar la independencia de las personas y su libertad para decidir lo que les afecta.

¿Cómo puede una Declaración Internacional decir esto si no se tiene el afán de poner en marcha las medidas para llevarlo a cabo? Seamos consecuentes con lo escrito y atrevámonos a mostrarle a la sociedad las *capabilities* de los que esa misma sociedad ha declarado incapaces totalmente.

La **autodeterminación** es la capacidad de la persona para hacer uso de su libertad, de su responsabilidad, de su propia autoridad y de su propia autonomía. En contextos de desventajas cognitivas, esta capacidad inclusiva es, sencillamente, una utopía que impide las posibilidades reales de toma de decisiones situadas. O incluimos la variable **autoinsuficiencia** en la fórmula o nos mantenemos en un ofrecimiento de derechos subjetivos irrealizable.

Otra forma de analizar la autodeterminación que ahora abordaremos es relacionarla con otra de las capacidades estructurales del ser humano, la **volición**; así, la autodeterminación es no solo una capacidad jurídica teórica sino el ejercicio de una voluntad que puede comunicarse de múltiples maneras con el adecuado nivel de apoyos. *Volo ergo sum.* La **dignidad activa** de una persona es el valor que posee en sí misma cuando se le reconoce la capacidad de autodeterminación, es decir, de *igualibertad* y de moralidad. La **igualibertad,** pues, es otra capacidad fundamental de la persona que desemboca en la moralidad y que posibilita no solo las opciones y las elecciones en cuanto funcionamientos sino las decisiones en contextos de comunidades de apoyo mutuo; lo que hemos denominado en el segundo movimiento de este ensayo fraternidades epistémicas. La imposibilidad de realizar elecciones no desdice la capacidad, sino que la dificulta. El mayor o menor nivel de autonomía no invalida la cualidad. No somos libres porque podamos elegir, sino que podemos elegir porque somos libres.

Rafael de Asís, otro de los filósofos del derecho concienciados con el asunto, nos dice en su obra *Discapacidad y derechos* (2013):

Aquellos que poseen una racionalidad, sentimiento o comunicación diversa (que finalmente somos todos los seres humanos) deben ser agentes relevantes en la discusión moral. Dicho de otra manera, el sujeto moral es aquel que, de alguna manera, cuenta con la posibilidad –actual o potencial, en grado mínimo o máximo, de un modo o de otro– de razonar, sentir y comunicarse, y de dirigir estas facultades hacia el logro de un determinado plan de vida. (De Asis 2013: 20)

En pleno siglo XXI, el concepto de autogobierno sigue siendo una forma de colonialismo cognitivo que afecta de lleno a las sentencias judiciales y a seres humanos que son analizados desde la mayor o menor racionalidad. El derecho moderno otorga derechos fundamentales (capacidad jurídica) a los sujetos pero les arrebata su capacidad de obrar en nombre de ese imperio cognitivo. Por tanto, a la hora de trabajar o investigar en campos tan humanos como las emociones o la moralidad o la autodeterminación de las personas con desventajas cognitivas, es necesario, en todo momento, utilizar una metodología acogedora y cuidadosa para evaluar a las personas. El conocimiento del otro no debe ser un abordaje frío y objetivo, sino que los valores, las experiencias vividas, los gestos o los esfuerzos por explicarse de una persona con discapacidad intelectual deben ser recibidas por el agente judicial de una manera inteligentemente afectuosa. El agente está implicado en el proceso y no es un científico social neutral que disecciona la mente de alguien, sino que toma como base ese hecho sociohistórico: los individuos con discapacidad intelectual han sido diagnosticados hasta la saciedad por el sistema médico y asistencial. Es nuestra decisión optar en todo momento por estas vías cuidadosas donde las personas que emiten sentencias no fusilan a preguntas a otros, ni interrogan, ni sientan en una mesa para testar, lápiz y papel en mano, una serie de destrezas.

8.2. Incluir las *capabilities* en los códigos jurídicos: ejemplo de desarrollo humano impulsado desde el ámbito judicial

En 2002 se introdujo una enmienda en la Constitución India que convertía la enseñanza primaria y secundaria en un derecho. El Estado indio, consciente de que los progenitores preferían de facto llevar a sus hijos a trabajar antes que al colegio, amplió la concreción de este derecho dotándolo de fuerza de ley.

Ese mismo año, el Tribunal Supremo de la India, considerando que con la ley no era suficiente porque en muchos casos se incumplía, emitió una sentencia que fue más allá de su función de garante de los derechos constitucionales y obligó a todos los centros educativos del país a poner en marcha una medida sustantiva que convirtiese ese derecho en un logro real: las escuelas debían ofrecer a su alumnado una comida nutritiva de mediodía que contuviese al menos 350 calorías y 18 gramos de proteínas con el fin de que las familias pobres tuviesen un incentivo para llevar a sus hijos e hijas al colegio. El poder judicial seguía garantizando el derecho a la educación, pero a la vez aplicaba un nuevo paradigma, más allá de los derechos (o complementario a ellos) y que centra su nivel de actuación en lo que se denomina un enfoque del desarrollo humano. En este enfoque, la libertad no es solo un marco negativo, de no interferencia, donde el individuo realiza sus acciones, sino una capacidad sustantiva que debe ser apoyada por las instituciones justas.

Esta teoría filosófica, económica y sociológica se conoce como el enfoque de capacidades (the capability approach). ¿Acaso la filosofía del derecho de todas las épocas no ha dialogado con las diferentes teorías filosóficas que, a su vez, han sido la base de los actuales modelos legislativos? El diálogo continuo del mundo del derecho con el mundo de la filosofía no debiera ser un lujo extra sino una necesidad epistemológica.

Este enfoque de las *capabilities,* cuyos máximos representantes mundiales son el economista y filósofo indio Amartya Sen y la filósofa americana Martha Nussbaum (y que hemos explicado en el segundo movimiento del pensar), comenzó siendo en los años 80 una teoría que defendía un modelo de desarrollo social y económico para los países del Sur diferente al modelo oficial de carácter macroeconómico que entendía el desarrollo desde las posiciones economicistas clásicas y liberales. En este sentido, se sostenía (y se sigue sosteniendo) que el producto interior bruto (PIB) no debiera ser el indicador principal del desarrollo y de la prosperidad de un país. Un grupo de economistas, desde un enfoque centrado en evitar las desigualdades y no solo en el crecimiento bruto, planteó una alternativa a la medición del PIB que hoy se denomina Índice de Desarrollo Humano (IDH). Este medidor del desarrollo se implementó por primera vez en 1990 y lo patrocinó Naciones Unidas, en concreto, el Programa de Naciones Unidas para el Desarrollo. El primer Informe de Desarrollo Humano (1990) fue realizado por el economista pakistaní Mahbub ul Haq y en él se decía:

> La verdadera riqueza de una nación está en su gente. El objetivo básico del desarrollo es crear un ambiente propicio para

que los seres humanos disfruten de una vida prolongada, saludable y creativa. Esta puede parecer una verdad obvia, aunque con frecuencia se olvida debido a la preocupación inmediata por acumular bienes de consumo y riqueza financiera. (PNUD 1990: 31)

¿Qué tiene que ver todo esto con la filosofía del derecho y, en concreto, con la defensa de nuestra tesis centrada en la revisión del modelo de incapacitación judicial de personas?

El enfoque de capacidades, junto a otros enfoques hermenéuticos de resistencia como las epistemologías del sur o el modelo social de la discapacidad o los estudios feministas son nuevos paradigmas no solo éticos sino epistemológicos; de ahí que podamos emplear la expresión injusticia epistémica de incapacidad en el mismo sentido que, desde los estudios feministas, Nancy Fraser, emplea la expresión 'injusticia de género' (Fraser 2015: 30) con el propósito de indicar que las cuestiones de género no pertenecen solo al campo de lo identitario sino también al de la justicia social.

El derecho no es estático, sino dinámico y las leyes, los códigos civiles, los reglamentos, las instrucciones configuran nuestro estado de derecho; un estado cuyas bases no son las mismas que en el siglo XIX; bases que evolucionan y deben adaptarse como imperativo ético a las nuevas realidades. En este caso, no hablamos de temas secundarios, sino de cuestiones tan decisivas como la que comporta la vida o muerte civil de determinados seres humanos por el hecho de poseer determinadas desventajas cognitivas.

Nos estamos jugando una idea de la racionalidad que no se relacione causalmente con la idea de autonomía o autosuficiencia o independencia sino con la idea de apoyo, de cuidado, de sufrimiento, de diferencia, de interdependencia, de indulgencia, de reparación, de subalternidad, de reconocimiento. Al igual que con las herramientas del sexismo o racismo podemos hoy decir que existen sentencias sexistas o racistas, con las nuevas ideas que provienen del capacitismo podemos considerar que existen sentencias capacitistas en función de esas marcas cognitivas, caracterizadas por la definición e identificación de una persona en términos cognitivos; es decir, conceptos que identifican la cognición con un tipo de racionalidad abstracta basada en las aptitudes, competencias, destrezas o habilidades intelectuales que pueden ser medidas por los test de inteligencia. Esta marca cognitiva, en sí misma, no es el problema. Calificar a alguien como idiota o como retrasado mental o como discapacitado intelectual es una clasificación fruto de una época histórica y de un contexto científico inevitable. Es más, por muy estigmatizante que ahora nos parezca, como ya hemos señalado, en su momento, a comienzo del siglo XIX, el término idiocia fue utilizado por el psiquiatra Pinel para dotar de una identidad médica a lo que antes era un *totum revolutum* en el cual idiotas y locos estaban mezclados, encarcelados o convertidos en delincuentes. Los mismos test de inteligencia actuales, controvertidos en este campo de la medición de destrezas intelectuales, fueron en su época un avance con respecto a las mediciones craneométricas superadas en nombre de una mayor validez científica.

Sin embargo, esta marca cognitiva si no está complementada con otros criterios posibilitantes, podría generar una desventaja epistémica y por consiguiente una injusticia epistémica de discapacidad.

8.3. El concepto de autogobierno a la luz de los códigos civiles históricos

Las cosas, por suerte, están cambiando y las leyes evolucionan para tratar de parecerse cada vez más a los principios universales de los derechos humanos. Un ejemplo de esto es la reciente ley 8/2021 de 2 de junio, por la que se reforma la legislación civil y procesal para el apoyo a las personas con discapacidad en el ejercicio de su capacidad jurídica. La nueva ley, pionera en el mundo, pretende la adecuación de nuestro Ordenamiento Jurídico a la Convención Internacional sobre los Derechos de las Personas con Discapacidad de 2006, que exige a los Estados Parte que se adopten medidas relativas al ejercicio de la capacidad jurídica de las personas con discapacidad y se proporcionen salvaguardias adecuadas y efectivas para impedir los abusos. Hasta la entrada en vigor de dicha ley, había venido predominando, como regla general, la sustitución en la toma de decisiones que afectan a la persona con discapacidad intelectual. Desde entonces, se pasará al nuevo sistema de apoyos que, al estar basado en el respeto a la voluntad y a la preferencia de la persona con discapacidad, permitirá que sea esta, como regla general, la encargada de tomar sus propias decisiones.

Sin duda alguna, en los últimos años, en el estado español se han dado pasos adelante en la dirección de respetar los derechos humanos de las personas con discapacidad. Instituciones tan importantes como la fiscalía han creado salas especializadas para proteger esos derechos. Como señala uno de los fiscales más activos en esta materia, Carlos Ganzenmüller, el Tribunal Supremo posee actualmente una Fiscalía de Sala Especializada cuyo objetivo es pasar "del fiscal que solo se ocupaba del Derecho Penal, al fiscal también defensor de los derechos humanos y las personas más vulnerables por su edad, sexo, discapacidad y situación de inferioridad social" (Carrascosa 2022).

Asimismo, desde el campo del notariado fundaciones como Aequitas proponen formaciones a notarios o abogados para especializarse en temas de patrimonio o herencias donde se concretan los derechos a la luz de la normativa internacional que deriva de la Convención de la ONU de 2006, ratificada, como hemos apuntado ya, por el estado español en 2008.

A la hora de concretar las normativas internacionales, resultan esenciales las y los juristas que desde sus despachos y en las propias calles ejercen el cambio social con su trabajo diario en casos concretos donde los derechos están siendo vulnerados. A modo de ejemplo, desde hace más de una década, Acción para la Justicia Social, situada en Valencia y encabezada por la abogada Sandra Casas, lucha de manera incansable para defender los derechos de las personas con diversidad funcional, asesorando a las familias y al sector asociativo.

A pesar del idealismo de la nueva normativa, en este recorrido histórico por los documentos de civilización y barbarie, queremos seguir incidiendo en algunas de las ideas-fuerza que han predominado en el pasado y que, de alguna manera, a pesar de las leyes y sus buenas intenciones, siguen siendo parte de la praxis jurídica cotidiana. Una de esas ideas-fuerza es el concepto de **autogobierno** cuyos orígenes se hallan en el concepto de **autonomía** e **independencia** que estamos cuestionando en esta obra.

Desde los primeros códigos civiles franceses (Código de 1804) inspirados en las ideas ilustradas posteriores a la Revolución Francesa, las fuentes del derecho dejaron de ser las prescritas por los privilegios del Antiguo Régimen y pasaron a ser la misma ley, las costumbres o los principios del derecho, la doctrina. Las costumbres o derecho consuetudinario pasan a ser subsidiarias de la ley como nuevo mandato que emana del propio Estado y esta se convierte en autoridad *de facto* y *de iure*. Es el sentido inicial de la expresión estado de derecho. El derecho es la fuente de *auctoritas*. La *Lex* se asienta como principio rector; las costumbres siguen siendo fuente de derecho pero subsidiarias y la doctrina o principios que son el espíritu de la ley quedan abiertos y sin definiciones exactas. Los nuevos procedimientos contractuales se encargarán de estas definiciones. De ahí que en los Códigos Civiles desde el siglo XIX no existan estas definiciones de conceptos, sino su aplicación *de iure* y *de facto*. El legislador aplica los preceptos que previamente se han instaurado como fuerza de ley pero la doctrina no está prefijada, es dinámica.

Así lo refleja el Código Civil español de 1889. El 24 de julio, José Canalejas, Ministro de Gracia y Justicia, propone, y la reina María Cristina, en nombre de su hijo Alfonso XII, decreta que entre en vigor el Código Civil. El art. 199, Título IX, de la Tutela, decía:

> El objeto de la tutela es la guarda de la persona y bienes, o solamente de los bienes, de los que, no estando bajo la patria potestad, SON INCAPACES DE GOBERNARSE POR SÍ MISMOS. (la mayúscula es nuestra)

El art. 200 especifica a algunos de los colectivos a los que afecta esta incapacidad y por tanto su sujeción a tutela tales como: "Los locos o los dementes, aunque tengan intervalos lúcidos, y los sordomudos que no sepan leer y escribir". Recordemos que, para la época, esto es un avance significativo del régimen liberal que no anula la personalidad ni considera fuera del derecho a los dementes sino que los considera iguales (valor ilustrado de igualdad) en derechos.

Ahora bien, sostenemos, esa inclusión en las fuentes de derecho (la *lex*) supone también una adaptación a los principios generales del derecho basados en el derecho natural y en la razón natural que se sustentaban sobre una paradoja: aquello con lo cual tienes la posibilidad de emanciparte, la *ratio*, es lo mismo que te restringe esa posibilidad. Una paradoja interesante que debe ser revisada expandiendo el concepto de *ratio* sin que eso suponga una eliminación de la misma ya que el derecho civil moderno, con su buen criterio, no trata de perseguir a los dementes o encarcelarlos sino de protegerlos y atenderlos.

¿Qué fundamento del derecho natural está detrás de la idea decimonónica de autogobierno? El derecho natural, una de las bases filosóficas de los nuevos códigos civiles de origen francés, se fundamenta en la idea de *naturalis ratio* de origen medieval. Los principios que se derivan del derecho proceden de la razón como don natural y, a su vez, enaltecen la razón como medio de conocimiento directo sin apelar a la autoridad.

¿Qué idea de razón está detrás de esta doctrina? Hugo Grocio, uno de los padres del derecho natural, en su libro *De Iure Belli*, Libro I, habla del fundamento del derecho, la *ratio*, como el "juicio de la recta razón". Como señala Rodríguez Molinero, la antropología de Grocio defiende que el hombre: "a diferencia de los animales y de los niños tiene la facultad de conocer y de obrar conforme a preceptos generales conforme a su propia naturaleza" (1992: 296). Esta visión de la racionalidad humana entendida como autosuficiencia, autonomía y autogobierno de uno mismo es un principio rector de la cultura occidental que ha permeado las leyes.

Si la legislación civil estaba atravesada por esta noción de autonomía, las fuentes de conocimiento como las enciclopedias no podían ser menos. En la *Encyclopédie* (1751-1772) de Diderot y D'Alambert, el gran manual que abandera la Ilustración, si buscamos el término imbécil con el cual se referían a la discapacidad intelectual en la época, el resultado es el siguiente:

Es aquel que no tiene la facultad natural de discernir ideas, tienen muy pocos pensamientos, no pueden razonar ni juzgar. Están privados del uso de razón. Son seres intermedios entre el hombre y la bestia (...). Si alguien nos preguntara qué pasará con los tontos en el otro mundo, ya que son una especie distinta al hombre y a la bestia, responderíamos con Locke, que NO NOS IMPORTA a nosotros saber y conocer estas cosas. (*Encyclopédie* 1751-1772; la mayúscula es nuestra)

En la *Enciclopedia* también aparece el término idiota en su máxima degradación humana. La entrada la escribe el mismo Diderot: "El idiota es incapaz de combinar cualquier idea, por lo que su condición aparece más limitada que la propia bestia" (*ibid.*).

Por tanto, la ausencia de capacidades intelectuales o volitivas, corroboradas luego por los test de inteligencia, son la clave cognitiva que justificará las posteriores incapacitaciones judiciales supervisadas por la medicina legal; institución que deviene en el único poder pericial a la hora de realizar los dictámenes concretos que serán elevados a los magistrados.

La medicina legal, codificada en el siglo XIX, es una rama actual de la medicina que otorga el poder pericial al médico forense en una multitud de casos, desde los más clásicos como las lesiones hasta los aspectos psiquiátricos o psicológicos. Denominamos poder pericial al informe que realiza un experto en un tema particular. Ese experto es designado siempre por la autoridad judicial y puede ser o no un médico forense. La realidad es que, de oficio, de una manera tradicional, las autoridades judiciales hacen recaer los informes periciales en la figura del médico forense, desde los partes de lesiones hasta informes sobre el uso de razón de un sujeto. En la medicina legal existe la especialidad de psiquiatría forense o psiquiatría médico-legal. Aun admitiendo que el médico forense fuese especialista en esta disciplina, el objeto de la misma es, como se expresa en este manual del año 2000, el "estudio de las conductas psicopatológicas en relación con la legislación de cada país" (Patitó 2000: 335). En este mismo manual con el que se siguen formando en Argentina los futuros forenses se habla así de la incapacitación civil por motivos psíquicos: "La incapacidad psíquica está dada por los cuadros de alienación mental (demencia en sentido jurídico)" (*ibid.* 336). Así, dementes o sordomudos que no saben darse a entender por escrito son objeto de esta incapacitación civil absoluta en los juicios por demencia ("también denominados de insania o interdicción") cuando "una persona se encuentre afectada por una enfermedad mental o trastorno psíquico que le impida DIRIGIR SU PERSONA" (*ibid.* 336; la mayúscula es nuestra).

Uno de los manuales de nuestro país que forma a los futuros médicos, el *Manual de Medicina Legal y Forense para estudiantes de Medicina* (Menéndez de Lucas 2020), en su capítulo 38 titulado "Valoración médico-legal del déficit cognitivo", a pesar de que utilice la actual terminología internacional referente a la discapacidad intelectual, sigue pecando de reduccionista ya que es el actual modelo psiquiátrico internacional la única referencia para las evaluaciones periciales. Otro manual clásico, el conocido Gisbert o *Manual de Medicina Legal y Toxicología* (Gisbert Calabuig 2017), en su capítulo 80 titulado "Discapacidad intelectual (retraso mental)", sigue incidiendo en este mismo modelo analítico del que venimos hablando.

¿Cómo solicita el manual que se realice el Informe de Demencia? Utilizando el Manual de Diagnóstico DSM-IV. En el año 2000 era el de referencia (actualmente la referencia es el DSM-V). Ahora la pelota salta al manual de diagnóstico que, en esta época, habla de retraso mental. Así lo acepta el manual de Medicina Legal que al definir demencia, usa como una de sus acepciones: "retraso mental (idiotas e imbéciles)" (*ibid.* 338). Junto a los dementes esquizofrénicos se hallan los idiotas e imbéciles. ¿No nos recuerda esto al Código Civil de 1889? Incluso algunos artículos parecen un calco del mismo. Frente al término retraso mental (leve, moderado, grave y profundo) del anterior DSM-IV, se utiliza discapacidad intelectual siendo el criterio intelectivo (junto a la conducta adaptativa) el dominante a la hora de realizar el diagnóstico que será la base de un tratamiento posterior.

La pregunta es: aun admitiendo la validez científica del documento médico-psiquiátrico, ¿las consideraciones alternativas de las personas que se concretan en otros paradigmas de desarrollo humano no tienen nada que decir en estas cuestiones científicas? La ciencia médica ha sentenciado y esta sentencia es necesariamente la misma que la de las sentencias civiles cuyos criterios no deben ser solo científicos, sino estar basados en una idea de legalidad y de justicia. ¿Existen enfoques del desarrollo humano que puedan ser complementarios a estos axiomas científicos que a lo largo de la historia han ido cambiando y que han estado, desde comienzos del siglo XIX, orientados por el mismo tipo de racionalidad?

El art. 335 de la Ley de Enjuiciamiento Civil (LEC) deja patentes las condiciones que debe cumplir un peritaje y en ella se deja claro que las partes podrán aportar al proceso peritos diferentes a los propuestos de oficio por el tribunal. Explorar estas vías actuales con otro tipo de peritajes más inclusivos podría ser una fórmula parcial para luchar contra la expropiación de posibilidades de desarrollo humano que se realizan con los actuales modelos.

En el año 2022 entró, asimismo, en vigor el CIE–11, la Clasificación Internacional de Enfermedades y Problemas Relacionados con la Salud que patrocina la poderosa OMS. Sustituye al CIE–10 de los años 90 y afecta a todos los sistemas de salud públicos del mundo.

El trastorno del neurodesarrollo (entre el que se encuentra el trastorno mental) aparece en el apartado 06, aquí como un "trastorno cognitivo y del comportamiento que surgen durante el periodo del desarrollo y que implican dificultades significativas en la adquisición y ejecución de las funciones intelectuales, motoras y sociales específicas" (CIE–11, OMS 2018).

El trastorno denominado trastorno del desarrollo intelectual se define como "un trastorno caracterizado por un funcionamiento intelectual inferior al promedio consistente en dos o más desviaciones típicas por debajo de la media de acuerdo con pruebas estandarizadas debidamente normalizadas ya administradas individualmente" (*ibid.*).

Por tanto, los test de inteligencia y el diagnóstico clínico siguen siendo determinantes para colocar una marca cognitiva que es la base del informe pericial que, a su vez, es la base de la sentencia judicial final: imposibilidad de autogobierno y, por tanto, incapacitación civil.

Nuestra propuesta no dispara contra los paradigmas de diagnóstico (aunque podamos criticarlos) sino que considera una exigencia de justicia, un imperativo ético y epistémico, considerar otros modelos hermenéuticos que, aunque se fundamenten en las ciencias sociales, tienen su validez y legitimidad en el terreno de las interacciones humanas simbólicas, si no queremos considerar a los seres humanos solo, única y exclusivamente, como pacientes o enfermos. Sostenemos, en definitiva, que en una época como la nuestra donde la ciencia médica y la psiquiatría han avanzado, la psicología ha desarrollado nuevas teorías de la naturaleza humana, la filosofía ha clarificado algunos de sus conceptos y, sobre todo, en una sociedad donde los derechos humanos han mejorado nuestra visión de las democracias modernas, existen conceptos jurídicos (y no solo términos jurídicos) que deben ser revisados a la luz del presente y de las posibilidades abiertas por estos avances epistemológicos.

8.4. *Combined capability*, un nuevo concepto fronterizo de desarrollo humano con perspectiva inclusiva

Uno de los logros actuales de los Estudios Feministas (estudios académicos y no solamente reivindicaciones sociales) es haber conseguido que la perspectiva de género sea integrada en las leyes actuales y en las sentencias judiciales. Dejando a un lado los análisis postcapitalistas, convendremos que es necesario aplicar la perspectiva de género a todos los campos de la democracia, incluidos los diseños de políticas públicas y los sistemas judiciales que se concretan en las futuras sentencias.

La perspectiva inclusiva, asimismo, se enmarca en una nueva idea de democracia que la filósofa Iris Marion Young denomina democracia inclusiva, un paso más allá de las democracias deliberativas de corte más procedimental. La democracia inclusiva es una democracia social que va más allá del voluntarismo o humanitarismo con respecto a los sujetos subalternos y defiende la dimensión normativa que concrete la responsabilidad de las instituciones y evite las injusticias estructurales que suponen no incluir estas nuevas perspectivas sociales y epistemológicas. De ahí que la perspectiva inclusiva que propugnamos en esta hermenéutica jurídica no hable de reconocimiento de identidades o de distribución de recursos sino de apoyo a las capacidades de los seres humanos entendidos como habitantes de un sur cognitivo, una perspectiva inclusiva que tenga en cuenta las desventajas cognitivas y a la vez evite las desventajas epistémicas que pueda originar la marca cognitiva con la cual clasificamos y diagnosticamos a las personas. No se protege para anular a la persona, sino para defender su dignidad y evitar un perjuicio. Parecidas razones eran las que sostuvo durante varios siglos el sistema de los manicomios. Un sonoro *por su bien* resuena todavía en las salas de vistas donde los jueces dictan sentencias. Sostenemos que en los nuevos procesos de modificación de capacidad, analizados desde el enfoque de capacidades de Martha Nussbaum, la pregunta clave que debe hacerse no es: ¿qué sabe o cómo razona esta persona? Sino ¿qué es capaz de hacer y de ser cada persona? (Nussbaum 2012: 38)

Esta consideración y reconocimiento no es un consejo que estimule el buenismo o humanitarismo del profesional-juez, o del profesional-perito forense para que, desde la psicología positiva, le diga a alguien sin más: tú puedes, adelante, con querer basta. No. Es un reconocimiento a las limitaciones y a la vulnerabilidad, a la interdependencia de las personas que son analizadas desde las posibilidades frente a las deficiencias.

¿Qué entendemos como **capacidades combinadas** y por qué son importantes para nuestro propósito de justificar esta visión comprometida? Martha Nussbaum realiza una diferencia luminosa entre los estados de una persona, el equipamiento innato, los funcionamientos y las capacidades combinadas. Veámoslo.

Los estados de la persona son las capacidades internas que no son fijas, sino fluidas y dinámicas. (*ibid.* 41)

Es lo que en los informes periciales podríamos denominar las aptitudes. Son las destrezas, las competencias, las habilidades que alguien tiene y de las cuales depende, por ejemplo, su rendimiento académico. Si la merma de estas capacidades cognitivas fuera muy profunda, como sostiene la misma Nussbaum, y eliminara algún tipo de actividad conativa estaríamos ante casos extremos donde no se podría aplicar la propuesta de capacidades combinadas. Personas en estado de coma o de inconsciencia o enfermedades que anulan cualquier tipo de volición o espectros severos de personas con autismo, etc. no estarían en condiciones de iniciar esos procesos de empoderamiento y necesitarían esa protección como fin en sí misma. Sin embargo, la realidad nos dice que existe un amplio espectro de diversidad humana de aptitudes, de capacidades internas y, en muchos casos, existen dudas razonables sobre lo que debería o no hacerse. No defendemos que la no-aptitud o los bajos resultados en las evaluaciones de pensamiento abstracto sean una forma de diversidad cognitiva, no ponemos en cuestión la validez de la medida en sí, sino lo que la política y el compromiso con la justicia deben hacer o no con esas medidas, con esos informes. La respuesta no es fácil pero, como hemos visto, en la opción del que decide (en este caso el juez guiado, casi siempre por el informe pericial) está la posibilidad de enfocar las cosas de otra manera, de aportar informes alternativos o de considerar que las aptitudes no deben ejercer una relación de causalidad con las sentencias, inspiradas en otros valores humanos que las mediciones no tienen por qué recoger.

Las capacidades básicas son el equipamiento interno, las facultades innatas, inalienables, que todos tenemos. No se dan *de facto*, sino que son potenciales, posibilidades agenciales. Cuando se materializan se convierten en funcionamientos. Estas capacidades no vienen integradas en el ADN sino que tienen un componente social y político en cuanto que son estimuladas por el entorno social. Alguien puede tener el potencial de aprender a leer pero si la sociedad no lo considera apto para este desarrollo jamás podría leer y la consecuencia para su aptitud o capacidad interna sería evidente. Convertir en real una capacidad potencial es lo que Nussbaum denomina funcionamientos, es decir, los resultados reales de la estimulación de estas capacidades.

Desde los actuales códigos jurídicos de derechos negativos de raíz liberal, estas consideraciones son necesarias porque la *lex moderna*, el imperio de la ley no es suficiente para defender la dignidad de las personas. Pero la cuestión no es tan sencilla y la dignidad humana ha ido evolucionando a lo largo de los siglos. Hoy, desde estos nuevos modelos de análisis, la exigencia de dignidad va más allá de otorgar humanidad o personalidad a alguien. O realizar "vagas invocaciones intuitivas del concepto de dignidad por sí solo, sino que debe llevarse a cabo discutiendo con otros derechos ya existentes (…). El respeto por la dignidad humana obliga a que los ciudadanos y las ciudadanas estén situados por encima de un umbral mínimo de capacidad" (*ibid.* 52). La dignidad humana es "algo inherente a la persona" y a la vez "algo que exige ser desarrollado" (*ibid.* 51). Muchas veces nos hemos quedado con lo primero que ya está otorgado por los derechos humanos. Las capacidades humanas dan un paso más, un paso sustantivo, y defienden un compromiso mayor con el desarrollo de esa dignidad.

Proteger a alguien es reconocer su dignidad. La cuestión es si ese derecho que creemos proteger al eliminar capacidades de obrar de las personas supone una anulación del desarrollo de su dignidad como capacidad básica que podría devenir en un funcionamiento y coartar las posibilidades de libertad real de estas personas que, desde su dependencia con apoyos, podrían tener una vida más plena y realizada. En muchas sentencias judiciales donde existen dudas razonables sobre la autonomía de la persona, las preguntas deberían ser las siguientes:

⇨ ¿Qué puede hacer esta persona con los debidos apoyos para desarrollar una vida realizada donde sus capacidades sean respetadas?

⇨ ¿Qué oportunidades puede ofrecerle el sistema judicial para que su dignidad se desarrolle sin sustituir sus decisiones?

⇨ ¿Cómo puedo hacer para que la capacidad de obrar de alguien y su capacidad jurídica no sean un dualismo insalvable?

⇨ ¿Qué medidas sustantivas y de apoyo tiene el sistema para garantizar estos derechos expandidos en base a una nueva visión de la capacidad que evite la expropiación epistémica?

⇨ ¿De qué comunidades epistémicas de apoyo dispone la persona para su florecimiento humano? ¿Existen? ¿Y si no existieran la ley misma debería promoverlas?

(Recordemos de nuevo la sentencia del tribunal de la India: no bastaba con otorgar y distribuir derechos como bienes básicos, sino que se debía comprobar en el mismo proceso judicial que fuesen realizaciones y que los niños y niñas ingiriesen al día las calorías necesarias con las cuales poder acceder a ese derecho teórico a la educación.)

Desde el momento en el que estas cuestión no son apoyos cari-
tativos sino exigencias de justicia, el mismo sistema legal debería
adquirir ese compromiso para evitar que sean los profesionales los
que, en base a su mayor o menor sensibilidad, las apliquen. Y esta
obligación es de las instituciones, del "poder constituyente o más
frecuentemente de los tribunales que interpretan una Constitución
abstracta y los legisladores que proponen códigos y leyes" (*ibid*. 62).

   ¿Quiénes son, al menos, las personas afectadas por estas nuevas
preguntas? Nussbaum defiende que toda persona que "haya nacido
humana y que cuente con un mínimo nivel de agencia sin estipular
requisitos como la racionalidad" (*ibid*. p. 84).

   Adecuar, pues, ese mínimo nivel de agencia debería incorporar
para su evaluación no solo pruebas cognitivas, sino informes psicosociales, observaciones cotidianas, etc. pero, sobre todo, decisiones
sustantivas del mismo sistema judicial que sean intervenciones positivas que afecten al desarrollo humano futuro de la persona tales
como la obligación de los individuos de participar en actividades
comunitarias que impliquen decisiones políticas y cívicas, como el
derecho a sufragio, el derecho a la educación, etc. No basta, pues,
con incapacitar en base a un modelo de racionalidad estática (la racionalidad del autogobierno) sino que hay que ser proactivo y obli-
gar a las asociaciones y a las instituciones a que las personas más
vulnerables tengan derecho también a ser iguales en libertad. No
basta con que el poder legislativo conceda el derecho a sufragio,
sino que el poder judicial, con el horizonte de evitar la injusticia
epistémica de capacidad, debe crear las condiciones sustantivas de
apoyos para que los derechos no sean solo palabras huecas y se
conviertan en realidades que afecten al desarrollo y al florecimiento
humano.

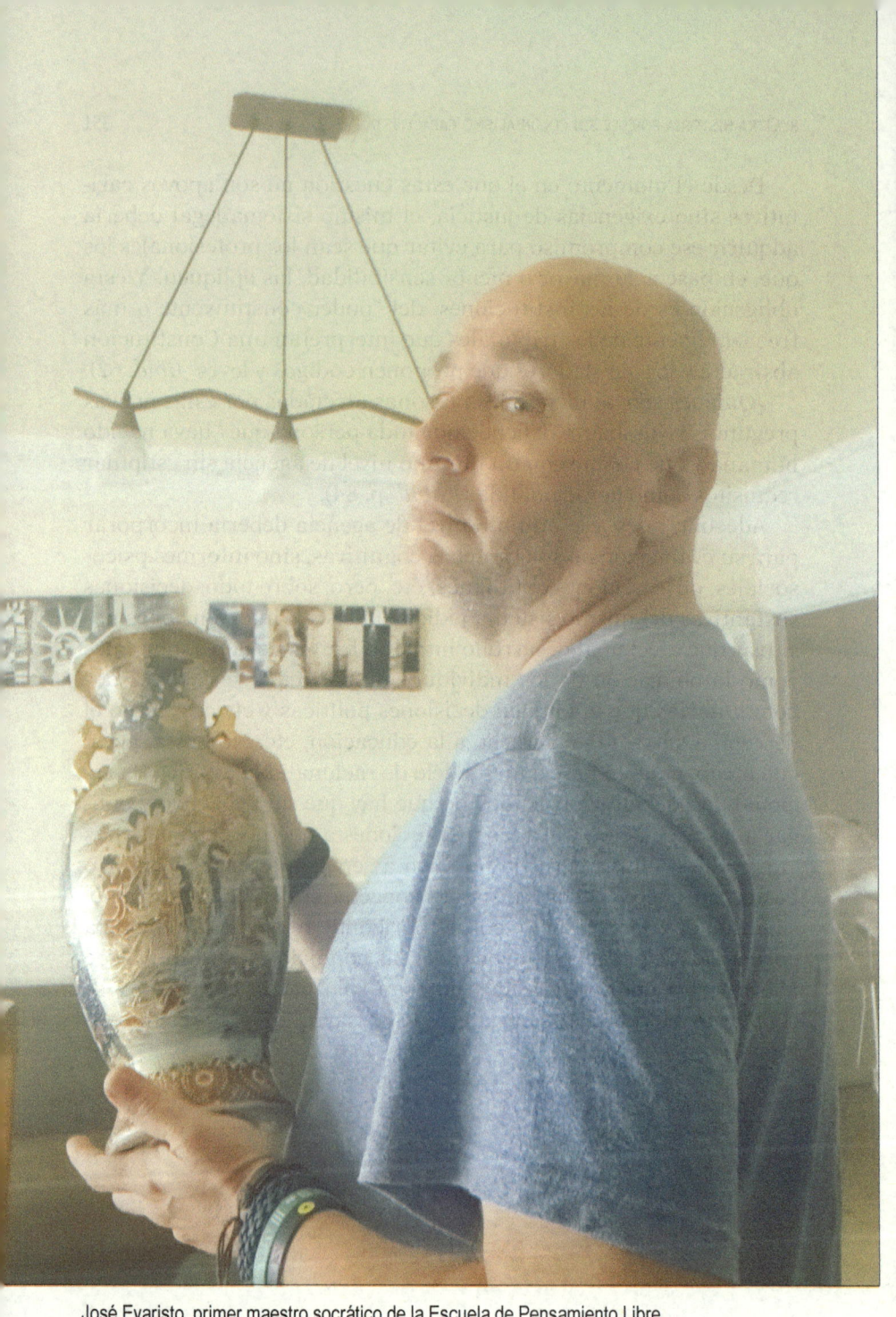

José Evaristo, primer maestro socrático de la Escuela de Pensamiento Libre
(Foto realizada por José Evaristo)

Finale. DIÁLOGOS FRONTERIZOS III

El maestro socrático José Evaristo y el fantasma de la discapacidad

José Evaristo Momparler vive en Gandía y el año 2015 fue el primer maestro socrático de la EPL. Detrás de él vinieron muchas otras personas con desventajas cognitivas que han sido maestras y maestros de la escuela de pensamiento libre de Valencia. El centro ocupacional de referencia de José es ASMISAF, en Gandía.

Chema: Maestro José, quizá te suene esta frase: "El fantasma de la discapacidad recorre el mundo". Un fantasma recorre el mundo, el fantasma de la *discapacidad...*

Así comenzabas, estimado José, hace ya unos años, tu conferencia en Valencia delante de un grupo de espectadores atentos a tus palabras, a las palabras y las ideas de alguien a quien la sociedad denomina discapacitado intelectual. Una escena casi surrealista por lo poco habitual. Las personas con discapacidad intelectual participan en programas de solidaridad, hacen anuncios, incluso películas, se les pregunta sobre sus aficiones en algunas encuestas y hasta votan, pero la voz ya es otro cantar. Y mucho menos una voz pública en la cual, por ejemplo, opinen, razonen, decidan, filosofen... desde sus autoinsuficiencias. ¿Es necesario acaso ser alfabético, ilustrado o tener un título para tomar la palabra?

Es posible, José, amigo, que no hayas leído a Marx ni el *Manifiesto comunista* ni ese famoso comienzo de una obra mítica en el pensamiento moderno o es posible que sí, no es importante para el caso que nos ocupa. Saber más o menos no es el quid de la cuestión para poder ser escuchado o para ser un interlocutor válido. Lo que sí me importó fue tu discurso, aquella manera de pensar, aquella forma tan rota y rotunda, poderosa, de dirigirte al público para decirle esas palabras-heridas con las que comenzó tu disertación: el fantasma de la *discapacidad* recorre el mundo.

A lo largo de todos mis años de activismo social, he oído hablar a personas que necesitaban dos minutos para decir una frase porque tienen eso que la sociedad denomina parálisis cerebral. Como si el cerebro pudiera estar paralizado. He escuchado las voces de personas analfabetas desde su *oratura* y las voces de personas situadas en un espectro de su autismo más profundo. He observado también que existen personas que necesitan ser asistidas y atendidas porque sus posibilidades de interacción son mínimas. Las menos. Y, a la vez, he percibido que personas que son atendidas y protegidas y son beneficiarias de ayudas públicas desean encontrar espacios y tiempos no cronológicos en los cuales sus vidas realizadas sean poderosas y puedan tomar decisiones que les afecten y puedan decir las palabras con las que piensan el mundo. Entre ellas, la opción de no llamarse como los paradigmas y modelos-mapas desean catalogarlos. Yo quería también, desde mi activismo, ayudar, ser solidario con esos colectivos discriminados.

Solo años después de tu conferencia, estimado José, entendí la trascendencia de tus palabras y por qué una persona con más desventajas cognitivas que otras, no deseaba ser una persona con discapacidad intelectual. Con los años, hablé con otros amigos con y sin discapacidad y seguí leyendo a otros teóricos y activistas como los que han aparecido en esta obra, y a filósofos o pedagogos que, desde la resistencia, no están de acuerdo con el universalismo de las definiciones que afectan a procesos de autoconocimiento, no están de acuerdo con el poder de esa denominación: tener discapacidad. Todos ellos me han influido y me seguirán influyendo pero fue aquel discurso tuyo el que me hizo cambiar de posición, el que me invitó a mirar de otra manera la discapacidad, el que me situó en otro lugar de enunciación.

En tu discurso-testimonio, pusiste en tela de juicio las marcas cognitivas con las cuales los otros te calificaban a ti, un ser libre, un ser pensante, un ser humano concreto que se resistía a aquella denominación y que estaba deseoso de explorar sus potencialidades.

Meses después, José, tú serías la primera persona maestra socrática (una nueva denominación pedagógica comunitaria de resistencia) de una experiencia vivencial de desarrollo humano a la que un grupo de caminantes inquietos denominamos 'la escuela de pensamiento libre', la única escuela del mundo donde las personas con desventajas cognitivas imparten una no-enseñanza y un no-aprendizaje basado en algunos conceptos que trataremos de desarrollar en esta obra. Una escuela donde las personas con discapacidad intelectual no tienen discapacidad intelectual porque son maestras, *epelianos*, librepensadores o lo que ellas, en mutua *interafección* (interacción afectiva), deseen ser desde una libertad de pensamiento y de acción que facilita esta posibilidad de apropiación narrativa de sus procesos de búsqueda y de realización personal y social.

Maestro José, explícame qué significa para ti pensar.

Maestro José: Hola, Xema sabes que ayer me di cuenta de una cosa y es, que a alguna gente le molesta que las personas con discapacidad intelectual pensemos. Ayer fui a tomar un café y una tostada al bar. Allí entró un vendedor de la once y uno que estaba en el bar le dijo: "Eh tú, Pepe, por qué vendes cupones de los ciegos si no tienes discapacidad". Él le dijo: "Sí que tengo. Que no se note no quiere decir que no tenga. Además, de algo tengo que vivir". El hombre del bar le contestó: "Sí hombre, eso será. Anda qué bien montado lo tienes".

Eso me hizo pensar que cuando las personas con discapacidad hacemos o decimos cosas diferentes a lo que algunos quieren ver o escuchar, pues parece que no seamos discapacitados. Es como si con serlo no fuera suficiente, hay que parecerlo también. La discapacidad no es una imagen o una foto, es una condición que a veces pasa desapercibida a los ojos de quienes solo ven lo que la sociedad les vende.

A veces me siento como una herramienta de otros, un objeto ¿sabes Xema?

Yo soy una persona como cualquiera, tengo mis sueños, aunque en los últimos años las circunstancias me hayan hecho ver que algunos de ellos no los podré alcanzar nunca si no es con apoyos. Pero mis sueños, mis ilusiones siguen vivos. Aún me emociono con las pequeñas cosas. Por ejemplo, cuando escucho algunas canciones de artistas como Eros Ramazzotti, Sergio Dalma ("Niños de la guerra") Scorpions ("Vientos de cambio"). Pienso, "Dios mío cuanta humanidad en estas letras!", si personas como Ramazzotti, Dalma o Scorpions proclaman eso, no está todo perdido. Serafín Zubiri por ejemplo, es un cantante invidente. Y si ellos (Ramazzoti, Dalma, Scorpions, etc.) fueran discapacitados también, ¿qué pasaría?

Pensar es lo que les molesta a los otros que hagamos.

Chema: Maestro José, ¿qué es para ti la discapacidad?

Maestro José: Je, je, aparte de un fantasma, como dije aquella vez quisiera decir alguna cosa más a tus lectores: Si alguna vez os habéis preguntado: ¿Qué es la discapacidad? ¿Cómo es una persona con esclerosis múltiple? ¿Qué es un síndrome de Down? Dejarme que os diga que todas esas condiciones hablan de las diferencias y posibilidades, pero ante todo de seres muy leales y con una gran honestidad, personas que podían ser claramente habitantes de Nunca Jamás porque están a caballo entre el mundo de los niños y el mundo de los adultos. Que regalan su corazón cuando te dedican una caricia, una palabra amable o un gesto de complicidad. Para ellos tener un amigo es algo casi sagrado. Son fieles y leales como ningún otro ser. Tener unas discapacidades no significa que no sientan ni padezcan. Tras estos fieles habitantes de Nunca Jamás, hay cerebro, corazón y sangre. Hay profundos sentimientos que algunas veces les pueden costar expresar pero que están ahí. Estos fieles habitantes de Nunca Jamás, no deben ser deshumanizados porque tienen mucho que dar a la sociedad. Ellos, nosotros, somos parte de la sociedad y esta debería incluirnos como uno más. Por una sociedad con límites que no te limiten aunque tengamos limitaciones. Gracias.

Chema: Maestro José, quisiera hablarte del ensayo que estoy escribiendo y de algunas expresiones teóricas que deseo compartir contigo. Denomino, por ejemplo, 'expropiaciones epistémicas' o 'forclusiones' a la exclusión de las personas en razón de su desventaja cognitiva. Un tipo de exclusión que entiende la capacidad como habilidad o competencia para saber o decidir en función de su inteligencia o racionalidad. Un tipo de exclusión que, como veremos, puede convivir con los intentos de integración social o participación ciudadana. Justificar estas nuevas denominaciones en el terreno concreto de la discapacidad será uno de los retos que he querido afrontar en este ensayo con el apoyo de muchas pensadoras y pensadores vivos o muertos que me han entregado sus ideas luminosas. Hemos denominado a las nuevas luchas contra estas nuevas formas de exclusión 'reapropiaciones epistémicas'. He tratado de evitar en la medida de lo posible el término 'empoderar' (algunas veces lo he utilizado por su potencia gramatical) y, como venimos diciendo, evitamos también el ideal de la inclusión como modelo de análisis.

El gran reto, José, a mi juicio, a la hora de abordar este enfoque de epistemología política radical en un terreno en apariencia concreto como las desventajas cognitivas (entre las que se encuentra la discapacidad intelectual) es que este asunto nos enfrenta y expone a una serie de conceptos que no deseamos pensar desde la abstracción ahistórica, sino desde el mirar situado de las voces subalternas y sus limitaciones.

Las voces reales de seres humanos excluidos epistémicamente (y yo creo que tú eres una persona integrada en tu entorno social pero a la vez excluido de tus posibilidades epistémicas que son muchas) no nos han impulsado a evitar la persecución de sueños o utopías imposibles, sino a exponernos a otras posibles maneras de transformar lo real desde una anterior y necesaria interpretación de esa realidad flagrante desde la cual pensamos. Quizá aunque esos espacio-tiempos todavía no existan, nuestro pensar situado no los ha imaginado para el reino de las utopías, sino para la acogida hospitalaria de personas como José o como yo o como otros seres, con o sin marcas cognitivas, que entienden que esos espacios reales y comunitarios, esas comunidades epistémicas de voces rotas, en cualquier momento serán una parte más de nuestro sistema social y político, una parte más de la profundización en nuestras democracias complejas que necesitan alimentarse de los mundos de la vida y no solo de las reglas, normas, valores o principios que las sustentan.

Maestro José, ¿y si me atreviese a llamar a todo esto como una forma de *contrainclusión?*

Maestro José: Tú eres el filósofo… Yo te sigo como puedo pero me gusta la música de tus palabras aunque en la letra me pierda un poco…

Chema: Ser *contrainclusivo*, estimado José, no es ser anti-inclusivo, sino elegir un camino contracorriente de resistencia epistémica que termine con la puesta en marcha, no de una teoría, de un método o de un modelo, sino de un plan de florecimiento humano que, en contextos locales, comunitarios, teja una trama de alianzas y complicidades mutuas en las cuales las metáforas vivas tengan cabida y las personas, en una comunidad, no tengan discapacidad intelectual, sino que sean maestros y maestras que, como tú, puedan enseñarnos a mirar el mundo con otros ojos.

Ser *contrainclusivo* no implica defender que la categoría discapacidad o discapacidad intelectual, deterioro o parálisis cerebral sean un estigma. Al contrario, a lo largo de la historia reciente ha sido una denominación integradora. Una marca no es lo mismo que un estigma. Nuestra defensa se centra en la necesidad de que las marcas cognitivas decrezcan (decrecimiento epistémico) y las metáforas vivas sean reconocidas y valoradas en las *interafecciones* (interacciones afectivas) humanas y simbólicas, o en las intervenciones socioeducativas locales como formas de apoyo y capacitación epistémica de seres humanos que, desde la vulnerabilidad, desean explorar nuevas identidades no prefijadas por los modelos teóricos con un alto poder performativo.

Estimado José, cuando volvamos a vernos y a filosofar tengo muchas preguntas que quiero compartir contigo; ahí van algunas de ellas:

⇨ ¿Es posible repensar la racionalidad de una manera distinta en nuestras sociedades del conocimiento?

⇨ ¿Es posible repensar la discapacidad de una manera distinta a como en nuestras sociedades democráticas modernas, complejas, integradoras e inclusivas la están pensando?

⇨ ¿Es posible repensar la discapacidad sin discapacidad y a la vez reconociendo las mayores o menores limitaciones cognitivas de las personas?

⇨ ¿La discapacidad se tiene o es una construcción social?

⇨ ¿Los miedos lícitos que tienen las familias con personas con más limitaciones cognitivas que otras para dejar que puedan autogestionarse son fundados?

La auto-gestión entendida como auto-nomía de corte individualista e independiente en contextos con limitaciones cognitivas es una utopía y un camino, a nuestro juicio, erróneo. La única forma de entender la autogestión es desde la vulnerabilidad de la auto-insuficiencia, es decir, que las limitaciones se conviertan en, desde el apoyo mutuo y colaborativo, el valor procomunal de las personas que, debido a esos déficits, han sido inferiorizadas y dis-capacitadas. La auto-gestión debe ser siempre de otro tipo.

Maestro José: Yo he sido durante muchos años parte de ese equipo de Autogestores de mi centro de referencia en Gandía…

Chema: Estimado José, en medio de este camino hermenéutico por esas nuevas categorías fuertes de resistencia epistémica comunitaria y en proceso de construcción, quiero dedicar este ensayo a las personas maestras socráticas que vinieron después y han llegado hasta hoy… porque la escuela de pensamiento libre sigue en pie aunque no tenga frontispicio y los caminantes están decididos a entretejer un horizonte donde sea posible filosofar con seres humanos desde la disolución de sus identidades prefijadas por los otros. Para ello, necesitaremos no solo nuestras buenas intenciones y ganas de ayudar sino una serie de herramientas, tanto teóricas como prácticas, para poder analizar, deconstruir, coser, tejer, esculpir o proponer.

Sigamos, pues, José, el camino que este ensayo nos propone con el fantasma al lado… Esperemos que, en este proceso de entretejer y de mirar situado, sepamos colocar al fantasma en su sitio, realizar una crítica de su poderoso mirar y, sin miedo, saber que las utopías no son siempre no-lugares sino espacios de encuentro donde poder mirar el mundo de otra manera. Si conseguimos revisar estos nuestros ojos que miran quizá, querido José, dejemos de ver al fantasma que tú ya, seguro, has dejado de ver porque has aprendido a pensar desde tus limitaciones y has aprendido a ser libre desde la resistencia, como aquella paloma del filósofo Kant que no podía ser libre volando en el vacío, sino cuando la realidad le ponía dificultades en su avance.

José Evaristo, ¿quieres cerrar tú este capítulo a medias entre la reflexión y el testimonio con alguna otra de tus ideas?

Maestro José: Desde mi humilde opinión yo creo que no hay personas con discapacidad en proyectos de envergadura, no hay visibilidad pero no la de hablar por hablar si no la de dejarnos ser...

Una forma de control absolutista y yo veo eso en cualquiera de los capítulos de *1984* de George Orwell y la sociedad actual y la necesidad de controlarlo todo en nombre de la absoluta seguridad. Me gustaría cerrar así, por lo demás perfecto y mil gracias por hacerme visible.

EPÍLOGO:
SOBRE LAS TRES METAMORFOSIS O EL DESEO DE SER ORNITORRINCO

Carta al futuro

Esta noche, la última noche, antes de cerrar este ensayo, estimada lectora, lector, he tenido un sueño y he soñado con un futuro abierto a la esperanza, he soñado con esas criaturas maravillosas llamadas **ornitorrincos**.

No sé si sabes que esta especie animal fue descubierta en el siglo XVIII y que, durante casi un siglo, los especialistas en clasificaciones no se pusieron de acuerdo sobre cómo etiquetarlas: ¿era un ave porque tenía pico o ponía huevos? ¿Era un reptil marino? ¿Era un mamífero? ¿Era un monstruo? ¿Era un ser artificial inventado por la mano humana que había pegado trozos de otros animales en uno solo? ¿Una anomalía de la naturaleza? ¿Qué era aquel ser extraño y mestizo? Los amos de las definiciones lo acabaron encasillando en la especie de los mamíferos (*ornithorhynchus anatinus*) porque las crías succionaban la leche que salía de su piel aunque no tuviese mama. Hoy sabemos, gracias a las últimas investigaciones realizadas, que los genes de estas criaturas nos aclaran algunos misterios sobre el origen de la evolución animal y humana y sobre nuestra naturaleza híbrida e impura. Nadie, obviamente, le preguntó al ser definido, al mismo animal, porque los animales no son racionales y no pueden emitir argumentos. Nosotros, sin embargo, nos hemos atrevido a preguntarle y la criatura nos ha respondido.

¿Quién eres, criatura maravillosa?

Yo soy todo eso (ave, reptil, mamífero) y a la vez no soy nada de eso. Yo soy un ser que habita en las fronteras y que desea ser mirado desde su condición fronteriza. Yo comencé reconociéndome como un **monstruo**, como una monstrua, como un ser que no encaja y que está dotado de anomalías e imperfecciones y ahora sé que soy otra cosa, que soy un ser perfecto, completo, fronterizo y que mis experiencias sensoriales y mentales son dignas de ser contadas. Yo, con respecto a la sociedad en la que vivo, poseo desventajas evidentes que no quiero camuflar pero, para los que aprendan a verme de otra manera, me declaro, en voz alta y sin complejos, como un ser ornitorrinco. Y mi primer y gran descubrimiento como ornitorrinco ha sido percibirme como ese ser único y maravilloso que encierra virtuosas anomalías. Y por eso, he descubierto que dentro de mí hay un **cisne negro**, otra anomalía de la naturaleza. El cisne negro es la esencia de lo que soy y de mi propia búsqueda de la identidad perdida. Si por fuera ya he dejado de ser un monstruo y me denomino a mí mismo como ornitorrinco, mi alma debe seguir buscando a ese otro ser que me define por dentro y por fuera: un ser fronterizo como el ornitorrinco. Si mi pasado fue superar el monstruo con el que me etiquetaron y mi presente fue desvelar el cisne negro que hay dentro de mí, mi futuro está abierto a otra posibilidad inexplorada: ser **ornitorrinco**, reconocerme fronterizo y habitar en esas fronteras donde la vida es difícil y los hogares no existen. Ahí, en ese lugar inhóspito, está nuestro hogar y debemos conquistarlo.

Eso fue lo que respondió aquel raro animal cuando alguien, por primera vez, se dignó a preguntarle acerca de su condición fronteriza.

Y ahora, estimada lectora, estimado lector, antes de irme y abandonar esta obra, volviendo a traspasar la línea que separa al que escribe del que lee, me atrevo a realizarte esta extraña petición:

Si te consideras un habitante de esas fronteras cognitivas y corporales, necesito que me **cuentes tu historia** utilizando para ello una **triple metáfora:**

1. La del monstruo o monstrua que NO eres y que alguna vez en el pasado creíste ser o te hicieron creer que eras.
2. La del cisne negro que SÍ eres y que sigues descubriendo cada día, es decir, tu ser único, maravillo, auténtico y lleno de posibilidades creativas.
3. La del ornitorrinco u ornitorrinca que deseas ser. Un ser más rico y complejo que el maravilloso cisne que reconoce su ser fronterizo y lo acepta. Si el cisne negro es el descubrimiento del poder de mi diferencia, el ornitorrinco significa el poder de mi vulnerabilidad y de mis propias desventajas. No me basta con encontrar mi propia felicidad como cisne, sino que deseo volar y habitar una comunidad donde los seres fronterizos sean reconocidos desde la propia rareza como dispositivo social y político. Y esa utopía se denomina Matria ornitorrinco.

He aquí las tres metamorfosis de nuestro espíritu. De cómo el monstruo pasó a ser cisne negro y de cómo el cisne deseó ser ornitorrinco. Como en el proceso del gusano de seda y su metamorfosis: no basta con ser gusano, no basta con ser crisálida, es necesario volar y ser mariposa. El destino, nuestro destino, es volar y esto implica explorar al máximo nuestras posibilidades como seres fronterizos, como ornitorrincos.

Mi reto para ti
¿Te atreves a contarme tu vida, tus pensamientos, tus emociones, tus ficciones y tus valores a través de estas metáforas? Escríbeme a mi correo electrónico y en tu relato mezcla la ficción y la realidad (estamos hechos de eso, de ficción y de realidad). Dialoga con esos seres que llevas dentro: con el monstruo, con el cisne negro y con el ornitorrinco.
Un ejemplo de alguien que ya me contó su historia:

Luis fue siempre un niño solitario que se divertía hablando con extraterrestres. Él mismo se sentía como si viniese de otro planeta. Su abuela, antes de morir, le dijo que había visto en él la sombra de un pájaro negro con cuello serpenteante, un cisne, un cisne negro. Busca a ese cisne, le dijo. Durante el resto de su vida buscó a ese cisne. Por el camino, se dio cuenta de que era diferente y que su diferencia tenía nombres médicos variados. Lo clasificaron y lo etiquetaron pero él nunca sintió que aquellos nombres fuesen lo que buscaba. Luis buscaba un cisne negro. Es decir, se buscaba a él mismo. Casi a los 30 años, conoció a Yolanda, una mujer que también había soñado con esos cisnes y que se había reconciliado con su identidad. Ella pasó también por esas fases: sentirse un ser monstruoso o monstruado y, al conocer a otros seres, aprender a desear ser ornitorrinco. Cuando aprendió a vivir en ese terreno de las fronteras del conocimiento, el cisne negro no volvió a aparecer en sus sueños porque ya lo había encontrado.

¿Te atreves a explorar la Matria Ornitorrinco?

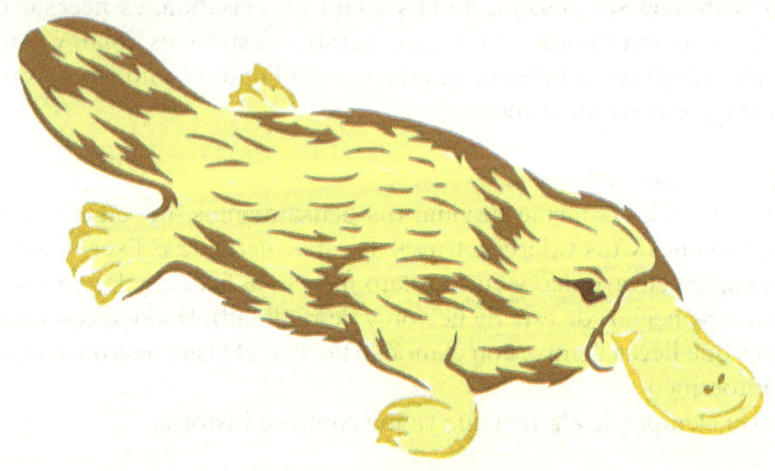

Chema Sánchez Alcón
radiofonista99@gmail.com

Bibliografía

ABBERLEY, P. (1987): "The concept of oppression and the development of a social theory of disability", *Disability, Handicap and Society* 2(1), pp. 5-20.

ABELLA VILLAR, P. (2015): "Las enfermerías monásticas, espacios comunitarios de curación en la Plena Edad Media", *Edad Media. Revista de Historia* 16, pp. 127-147.

AGRA, M.X. (2013): "Vulnerabilidad: injusticias y cuidados", en Boladeras, M. (ed.), *Bioética: justicia y vulnerabilidad*. Barcelona: Proteus.

ALEXANDER, F.G. Y SELESNICK, S.T. (1970): *Historia de la psiquiatría: una evaluación del pensamiento psiquiátrico desde los tiempos prehistóricos hasta nuestros días*. Barcelona: Expaxs.

ALFONSO X, EL SABIO (2021): *Las siete partidas. Selección*. Madrid: Linkgua.

ALLOA, E. (2009): *La resistencia de lo sensible. Merleau-Ponty, crítico de la transparencia*. Buenos Aires: Nueva Visión.

ÁLVAREZ, F.; BAÑO, L.; CAMPAGNE, J.; CORTÉS, V.; HUERTAS, M.; MERINO, J., Y PRIETO, L.A. (2022): "Enfoque pensamiento libre: Empoderamiento educativo de las personas con discapacidad intelectual", *Revista Internacional de Filosofía Aplicada HASER* 13(13), pp. 105-149.

ÁLVAREZ TURIENZO, S. (1956): "Derecho natural racionalista y tradición filosófica", *Anuario de Filosofía del Derecho* 6, pp. 125-158.

ÁLVAREZ-URÍA, F. (1983): *Miserables y locos. Medicina mental y orden social en la España del siglo XIX*. Barcelona: Tusquets.

AMERY, J. (1999): *On Suicide: A Discourse on Voluntary Death*. Indiana: Indiana University Press.

AMOR PAN, J.R. (2007): *Ética y discapacidad intelectual*. Madrid: Universidad de Comillas.

ANDRÉS PUEYO, A. Y COLOM, R. (1999): "El estudio de la inteligencia humana", *Psicothema* 11(3), pp. 453-476.

ANTA DIOP, CH. (2016): *Civilización y barbarie. Una antropología sin condescendencia*. Madrid: Bellatera.

—. (2012): *Naciones negras y cultura*. Madrid: Bellatera.

ANZALDÚA, G. (2016): *Borderlands/La frontera. La nueva mestiza*. Madrid: Capitán Swing.

ARENDT, H. (2001): *Eichman en Jerusalem*. Barcelona: Lumen.

ARISTÓTELES (2014): *Metafísica*. Madrid: Gredos.

—. (2004): *Política*. Madrid: Gredos.

—. (1992): *Poética*. Madrid: Gredos.

—. (1933): *Generación de los Animales*. Madrid: Nueva Biblioteca Filosófica.

ARRIETA CASTAÑEDA, R. (2017): *El enfoque de las capacidades y la teoría del reconocimiento como marco para la fundamentación de los derechos de las personas con discapacidad* (tesis doctoral). Universidad Carlos III, Madrid.

ARTAUD, A. (2004): *Oeuvres*. Paris: Gallimard.

DE ASÍS ROIG, R. (2013): *Discapacidad y derechos*. Madrid: Dykinson.

—. (2005): "Derechos y fuerzas. Doce problemas de los derechos fundamentales", *Revista del Instituto Bartolomé de las Casas* 1, pp. 34-56.

AUSTIN, J.L. (2016): *Cómo hacer cosas con palabras*. Barcelona: Paidós.

BALIBAR, E. (2017): *La igualibertad*. Madrid: Herder.

BARKER, R. (1948): "The social psychology of physical disability", *Journal of Social Issue* 4(4), pp. 28-42.

BARNES, C. (1996): "Visual impairment and disability", en G. Halles (ed) *Beyond Disability: towards an enabling society*. London: Sage–The Open University.

BARTON, L. (2008): *Superar las barreras de la discapacidad*. Madrid: Morata.

BARRENDOMER, A. (1987): *Elementos de pragmática lingüística*. Buenos Aires: Gedisa.

BAUMAN, Z. (2002): *Modernidad líquida*. México: FCE.

BELHOMME, J.E. (1824): *Essai sur l'idiote. Propositions sur l'éducation des idiots, mise en rapport avec leur dégrée d'intelligence*. Paris: Librairie de Germer-Baillière.

BENJAMIN, W. (1989): "Tesis de filosofía de la historia", en *Discursos Interrumpidos I*. Madrid: Taurus.

BERGER, P. Y LUHKMANN, TH. (1984): *La construcción de la realidad social*. Buenos Aires: Amorrortu.

BILBENY, N. (1993): *El idiota moral*. Barcelona: Anagrama.

BINET, A. (2018): *L'Année Psychologique–Topics in Cognitive Psychology*. Paris: PUF.

—. (2018): *A Method of Measuring the Development of the Intelligence of Young Children*. New York: HardPress.

BINET, A. Y SIMON, T. (1907): *Les enfants anormaux. Guide pour l'admission des enfants anormaux dans les classes de perfectionnement*. Paris: Armand Colin.

BLUMENBERG, H. (2003): *Paradigmas de la metaforología*. Madrid: Trotta.

BODEI, R. (2001): *Lógicas del delirio*. Madrid: Cátedra.

BOLLIER, D. (2014): *Pensar desde los comunes. Una breve introducción*. Madrid: Traficantes de Sueños.

BORST, L. (1970): *The Mind-Brain Identity Theory*. London: Macmillan.

BRIGHMAN, C. (2017): *A Study of America Intelligence*. London: Forgotten Books.

BRONCANO, F. (2020a): *Conocimiento expropiado. Epistemología política en una democracia radical*. Madrid: Akal.

—. (2020b): "Fraternidades epistémicas", *Dilemata* 33, pp. 11-21.

—. (2016): "Por una epistemología política", *El laberinto de la identidad*, 4 de enero. http://laberintodelaidentidad.blogspot.com/2016/01/

BROWNMILLER, S. (1999): *In Our Time: Memoir of a Revolution*. New York: Dial Press.

BUTLER, J. (1990): *El género en disputa. El feminismo y la subversión de la identidad*. Barcelona: Paidós.

CAMPBELL, B. Y MANNING, J. (2018): *The Rise of Victimhood Culture: Microaggressions, Safe Spaces, and the New Culture Wars*. Los Angeles: Palgrave McMillam.

CARRASCOSA, J.M. (2022): "El fiscal Carlos Ganzenmüller, 'amigo de las personas con discapacidad'", *Revista Escritura Pública* 135, pp. 72-73.

CATTELL, R.B. Y CATTELL, A.K.S. (1989a): *Tests de Evaluación de la inteligencia general, factor 'g': escala 1*. Madrid: TEA.

—. (1989b): *Tests de Evaluación de la inteligencia general, factor 'g': escalas 2 y 3*. Madrid: TEA.

CONDORCET, N. DE (1847): *Sur l'admission des femmes au droit de cité*. Paris: Firmin Didot Frères.

CONSEJO GENERAL DEL PODER JUDICIAL (2016): *Principios de Ética Judicial* en https://www.poderjudicial.es/cgpj/es/Temas/Etica-Judicial/Etica-Judicial/Principios-de-Etica-Judicial/

CORTINA, A. (2010): *Justicia cordial*. Madrid: Trotta.

—. (2007): *Ética de la razón cordial*. Oviedo: Nobel.

—. (2006): *Las fronteras de la persona*. Madrid: Taurus.

—. (1998): *Hasta un pueblo de demonios*. Madrid: Taurus.

DAMÁSIO, A. (2018): *La sensación de lo que ocurre. Cuerpo y emoción en la construcción de la conciencia*. Barcelona: Destino.

DAVIDSON, D. (2004): *Problems of Rationality*. Oxford: Oxford University Press.

—. (2000): *Subjetivo, intersubjetivo, objetivo*. Madrid: Cátedra.

—. (1980): *Essay on Actions and Event*. Oxford: New Publisher.

DE LAS CASAS, B. (1957): *Historia de las Indias*. Madrid: BAE.

DELEUZE, G. (1988): *Diferencia y repetición*. Madrid: Júcar.

DERRIDA, J. (1989): *Márgenes de la filosofía*. Madrid: Cátedra.

DESCARTES, R. (2003): *Discurso del método. Meditaciones metafísicas*. Madrid: Espasa.

—. (1994): *Lógica del sentido*. Barcelona: Planeta-De Agostini.

DEWEY, J. (2010): *Cómo pensamos*. Barcelona: Paidós Ibérica.

—. (2004): *Democracia y educación*. Madrid: Morata.

—. (1997): *Mi credo pedagógico*. León: Publicaciones Universidad de León.

—. (1927): *The Public and its problems*. New York: Henry Holt.

DE SOUSA SANTOS, B. (2019): *El fin del imperio cognitivo*. Madrid: Trotta.

—. (2010): *Descolonizar el saber, reinventar el poder*. Montevideo: Trilce.

—. (2003): *Crítica de la razón indolente*. Bilbao: Desclée de Brouwer.

DE WAAL, F.B.M. (1996): *Good Natured: The Origins of Right and Wrong in Primates and Other Animals*. Cambridge (Ma): Harvard University Press.

DI LISCIA, M.S. Y BASSA, D. (2003): "Médicos, jueces y locos. Sobre peritaje de insania y justicia en el interior argentino, 1890-1930", *Horizontes, Bragança Paulista* 21, pp. 15-26.

DISABILITY STUDIES QUARTRELY (2013): *Special Issue: Improving Feminist Philosophy and Theory By Taking Account of Disability* 33(4).

DOLSA Y RAMÓN, L. (1880): "Monomanía" *Revista de Medicina y Cirugía Prácticas* 6, pp. 467-470.

DUARTE SALCEDO, R.G. (1924): "La imbecilidad mongólica", *Revista Actualidad Médica* 7 tomo II, pp. 30-45.

DURÁN MONFORT, P. Y MUÑOZ GARCÍA, A. (2021): "Jóvenes en la frontera: transitar los no-lugares para resignificar el viaje", Violeta Quiroga y Eveline Chagas Lemos (coords.), *Empuje y audacia: Migración transfronteriza de adolescentes y jóvenes no acompañados/as*. Madrid: Siglo XXI, pp. 37-54.

DURÁN, P.; GÓMEZ-QUINTERO, J.D.; MARTÍNEZ-MAGDALENA, S. y MAERK, J. (2021): "Des-problematizar las migraciones desde los movimientos sociales: Reflexiones en torno a una investigación-acción participativa en Barcelona", *Quaderns de l'Institut Català d'Antropologia* 37(1), pp. 63-85.

DURKHEIM, É. (1988): *Las reglas del método sociológico y otros escritos sobre filosofía de las Ciencias Sociales*. Madrid: Alianza.

ENCYCLOPÉDIE, en https://encyclo.eu/index.php

ESQUERDO ZARAGOZA, J.M. (1880): "Locos que no lo parecen", *El Anfiteatro Anatómico Español* 8(173), pp. 69-72.

—. (1878): "Conferencias sobre las enfermedades mentales", *Revista Medicina Práctica* n° 2, pp. 5-18; n° 3, pp. 149-156; n° 6, pp. 293-303; n° 9, pp. 347-351. Madrid: Imprenta Moya y Plaza.

ESQUIROL, J.E. (2014): *Las enfermedades mentales. Consideradas en sus aspectos médicos, higiénicos y médico-legales*. Buenos Aires: Polemos.

—. (1856): *Tratado completo de las enajenaciones mentales consideradas bajo su aspecto médico, higiénico y médico-legal*. Madrid: Imp. de Gómez Fuentenebro, pp. 59-64.

ETXEBERRIA MAULEON, X. (2008): *La condición de ciudadanía de las personas con discapacidad intelectual*. Bilbao: Universidad de Deusto.

—. (2005): *Aproximación ética a la discapacidad*. Bilbao: Universidad de Deusto.

—. (2004): "Ética y discapacidad", *Siglo Cero* 210, pp. 78-102.

FANON, F. (1999): *Los condenados de la tierra*. Nafarroa: Txalaparta.

FERNÁNDEZ ZAMORA, J. (2010): *Las bases biológicas de la moralidad* (tesis doctoral). Universidad de Valencia, Valencia.

FEUERBACH, L. (1976): *Tesis provisionales para la reforma de la filosofía del futuro*. Madrid: Labor.

—. (1974): *Principios de la filosofía del futuro*. Madrid: Labor.

FINKELSTEIN, V. (1980): *Attitudes and Disabled People: Issues for Discussion*. London: The Open University.

FOUCAULT, M. (2018): *Historia de la locura en la época clásica*. México: FCE.

—. (2012): *El nacimiento de la clínica*. Madrid: Siglo XXI.

—. (2010): *El coraje de la verdad*. México: FCE.

—. (2001): *Yo, Pierre Rivière*. Barcelona: Tusquets.

—. (1989): *Power and Knowledge*. Hemel Hepstead: Harvester Wheatsheaf.

—. (1979): "Verdad y poder", en *Microfísica del poder*. Madrid: La Piqueta.

FRANKFURT, H. (2001): *La importancia de lo que nos preocupa. Ensayos filosóficos*. Buenos Aires: Katz.

FRASER, N. (2015): *Fortunas del feminismo. Del capitalismo gestionado por el estado a la crisis neoliberal*. Madrid: Traficantes de Sueños.

—. (2008): *Escalas de justicia*. Barcelona: Herder.

FRASER, N. Y HONNETH, R. (2006): "Redistribution and recognition", en *A Political-Philosophical Exchange*. New York: Verso.

FRAY BERNARDINO DE MINAYA, OP, *Relación a Felipe II de su procuración ante la Santa Sede en defensa de los indios*, (Memorial que dirigió Fray Bernardino de Minaya al rey Felipe II, año 1562), Archivo General de Simancas, Sección de Estado, legajo 892, fol. 197 y ss.

FREEMAN, D. (1983): *Margaret Mead and Samoa: The Making and Unmaking of an Anthropological Myth*. Cambridge (Ma): Harvard University Press.

FREGE, G. (1984): *Estudios sobre semántica*. Barcelona: Orbis.

FREIRE, P. (2008): *Pedagogía del oprimido*. México: Siglo XXI.

—. (2002): *Cartas a quien pretende enseñar*. México: Siglo XXI.

—. (1990): *La naturaleza política de la educación*. Barcelona: Paidós.

FREUD, S. (1996): "La pérdida de realidad en la neurosis y psicosis", en *Obras completas*. Buenos Aires: Amorrortu.

FRICKER, M. (2017): *Injusticia epistémica*. Madrid: Herder.

—. (2015): "Epistemic Contribution as a Central Human Capability", en Hull, G. (ed.), *The Equal Society: Essays on Equality in Theory and Practice*. London: Lexington Books.

—. (2006): *Epistemic Injustice. Power and the Ethics of Knowing*. Oxford: Oxford University Press.

GADAMER, H.G. (1998): *Verdad y método*. Salamanca: Sígueme.

GAFO, J. (2008): *Bioética teológica*, Bilbao, Desclée de Brouwer.

GANZENMÜLLER ROIG, C. (2008): "La protección de las personas con discapacidad desde el ámbito de la justicia", *Estudios Jurídicos*, pp. 86-102.

GARCÍA ÁLVAREZ, A. (2019): "Emancipación epistémica: una lectura kantiana acerca de la injusticia epistémica", *Eikasia. Revista de Filosofía*, mayo-junio, pp. 157-179.

GARCÍA, A.I.; ÁLVAREZ, F.; LAFUENTE, I. Y CORTÉS, V. (2023): "Filosofía para niños en relación con el enfoque pensamiento libre", *Pensar Juntos. Revista Iberoamericana de Filosofía para Niños* 7, pp. 1-10.

GARCÍA MORENTE, M. (2007): *Lecciones de Filosofía*. Madrid: Encuentro.

GARCÍA MORIYÓN, F. (2008): *Sobre la bondad humana*. Madrid: Biblioteca Nueva.

GARCÍA SANTESMASES-FERNÁNDEZ A. (2020): "El cuerpo en disputa: cuestionamientos a la identidad de género desde la diversidad funcional", *Intersticios. Revista Sociológica sobre Pensamiento Crítico* 14(2/2).

—. (2020): *El cuerpo deseado*. Barcelona: Kaótica.

GARDNER, H. (2006): *Inteligencias múltiples*. Barcelona: Paidós.

GINER DE LOS RÍOS, F. (2015): *El pensamiento en acción. Textos*. Madrid: Biblioteca Nueva.

GISBERT CALABUIG, J.A. (2004): *Manual de Medicina Legal y Toxicología*. Barcelona: Masson.

GOBINEAU. J.A. (2015): *Essai sur l'inégalité des races humaines*. Scotts Valley (Ca): CreateSpace Independent Publishing Platform.

GODDART, H.H. (2019): *The Kallikak Family: A Study in the Heredity of Feeble-Mindedness*. New York: Wentworth Press.

GOFFMAN, E. (1970): *Estigma, notas sobre el manejo de la identidad deteriorada*. Buenos Aires: Amorrortu.

—. (1968): *Estigma. La identidad deteriorada*. Buenos Aires: Arrorrortu.

GOLEMAN, D. (1996): *Inteligencia emocional*. Barcelona: Kairós.

GÓMEZ QUINTERO, J.D. (2010): *"La colonialidad del ser y del saber: la mitologización del desarrollo en América Latina"*, Revista ÁGORA–USB, 10(1).

GÓMEZ QUINTERO, J.D. Y DURÁN MONFORT P. (2016): "Formas de saber y saberes que (trans)forman el Trabajo social", en Esther Raya Díez y Enrique Pastor Seller, *Trabajo social, derechos humanos e innovación social*, pp. 345-360. Cizur Menor (Navarra): Aranzadi.

GONZÁLEZ DURÓ, E. (1996): *Historia de la locura en España*. Madrid: Temas de Hoy.

GOZÁLVEZ, V. (2017): "Discapacidad, educación y vida digna: valor y límites del enfoque de las capacidades como superación de la teoría liberal de justicia", en VV.AA., *Educación y capacidades*. Madrid: Dykinson.

GRACIA CALANDIN, J. (2022): "Educación ética para el desarrollo humano y la inclusión social desde la experiencia de la vulnerabilidad" en *Educación ética y filosófica para la inclusión social*. Valencia: Tirant Lo Blanc.

GROSSMAN, V. (2007): *Vida y destino*. Barcelona: Galaxia Gutenberg.

HAAS, P.M. (2016): "Epistemic Communities, Constructivism", en *International Environmental Politics*. London: Routledge.

HABERMAS, J. (2002a): *El futuro de la naturaleza humana. ¿Hacia una eugenesia liberal?* Barcelona: Paidós.

—. (2002b): *Verdad y justificación*. Madrid: Trotta.

—. (1989): *El discurso filosófico de la modernidad*. Madrid: Taurus.

—. (1975): *Perfiles filosófico-políticos*. Madrid: Taurus.

HARARI, Y. (2014): *Sapiens*. Barcelona: Debate.

HARLEY, J.B. (2002): *The New Nature of Maps: Essays in the History of Cartography*. Baltimore: Johns Hopkins University Press.

HARRIS, M. (1978): *El desarrollo de la teoría antropológica. Una historia de las teorías de la cultura*. Madrid: Siglo XXI.

HARTSHORNE, CH. Y WEISS, P. (1958): "Some Consequences of Four Incapacities", en Charles Hartshorne, Paul Weiss y Arthur W. Burks (eds.), *The Collected Papers of Charles Sanders Peirce*. Cambridge (Ma): Belknap Press of Harvard UP.

HAUSER, M. (2008): *La mente moral. Cómo la naturaleza ha desarrollado nuestro sentido del bien y del mal*. Barcelona: Paidós Ibérica.

HEGEL, G.W.F. (2011): *Ciencia de la lógica*. Madrid: Abada.

HEIDEGGER, M. (2013): *Kant y el problema de la metafísica*. México: FCE.

—. (2005): *La idea de la filosofía y el problema de la concepción del mundo*. Barcelona: Herder.

—. (2000): *La esencia del fundamento*. Madrid: Alianza.

—. (1988): *Identidad y diferencia*. Barcelona: Anthropos.

—. (1975): *Ser, verdad y fundamento*. Caracas: Monte Ávila.

HERRSNTEIN, R.J Y MURRAY, C. (1996): *The Bell Curve*. New York: Free Press.

HITLER, A. (1930): *Mein Kampf*. Munich: Franz Eher Nachfolger.

HOBBES, TH. (2009): *Leviatán*. Madrid: Alianza.

HONNETH, R. (2012): *Crítica del agravio moral*. Madrid: FCE.

HORKCHEIMER, M. (2013): *Dialéctica de la ilustración*. Madrid: Akal.

HORKHEIMER, M Y ADORNO, TH. (1998): *Dialéctica de la Ilustración: fragmentos filosóficos*. Madrid: Trotta.

HUERTAS, R. (1998): *Clasificar y educar. Historia natural y social de la deficiencia mental*. Madrid: CSIC.

HUNT, P. (1966): "A Critical Condition in Hunt", en Hunt P. (ed.): *Stigma: The Experience of Disability*. London: Geoffrey Chapman.

HUXLEY, J. (1974): *Evolution: The Modern Synthesis*. New York: Allen & Unwin.

IACOBONI, M. (2008): *Mirroring People*. New York: Strauss & Giroux.

INNERARITY, D. (2020): *Una teoría de la democracia compleja. Gobernar en el siglo XXI*. Barcelona: Galaxia Gutenberg.

JASPERS, K. (1993): *La filosofía. Desde el punto de vista de la existencia*. Barcelona: Fondo de Cultura Económica.

JEFFERSON, TH. (2017): *Notes on the state of Virginia*. Scotts Valley (Ca): CreateSpace Independent Publishing Platform.

JOLLIEN, A. (2003): *Elogio de la debilidad*. Barcelona: RBA.

JOLLIEN, A.; ANDRÉ, C. Y RICARD, M. (2021): *Abecedario de la sabiduría*. Barcelona: Urano.

—. (2020): *¡Viva la Libertad!* Barcelona: Arpa.

JÖRG, T. (2011): *New Thinking in Complexity for the Social Sciences and Humanities*. London: Springer.

JORNET MELIÁ, J.M. Y SANCHO-ÁLVAREZ, C. (2018): "El valor social de la educación: a modo de introducción", *Revista Fuentes* 20(2), pp. 11-13.

JUDT, T. (2005): "From the House of the Dead: On Modern European Memory", *The New York Review*, 6 de octubre, pp. 12-16.

KANT, I. (2019): *Crítica de la razón pura*. Madrid: Taurus.

—. (1983): *Fundamentación de la metafísica de las costumbres*. Madrid: Espasa.

KHUN, TH. (1971): *La estructura de las revoluciones científicas*. México: FCE.

KOENIGS, M.; YOUNG, L.; ADOLPHS, R.; TRANEL, D.; CUSHMAN, F.; HAUSER, M. Y DAMÁSIO, A. (2007): "Damage to prefrontal cortex increases utilitarian moral judgments", *Nature*, Apr. 19; pp. 446-489.

KOHAN, W. (2017): *El maestro inventor. Simón Rodríguez*. Buenos Aires: Miño y Dávila.

—. (2004): *Infancia, entre educación y filosofía*. Barcelona: Laertes.

KOHAN, W. Y WASKMAN, V. (2000): *Filosofía con niños. Aportes para el trabajo en clase*. Buenos Aires: Noveduc.

KRISTIANSEN, K.; VEHMAS, S. Y SHAKESPEARE, T. (2008): *Arguing about disability. Philosopical perspectives*. New York: Routlegde.

KROPOTKIN, P. (2014): *La moral anarquista*. Madrid: Catarata.

LACAN, J. (2010): *Seminario. Libro 3. La psicosis*. Buenos Aires: Paidós.

LAGO BORNSTEIN, J.C. (2006): *Redescubriendo la comunidad de investigación: pensamiento complejo y exclusión social*. Madrid: De la Torre.

LAING, D. (1985): *Razón, demencia y locura*. Barcelona: Crítica.

LAKOFF, G. Y JOHNSON, M. (2004): *Las metáforas de la vida cotidiana*. Madrid: Cátedra.

LANDEMORE, H. (2015): "Elaboración de una constitución inclusiva: el experimento islandés", *Journal of Political Philosophy* 23(2), pp. 166-169.

—. (2012a): *Democratic Reason: Politics, Collective Intelligence, and the Rule of the Many*. Princeton: Princeton University Press.

—. (2012b): "Collective Wisdom: Old and New", en Landemore y Elster (eds.), *Collective Wisdom: Principles and Mechanisms*. Cambridge: Cambridge University Press, pp. 1-20.

—. (2012c): "The mechanisms of collective intelligence in politics", en Landemore y J. Elster (eds.), *Collective Wisdom: Principles and Mechanisms*. Cambridge: Cambridge University Press, p. 251-289.

LAS CASAS, B. (1988): *Obras completas*. Madrid: Alianza.

LEVINAS, E. (2001): *La realidad y su sombra*. Madrid: Trotta.

LEWIS, J. (1983): "Mad Pain and Martian Pan", en *Philosophical Papers*, vol. 2. Cambridge: Cambridge University Press.

LIPMAN, M. (2016): *El lugar del pensamiento en la educación*. Barcelona: Octaedro.

—. (2014): *Pensamiento complejo y educación*. Madrid: De la Torre.

LIPMAN, M.; SHARP, A.M. Y OSCANYAN, F.S. (1996): *La filosofía en el aula*. Madrid: De la Torre.

LIVIANOS, L. (1997): *El quinquenio dorado de Perales. La locura y sus instituciones*. Valencia: Diputación de Valencia.

LIVIANOS, L. Y MAGRANER, A. (1991): *Historias clínicas psiquiátricas del siglo XIX. Una selección de patografías de J.B. Perales y Just*. Valencia: Ayuntamiento de Valencia.

LIVIANOS, L. Y REY, A. (1985): "Historias clínicas", *Revista Asociación Española de Neuropsiquiatría* V(15), pp. 504-517.

LÓPEZ, M. (2008): *Filosofía con niños y jóvenes. La comunidad de indagación a partir de los conceptos de acontecimiento y experiencia trágica*. Buenos Aires: Noveduc.

LU HONG, L. Y PAGE, S. (2001): "Problem Solving by Heterogeneous Agents", *Journal of Economic Theory* 97, pp. 123-163.

LUCKASSON, R.; COULTER, D.L.; POLLOWAY, E.A.; REISS, S.; SCHALOCK, R.L.; SNELL, M.E. *ET AL*. (1992): *Mental Retardation, Definition, Classification, and Systems of Support*. Washington: American Association on Mental Retardation.

LUHMANN, N. (1997): *Die Gesellschaft der Gesellschaft*. Frankfurt: Suhrkamp.

MACHADO, A. (2006): *Juan de Mairena, sentencias, donaires, apuntes y recuerdos de un profesor apócrifo*. Madrid: Cátedra.

—. (1913): "Sobre pedagogía", *El Porvenir Castellano* (3)6, pp. 43-56.

MARTÍNEZ VALVERDE, J. (1899): *Guía del diagnóstico de las enfermedades mentales con nociones sobre la terapéutica, de la ontología y de la medicina legal frenopática*. Barcelona: José Espasa.

MARTÍNEZ-MAGDALENA, S. (2021a): *Paciencias miscegenagógicas del funcionario económetra Badá*. Castejón (Navarra): Greylock.

—. (2021b): "Productividad biomédica e institucional de la vejez decrépita y su representación cultural", en *Revista de Humanidades Cuadernos del Marqués de San Adrián* 13, pp. 81-116. Tudela: UNED.

MARX, K. (2014): *La ideología alemana*. Madrid: Akal.

—. (2012): *Manifiesto Comunista*. Madrid: Nórdica.

MATE, R. (2013): *La piedra desechada*. Madrid: Trotta.

MCINTYRE, A. (2017): *Ética en los conflictos de la modernidad: sobre el deseo, el razonamiento práctico y la narrativa*. Madrid: Rialp.

—. (2001): *Animales racionales y dependientes*. Barcelona: Paidós.

MCRUER, R. (2018): *Disability, Globalization and Resistance*. New York: New York University Press.

—. (2006): *Crip Theory: Cultural Signs of Queerness and Disability*. New York: New York University Press.

MEAD, M. (1947): *Sexo y temperamento*. Buenos Aires: Abril.

MEDINA, J. (2018): "Misrecognition and Epistemic Injustice", *Feminist Philosophy Quarterly* 4(4), pp. 13-33.

—. (2013): *The Epistemology of Resistance*. New York: Oxford University Press.

MENCHÚ, R. (2007): *Me llamo Rigoberta Menchú y así me nació la conciencia*. Madrid: Siglo XXI.

MENÉNDEZ DE LUCAS, J.A. (2020): *Manual de Medicina legal y forense para estudiantes de Medicina*. Madrid: Elsevier.

MERLEAU PONTY, M. (1985): *Fenomenología de la percepción*. Barcelona: Planeta-De Agostini.

Mignolo, W. (1995): "Decires fuera de lugar: sujetos dicentes, roles sociales y forma de inscripción", *Revista de Crítica Literaria Latinoamericana*, año XXI, n° 41, pp. 9-31. Lima, Berkeley.

—. (1978): *Elementos para una teoría del texto literario.* Barcelona: Crítica.

Morel, B. (1857): *Traité des dégénérescences de l'espèce humaine.* Paris: J.B. Baillière.

Moscoso, M. (2016): "Encorsetar la diferencia: la discapacidad como valor", *Daimon. Revista Internacional de Filosofía* 5, pp. 900-915.

Nagel, Th. (1996): *Una visión de ningún lugar.* México: FCE.

Nietzsche, F. (1997): *Sobre verdad y mentira en sentido extramoral.* Madrid: Tecnos.

—. (1996): *El Anticristo.* Madrid: Alianza.

Nussbaum, M. (2011): *Crear capacidades.* Madrid: Paidós.

—. (2007): *Las fronteras de la justicia: consideraciones sobre la exclusión.* Barcelona: Paidós.

Oliver, M. (2008): "Políticas Sociales y discapacidad", en *Superar las barreras de la discapacidad.* Madrid: Morata.

—. (1992): "Changing the Social Relations of Research Production", *Disability, Handicap, & Society* 7(2), pp. 124-145.

—. (1983): *Social Work with Disabled People.* Basingstoke: Macmillan.

Oliver, M. y Barnes, C. (2012): *The New Politics of Disablement.* London: Palgrave McMillam.

Organización de Naciones Unidas (2006): *Convención de la ONU sobre los derechos de las personas con discapacidad.* New York: ONU.

Organización Mundial de la Salud (2001): *CIDDM-2. Clasificación Internacional del Funcionamiento, la Discapacidad.* Madrid: IMSERSO.

—. (1992): *CIE-10. Trastornos mentales y del comportamiento.* Madrid: IMSERSO.

Orwell, G. (2010): *1984.* Madrid: Austral.

Ortega y Gasset, J. (1976): *El tema de nuestro tiempo.* Madrid: Revista de Occidente.

Ots Esquerdo, V. (1893a): "Locura alcohólica", *El Siglo Médico* 40, pp. 470-485.

—. (1893b): "Delirio persecutorio amoroso", *El Siglo Médico* 40, pp. 135-137.

—. (1893c): "Locura persecutoria", *El Siglo Médico* 40, pp. 505-507.

Parra, N. (2005): *Poemas y antipoemas.* Madrid: Cátedra.

PATITÓ, J.A. (2000): *Medicina Legal*. Buenos Aires: Centro Norte.

PLATÓN (2014): *La Apología de Sócrates*. Madrid: Gredos.

—. (2013): *Teeteto*. Barcelona: Anthropos.

—. (2011): *La República o el Estado*. Madrid: Austral.

PERALES, J. (1849-51): *Libro de enajenados existentes en 1º enero de 1849 y de los entrantes, salientes y difuntos desde esa fecha hasta el 31 de diciembre de 1851*, A.D.P.V. Arxiu de l'Hospital, III-1/9.

PÉREZ GALDÓS, B. (2004): *La desheredada*. Madrid: Cátedra.

PIE BALAGUER, A. (2019): *La insurreción de la vulnerabilidad*. Barcelona: UOC.

—. (2014): *Por una corporeidad postmoderna*. Barcelona: UOC.

PINEL, PH. (2019): *Compendio de la nosografía filosófica del Dr. Pinel*. Madrid: HardPress.

PNUD (1990): *Desarrollo Humano: Informe*. Bogotá: Tercer Mundo Editores.

POGGE, A. (2005): *La pobreza en el mundo y los derechos humanos*. México: FCE.

PRAYEZ, P. (2009): *Distance profesionelle et qualité du soin*. Paris: Lamarre.

PUTNAM, H. (1975): "Mind, Language and Reality", en *Philosophical Papers*, vol. 2. Cambridge: Cambridge University Press.

QUIROGA, V.; CHAGAS, E. Y DURÁN, P. (2021): "La participación, el proceso de intervención y la relación profesional", *Pedagogia i Treball Social. Revista de Ciències Socials Aplicades* 10(1), pp. 67-94.

RAMACHANDDRAN, V.S. (2010): "Mirror Neurons and the Brain in the Vat", *Edge*, January.

RANCIÈRE, J. (2011): *El espectador emancipado*. Buenos Aires: Manantial.

—. (1995): *El desacuerdo: política y filosofía*. Buenos Aires: Manantial.

—. (1988): "Ecole, production, égalité", en Xavier Renou (ed.), *L'école de la démocratie*. Paris: Edilig–Fondation Diderot.

RAVEN, J.C.; COUR, J.H. Y RAVEN, J. (1995): *Raven Matrices Progresivas*. Madrid: TEA.

RAWLS, J. (2001): *Derecho de gentes*. Barcelona: Paidós.

—. (1995): *Liberalismo político*. México: FCE.

—. (1978): *Teoría de la Justicia*. México: FCE.

REZOLA AMELIVIA, R. (2014): *Filosofía y fragilidad*. Barcelona: Laertes.

RICOEUR, P. (1996): *Sí mismo como otro*. México: Siglo XXI.

RIZZOLATTI, G. Y SINIGAGLIA, C. (2008): *Mirrors in the Brain: How Our Minds Share Actions and Emotions*. Oxford: Oxford University Press.

RODRÍGUEZ MOLINERO, M. (1992): "La doctrina del derecho natural de Hugo Grocio en los albores del pensamiento moderno", *Persona y Derecho* 26, pp. 291-305.

ROMAÑACH CABRERO, J. Y PALACIOS BARREIROS, A. (2007): *El modelo de diversidad. La bioética y los derechos humanos como herramientas para alcanzar la plena dignidad en la diversidad funcional*. Santiago de Compostela: Diversitas–AIES.

ROMANACH CABRERO, J. Y LOBATO, M. (2005): "Diversidad Funcional, nuevo término para la lucha por la dignidad en la diversidad del ser humano", *Foro Vida Independiente*. http://forovidaindependiente.org/diversidad-funcional-nuevo-termino-para-la-lucha-por-la-dignidad-en-la-diversidad-del-ser-humano/

RORTY, R. (2010): *La filosofía y el espejo de la naturaleza*. Madrid: Cátedra.

ROUSSEAU, J.J. (2012a): *El contrato social*. Madrid: Espasa.

—. (2012b): *Discurso sobre el origen y fundamento de la desigualdad*. Buenos Aires: Prometeo.

SÁNCHEZ ALCÓN, CH. (2020): "Forclusión: una categoría epistémica para el análisis de la 'discapacidad intelectual'" *Intersticios. Revista Sociológica de Pensamiento Crítico* 1, pp. 5-11.

SÁNCHEZ ALCÓN, J.M. (2018): "Filosofar desde los límites de la discapacidad intelectual", *Pensando Juntos* 2, pp. 14-30.

—. (2011): *Pensamiento libre para personas con discapacidad intelectual*. Madrid: Pirámide.

SÁNCHEZ ALCÓN, J.M.; BARRANCO-NAVARRO, J.; SANCHO-FRÍAS, I. Y TELLO-ALCAIDE, R. (2022): "Diseño y validación del cuestionario de evaluación inclusiva de los potenciales filosóficos de personas con (dis)capacidad intelectual a partir del enfoque pensamiento libre", *Revista Trabajo Social Global–Global Social Work* vol. 12, pp. 33-36.

SÁNCHEZ ORTEGA, D. (1996): "Fray Bernardino de Minaya y el Derecho de Gentes", en *Grandes personajes de la historia de Albacete*. Albacete: Diputación de Albacete.

SASSEN, S. (1991): *The Global City. New York, London, Tokio*. Princeton (NJ): Princenton University Press.

SEARLE, J. (1990): *Actos de habla*. Barcelona: Planeta-De Agostini.

SEGUIN, E. (1971): *Idiocy and its Treatment by the Physiological Method*. New York: Kelley.

SEN, A. (2010): *La idea de la justicia*. Madrid: Taurus.

—. (1999): *La libertad individual como compromiso social*. Quito: Abuy-Yala.

—. (1993): "Capability and Well-Being", en M. Nussbaum, M. y Sen (eds.), *The Quality of Life*. Oxford: Clarendon Press.

—. (1980): "Equality of What?", en S. McMurrin (ed.) *The Tanner Lectures on Human Values*, vol. 1. Cambridge: Cambridge University Press.

SEPÚLVEDA, G. (1951): *Apologías*. Madrid: Editora Nacional.

SHAKESPEARE, T. (2002): "The social model of disability: an outdated ideology?", *Research in Social Science and Disability* 2(12), pp. 9-28.

SIMONE SAUSSE, (1996): *Le Miroir brisé*. Paris: Calmann-Lévy.

SPEARMAN, CH. (1923): *The Nature of Intelligence and the Principles of Cognition*. London: Macmillan.

SPIVAK, G. (1999): "Can the subaltern speak?", in *A Critique of Poscolonial Reason. Toward a History of the Vanishing Present*. Cambridge (Ma): Harvard University Press.

—. (2011): *¿Puede hablar el sujeto subalterno?* Buenos Aires: Cuenco de Plata.

STANGERUP, H. (1991): *El hombre que quería ser culpable*. Barcelona: Tusquets.

STERNBENG, R.J. (1990): *Más allá del cociente intelectual: una teoría triárquica de la inteligencia humana*. Bilbao: Desclée de Brouwer.

STIKER, H.-J. (2013): *Corps infirmes et sociétés*. Paris: Dunod.

TAMARIT CUADRADO, J. (2005): "Autismo. Modelos educativos para una vida de calidad", *Revista de Neurología* 40(1), pp. 181-103.

TAMBURRINO, M.C. (2009): "Contribución a una crítica epistemológica de la discapacidad intelectual", *Feminismo/s* 3, pp. 187-206.

TERMAN, L. (2007): *The Intelligence of School Children: How Children Differ in Ability; The Use of Mental Tests in School Grading*. New York: Kessinger.

TISSOT, S.A. (2012): *El onanismo*. Madrid: Asociación Española de Neuropsiquiatría.

TOBOSO, M. Y VÁZQUEZ, M.A. (2021): "Capacitismo", *Revista Dilemata* 36, pp. 1-4.

TRÍAS, E. (1988): *La aventura filosófica*. Madrid: Mondadori.

TURNBULL, A.P.; SOODAK, L.C. Y ERWIN, E.J. (2006): *Families, Professionals and Exceptionality: Positive Outcomes Through Partnerships and Trust*. Columbus (Ohio): Merrill/Prentice-Hall.

UPIAS (1976): *Fundamental principles of Disability*. London: UPIAS.

VERDUGO, M.A. (1996): *Programa de Habilidades de Orientación al Trabajo (POT), Programas Conductuales Alternativos*. Salamanca: Amarú.

VOISIN, F. (1843): *Essai sur l'idiotie chez les enfants*. Paris: Librairie de Germer Baillière.

VON WRIGHT, G.H. (1979): *Explicación y comprensión*. Madrid: Alianza Universidad.

VV.AA. (1967): *De indis*. Madrid: CSIC.

VV.AA. (s.f.): *Escuela de pensamiento libre*, en https://escueladepensamientolibre. com/

WADE, C.M. (2000): *Disability Culture Rap*. Producido por Cheryl Marie Wade y Jerry Smith. Dirigido por Jerry Smith. St. Paul, MN, Cicero, NY: Advocating Change Together. https://vimeo.com/436877154

WARREN, K. (2015): "Feminist Environment Philosophy", *The Stanford Encyclopedia of Philosophy*. https://plato.stanford.edu/entries/feminism-environmental/

WEHEMEYER, M.L. (2009): "Autodeterminación y la Tercera Generación de prácticas de inclusión", *Revista de Educación* 349, pp. 38-56.

WEIL, S. (1988): *La gravedad y la gracia*. Madrid: Trotta.

WITTGENSTEIN, L. (2017a): *Tractatus Lógico Philosophicus*. Madrid: Gredos.

—. (2017b): *Investigaciones filosóficas*. Madrid: Trotta.

WOLF, J. Y DE-SHALIT, A. (2013): "On fertile functionings: a response to Martha Nussbaum", *Journal of Development and Capabilities* 14(1), pp. 161-165.

WOLFENDBERGER, W. (ed.) (1969): *Changing Patterns in Residential Services for the Mentally Retarded*. Washington, DC: President's Committee on Mental Retardation.

YOUNG, I.M. (2017): *Desafíos globales. Guerra, autodeterminación y responsabilidad en torno a la justicia*. Buenos Aires: Prometeo.

—. (2000): *Inclusión and Democracy*. Oxford: Oxford University Press.

—. (1992): "Five Faces of Oppression" en T.E. Wartenberg (ed.), *Re-thinking Power*. Albany: State University of New York Press, pp. 175-76.